TRAITÉ DES MALADIES VÉNÉRIENNES.

TRAITÉ DES MALADIES VÉNÉRIENNES,

Traduit du Latin de M. Astruc:

QUATRIEME ÉDITION

Revue & augmentée de Remarques,

Par M. LOUIS, Professeur & Censeur Royal, Chirurgien-Consultant des Armées du Roi, Inspecteur des Hôpitaux Militaires du Royaume, Associé libre de la Société Royale des Sciences de Montpellier, Aggrégé Honoraire du College Royal de Médecine de Nancy, &c.

TOME SECOND.

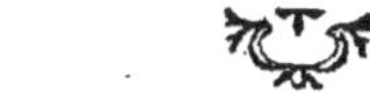

A PARIS,

Chez P. G. Cavelier, Libraire, rue S. Jacques, près la Fontaine S. Severin, au Lys d'or.

M. DCC. LXXVII.

Avec Approbation, & Privilege du Roi.

TABLE

Des Chapitres du second Tome.

LIVRE SECOND.

De la Contagion, de la Nature & du Traitement des Maladies Vénériennes.

Fin de la Table des Chapitres du Tome second.

TRAITÉ

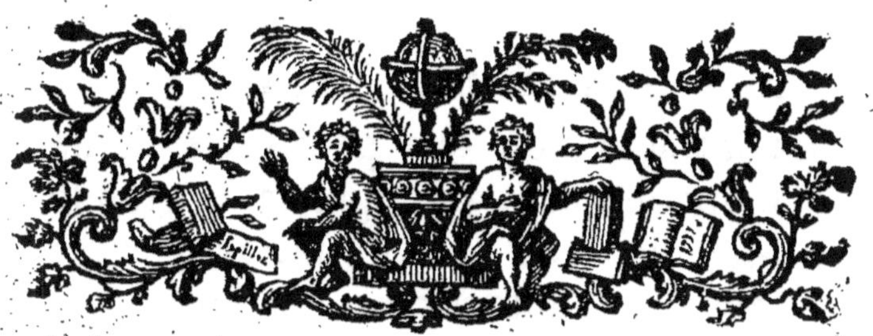

TRAITÉ DES MALADIES VÉNÉRIENNES.

LIVRE SECOND.

De la Contagion, de la Nature & du Traitement des Maladies Vénériennes.

CHAPITRE PREMIER.

De quelle maniere ſe contracte le Mal Vénérien.

Le Mal Vénérien fut mis d'abord au nombre des Maladies épidémiques.

QUAND le Mal Vénérien commença à paroître en Europe, on ignoroit qu'il ſe communiquât par le commerce avec les femmes ; parce que les malades, pour cacher leur débauche, diſſimuloient ſoigneuſement la maniere dont ils l'avoient contracté, ou que peut-être ils ne ſoupçonnoient pas qu'une ſi grande Maladie pût ſe contracter par ce moyen; d'autant plus que cette ſorte de contagion étoit alors ſans exemple. Delà vient que les Médecins de ce tems-là crurent unanimement, comme on l'a déja dit ci-deſſus, que cette Maladie étoit épidémique, de la même maniere que les Maladies peſtilentielles, & par conſéquent qu'elle venoit d'une cauſe extérieure & commune, que les uns prétendoient être une maligne influence des Aſtres, ou un aſpect malin des Planètes, & les autres un mauvais air, cauſé par les pluies ou les inondations.

GASPARD TORRELLA paroît être le premier qui ait eu quelque ſoupçon de la contagion de ce mal. Dès l'an 1500, il enſeignoit (*a*) que cette Maladie *venoit ordinairement par voie de contagion*. Cependant, entraîné par ſes préjugés, ou trompé par les menſonges des malades, il y joignoit en même tems une autre cauſe, & ſoutenoit (*b*) que le Mal *pouvoit en-*

(*a*) *Tractat. de Pudendagrâ.*
(*b*) *Ibid.*

core venir par l'usage d'un mauvais régime; ce qu'il tâchoit de confirmer par l'exemple d'un certain ANTOINE MARC, de Catalogne, Docteur ès Arts & en Médecine.

Ce sentiment fut suivi par JACQUES CATANÉE du *Lac Marcin*, Génois (*a*), en 1505; par GEORGE VELLA, de Bresse (*b*), en 1508; & par NICOLAS MASSA, Vénitien (*c*), en 1532. Quoique ces Auteurs avouassent que le Mal Vénérien se communiquoit principalement par la contagion, ils croyoient néanmoins que, sans aucune contagion, il pouvoit venir aussi par une *altération intérieure* du sang & des humeurs.

JÉRÔME FRACASTOR, de Vérone, Médecin célébre de son tems, & Observateur assez exact, pensoit encore de même en 1546, lorsqu'il écrivoit son Traité *de Morbis Contagiosis*. Car quoiqu'il convienne (*d*) que *la plûpart des gens avoient contracté cette Maladie par contagion*, il prétend néanmoins,

(*a*) *Tract. de Morbo Gallico*, cap. 3.

(*b*) *Opuscul. de Morbo Gallico*, cap. 1.

(*c*) *Lib. De Morbo Gallico*, *Tractat.* 1, cap. 2.

(*d*) Liv. II, Chap. 12 du même Ouvrage.

qu'on en a remarqué une infinité d'autres, qui en ont été infectés d'eux-mêmes sans aucune contagion. En effet (continue-t-il) *il auroit été impossible sans cela, qu'une contagion lente d'elle-même, & qui ne se gagne pas facilement, eût en si peu de tems parcouru tant de pays, n'ayant été apportée en Espagne que par une Flotte; au lieu qu'il est sûr que le Mal Vénérien a paru en même tems, ou presque en même tems, en Espagne, en France, en Italie, en Allemagne, & presque dans tout le Nord.*

C'étoit aussi le sentiment de BENOÎT VICTORI. Cet Auteur dit au *Chap.* 3 du Livre qu'il publia à Florence en 1551 *sur la Vérole, qu'il croit fermement que la contagion n'est pas d'une nécessité absolue pour la production du Mal Vénérien; mais que la constitution présente de l'air, jointe à celle des humeurs, qui tendent à la putréfaction, suffit pour cela.* Et pour confirmer ce qu'il a avancé, par un exemple qu'il croit bien avéré, il ajoute *qu'il a vu quelquefois d'honnêtes & de saintes Religieuses, exactement cloîtrées dans un Couvent inaccessible & inviolable, qui étoient tombées mal-*

heureusement dans la Maladie Vénérienne, à cause de la corruption de l'air, & de la mauvaise constitution de leurs humeurs, jointes à la foiblesse de leur complexion.

Mais enfin la vérité s'est fait jour, & l'on sait depuis long-tems, par une expérience certaine, constante, indubitable & jointe au témoignage uniforme de tous les Médecins, que le Mal Vénérien n'est produit, ni par un mauvais régime, ni par un vice de l'air, ni par aucun abus des choses non-naturelles, ni par une corruption spontanée des humeurs, mais uniquement par la voie de la communication, qui le fait passer d'une personne malade à une personne saine.

L'expérience a enfin appris qu'il n'étoit produit que par communication.

Cette communication se fait, ou par la *Génération*, les parens transmettant la maladie au fœtus dans le tems de sa formation, ou par la *Contagion*, une personne malade infectant une personne saine. La maladie contractée de la premiere maniere, s'appelle *héréditaire*, & de la seconde façon, elle se nomme *accidentelle*.

La Vérole héréditaire peut être transmise également au fœtus par le

Savoir, 1°. par la Génération.

pere & par la mere ; par *le pere*, en ce que les particules de la ſemence communiquent à l'embryon le Virus vénérien dont elles ſont infectées ; & par *la mere*, en ce que fourniſſant pendant les neuf mois de ſa groſſeſſe, la nourriture au fœtus, elle lui fait part en même tems du mal dont elle eſt attaquée. C'eſt ainſi qu'on a reconnu par expérience qu'une mere qui a la Vérole, met au monde des enfans foibles, languiſſans, d'une mauvaiſe conſtitution, à demi-pourris, couverts d'ulcères, & véritablement vérolés ; que même un pere qui a la Vérole, engendre quelquefois des enfans véritablement vérolés & couverts d'ulcères, quoique la mere ſoit ſaine (*a*), ou du moins ſans aucun ſigne manifeſte de Vérole, comme ſi le Virus qui infecte l'embryon, étoit incapable de faire impreſſion ſur le corps de la mere.

Mais la difficulté eſt de ſavoir, ſi un pere gâté ou une mere gâtée peut communiquer à l'embryon un Virus

(*a*) Voyez VICTOR TRINCAVELL, *de la Curation d'une Maladie particuliere du Corps humain*, Liv. XI, Chap. 17. Et AMATUS LUSITANUS, *Centurie* 1, *Curat.* 50.

vérolique, qui reste caché sans causer de mal, pendant toute la jeunesse, qui renaisse ensuite de lui-même dans un âge plus avancé, & produise, indépendamment d'aucune contagion nouvelle, une Vérole vraie & légitime? C'est dequoi l'on a raison de douter. Quoique je ne prétende pas rejetter absolument cette maniere de communication, qui est admise de presque tous les Médecins, j'avouerai néanmoins ingénument qu'elle me paroît suspecte avec raison, si l'on entend parler de la Vérole véritablement & proprement dite, qui ne se manifeste que longtems après la naissance. On voit souvent que des enfans qui naissent d'une mere infectée, naissent eux-mêmes infectés, quelquefois pleins d'ulcères & à demi-pourris; mais c'est une Vérole manifeste & déclarée. On voit de même souvent que le *Rachitis*, ou les maladies qui ont rapport au *Rachitis*, que les Ecrouelles, ou les Tumeurs écrouelleuses des glandes mésentériques, que l'atrophie pulmonaire, que la distorsion des os qui rend le corps bossu, & quantité d'autres maladies semblables, qui viennent ordinairement d'une Vérole dégénérée, se déclarent peu à peu dans le progrès de l'âge. Mais je n'ai jamais observé que des enfans aient apporté du ventre de leur mere la semence d'une Vérole proprement dite, qui après avoir été cachée dans la jeunesse, se manifeste enfin d'elle-même dans un âge plus avancé, sans cause évidente : ce qui me porteroit à croire que les Médecins n'ont embrassé si légérement cette opinion, que pour pouvoir, en cas de besoin, sauver la réputation des malades, & les disculper, en apportant une cause de la Maladie qui fût probable, quoiqu'elle ne fût pas vraie.

2. Par la Contagion. Mais on peut laisser la décision de cette question au jugement des Lecteurs. Du moins est-il certain que si la Contagion qui arrive après la naissance, n'est pas l'unique voie de communication, elle est la plus certaine. C'est pourquoi il importe extrêmement de bien connoître toutes les manieres dont la Vérole se communique par Contagion. On sait en général, par l'exemple de plusieurs maladies, que la Contagion peut se répandre de trois manieres. 1°. *A une certaine*

distance, à la faveur de l'air, chargé d'exhalaisons vicieuses. 2°. *De proche en proche*, par le moyen d'un *foyer* ou corps, quel qu'il soit, qui communique aux personnes saines les corpuscules contagieux dont il est rempli.

3°. *Par l'attouchement immédiat* de la personne infectée ; ce qui est la voie la plus facile de transmettre le venin. Mais on sait aussi que ces trois manieres ne sont pas également capables de donner la Vérole.

I. Ainsi l'expérience & la raison prouvent qu'elle ne peut se donner à une certaine distance. Je dis, l'expérience, parce qu'il n'y a dans les Ecrits des Médecins aucun témoignage contraire, & que même VIDUS VIDIUS, *dans sa Curation générale*, *Part.* 2, *Sect.* 2, *Liv.* 3, *Chap.* 3, dit expressément « qu'on n'a jamais vu » que la Contagion de la Vérole se » soit communiquée à des voisins par » le moyen de l'air ». D'où l'on peut raisonnablement conclure, que cette maniere de Contagion est impossible ; puisque depuis plus de deux siécles, elle n'a jamais été observée. J'ajoute que la raison le prouve aussi ; parce que le Virus Vénérien est trop gros-

Non pas néanmoins par une contagion qui aille jusqu'à une personne éloignée.

ſier, trop épais, trop fixe pour pouvoir s'exhaler dans l'air en forme de vapeur, & ſe répandre ainſi juſqu'à une certaine diſtance.

Ni peut-être auſſi par une Contagion qui vienne d'un foyer.

II. On ne ſauroit dire tout-à-fait la même choſe de la Contagion par un *foyer*, c'eſt-à-dire, lorſqu'on prend le Mal en couchant dans les mêmes draps, en portant les mêmes habits, en buvant dans le même verre, en s'eſſuyant la bouche & les lèvres avec les mêmes linges, dont ſe ſera ſervi un Vérolé. On produit, à la vérité, quelques exemples qui ſemblent favoriſer cette eſpéce de Contagion. Ainſi NICOLAS MASSA (*a*) rapporte qu'il *guérit un de ſes amis, qui avoit pris le Mal, pour avoir couché ſeulement une nuit dans les draps qui avoient ſervi à un homme qui avoit à la jambe un ulcère Vénérien.* Ainſi, ANTOINE FRACANTIANO (*b*) dit *avoir vu une jeune fille de ſept ans, qui avoit gagné le même Mal, pour avoir porté une robe de peau, dont s'étoit ſervi une femme vérolée.* Ainſi, GABRIEL FALLOPPE (*c*)

(*a*) Lib. *de Morbo Gallico*, Tractat. 1, Cap. 2.

(*b*) Lib. *de Morbo Gallico.*

(*c*) Tract. *de Morbo Gallico*, Cap. 22.

dit *s'être entretenu avec un vieillard, qui avoit chez lui deux Vérolés pleins d'ulcères aux parties postérieures, & qui assuroit avoir pris le mal par l'usage des mêmes Latrines.* Ainsi, LÉONARD BOTAL, Médecin d'Ast (*a*), témoigne *qu'un de ses intimes amis, homme de bien & de probité, en fut cruellement attaqué, & qu'il protesta toujours, avec les plus grands sermens, qu'il ne pouvoit comprendre d'où lui étoit venue cette maladie, à moins que ce ne fût pour avoir bu dans le verre d'un homme avec qui il vivoit familiérement, & qui en étoit alors violemment tourmenté.* Ainsi, GUILLAUME FABRICIUS HILDANUS, dit dans le Recueil de ses *Observations & Epîtres, Centur.* 1, *Observat.* 100, *qu'une jeune fille de quinze ans, faisant le Carnaval dans une assemblée de Seigneurs, & ayant changé d'habits avec un jeune homme, avoit contracté des pustules & des ulcères Véroliques aux parties naturelles, par le seul attouchement des caleçons qui étoient infectés.* Enfin, c'est ainsi que GRÉGOIRE HORSTIUS, dans

(*a*) Lib. *de Luis Venereæ curandæ ratione*, Cap. 4.

ses *Observations de Médecine, Part.* II, *Liv.* II, *Observat.* 3, assure *qu'une fille âgée d'environ dix-huit ans, qui servoit chez un Seigneur vérolé, & qui couchoit dans le même lit que sa Concubine, après différens symptômes de douleurs nocturnes, de serrement de poitrine & autres semblables, se trouva à la fin infectée de Pustules Véroliques par tout le corps, & de condylômes aux parties honteuses.*

Mais la seule rareté de ces exemples semble donner un juste sujet de les révoquer en doute. Il se pourroit faire, peut-être, qu'on eût observé pareille chose autrefois dans le premier commencement de la Vérole, qui étoit le tems de sa plus grande violence; & il semble que c'est le sentiment de FALLOPPE, qui, après avoir rapporté (*a*) qu'on *avoit cru dans les commencemens que la Vérole pouvoit se prendre en buvant dans les verres des Verolés*, conclut ainsi: *Voyez quelle étoit la fureur de cette Maladie. Aujourd'hui on n'a rien à craindre de pareil.* Peut-être aussi que toutes ces histoires ne sont que

(*a*) Dans l'endroit cité ci-dessus.

des inventions des malades, qui tâchoient, par des mensonges, de cacher leurs désordres ; & c'est ce qui paroît le plus probable. Du moins, puis-je bien assurer, en me servant des paroles de BRASSAVOLE (*a*), que *je n'ai jamais vu aucun malade qui eût pris la Vérole par voie de foyer, ni entendu dire à personne en avoir vu des exemples.*

En un mot, je ne voudrois pas nier opiniâtrement cette voie de Contagion. Car, comme il est certain que chez les Turcs le levain de la petite Vérole se communique en insinuant, par de légères incisions à la peau, quelques gouttes de pus reçues dans du coton ou de la charpie, ou même, chez les Chinois, en mettant dans les narines quelques boutons de petite Vérole qui sont tombés ; pourquoi le levain Vérolique ne pourroit-il pas se communiquer de la même façon, quoique plus tard, plus foiblement, plus difficilement ; attendu que ce levain est plus épais, plus grossier, plus fixe que celui de la petite Vérole ? Cependant je voudrois en-

(*a*) *De Morbo Gallico.*

core moins admettre, comme assurée, cette maniere de Contagion; puisqu'elle n'est pas appuyée d'expériences incontestables, & qu'il y a toujours sujet de soupçonner que les hommes ou femmes adultes qui attribuent leur maladie à ces sortes de causes, l'ont gagnée par d'autres voies, que la honte leur fait dissimuler. C'est ainsi que FALLOPPE (*a*) se moque agréablement de ceux qui, pour *défendre l'honneur de certaines femmes, disoient qu'elles avoient pris la Vérole par le moyen de l'eau bénîte.*

Mais surtout par la Contagion qui vient du contact.

III. La seule Contagion, ou la Contagion la plus commune, est celle qui arrive en quelque partie du corps, par le contact immédiat d'une personne malade avec une saine: & l'expérience apprend que si ce n'est pas là l'unique voie par où la Maladie se communique, c'est du moins la plus fréquente, sur-tout si les circonstances suivantes concourent à en augmenter l'effet; c'est-à-dire, lorsque les parties qui se touchent, sont

(*a*) *Sed infectio illa habuit originem per unum Asperges; scio ego, &c.* Tractat. *de Gallico*, Cap. 13.

humectées d'une humeur qui sert de véhicule au Virus Vérolique, qu'elles sont molles, poreuses, faciles à être pénétrées par le Virus; qu'elles sont échauffées & raréfiées, de leur nature, à raison de leur situation, ou par le mouvement qui les agite, & par conséquent qu'elles en sont plus disposées à s'imbiber du Virus.

Ainsi, comme il y a plusieurs différentes espéces de contacts où ces circonstances peuvent se rencontrer, le Mal Vénérien peut aussi se communiquer par toutes ces espéces de contacts.

1. Par le commerce charnel.

1°. Par le *commerce charnel*, soit qu'une femme saine s'abandonne à un homme gâté, dont le gland soit couvert de chancres, qui ait une Gonorrhée virulente, ou du moins dont la semence soit infectée du Virus Vérolique; soit, au contraire, qu'un homme sain ait affaire à une femme gâtée, dont les parties soient rongées de chancres, qui soit attaquée d'une Gonorrhée virulente, ou du moins dont l'humeur séminale ne soit pas exempte de Virus Vérolique. Dans le premier cas, la liqueur purulente qui coule du gland ulcéré, ou la semence corrompue, s'attache à la vulve, au vagin, à la matrice, parties qui sont alors échauffées, & elle produit en peu de tems la Maladie & ses différens symptômes. Dans l'autre, le gland naturellement spongieux, mais alors dilaté par la tension, & extrêmement raréfié, s'imbibe profondément de la sanie qui sort des chancres de la femme, ou de l'humeur séminale imprégnée du Virus Vérolique: Et voilà la premiere source du Mal.

On croit aussi qu'un homme sain peut prendre la Vérole avec une femme saine, si cette femme après avoir eu commerce un peu auparavant avec un homme gâté, souffre les approches de l'autre sans s'être lavée; d'autant que les restes de la semence corrompue, qu'elle a reçue depuis peu, & qui est retenue dans la matrice, ou dans le vagin, peuvent communiquer au gland de l'homme avec qui elle a ensuite affaire, la même corruption que lui communiqueroit la semence de cette femme, si elle étoit elle même gâtée.

Au reste, tout ce qui a été dit de la Contagion causée par l'usage naturel des hommes & des femmes, doit aussi s'entendre du commerce abominable & contre nature des personnes du même sexe ; puisque par ce dernier moyen, celui qui est sain gagne du mal pareillement avec celui qui est gâté, & gagne même un mal encore plus dangereux, comme on le prouvera plus bas.

2°. Par *l'allaitement*, soit qu'une nourrice gâtée allaite un enfant sain ; car alors le lait qu'elle donne étant infecté, communique la même infection au nourrisson ; soit qu'un enfant gâté tette une nourrice saine ; parce qu'alors la salive de l'enfant étant infectée, & s'insinuant dans les mamellons poreux, porte avec soi le Virus Vérolique dans le sang de la nourrice. 2. En allaitant.

3°. Par des *baisers sur la bouche*, lorsqu'un amant gâté baise une maîtresse saine, ou qu'une maîtresse gâtée baise un amant sain, principalement si l'intérieur de la bouche, comme la luette, le palais, les amygdales, la langue, est attaqué de quelque ulcère Vénérien : car la salive de la personne gâtée étant déja viciée & pleine de gouttes purulentes qui sortent des ulcères, elle doit infecter du même vice les lèvres de la personne saine, & 3. Par des baisers.

ſur-tout ſa langue, lorſque l'ardeur des baiſers va juſqu'à ce point. Ainſi BENOÎT VICTORI (*a*) dit *avoir appris par expérience qu'un jeune homme qui jouiſſoit d'une bonne ſanté, & qui s'étoit depuis long-tems habitué à baiſer très-ſouvent à la bouche une femme qui avoit la Vérole, en fut lui-même attaqué, ſans avoir eu certainement d'autre commerce avec cette femme.* CHARLES MUSITAN (*b*) raconte une ſemblable hiſtoire des Religieuſes de *Sorrento*, leſquelles prirent, à ce qu'il dit, la même Maladie en baiſant une petite fille qui étoit nourrie par une femme gâtée.

4. En couchant ſimplement dans le même lit.

4°. *En couchant* ſimplement *avec une perſonne gâtée* pendant quelques nuits, & dans les mêmes draps, ſans avoir avec elle le moindre commerce. Cette eſpèce de communication a principalement lieu quand la perſonne gâtée a quelque maladie cutanée qui tire ſon origine d'une Contagion Vérolique, comme de la galle, des puſtules, des dartres, &c.

(*a*) Lib. 1, *de Morbo Gallico*, Cap. 2,

(*b*) Tractat. *de Lue Venereâ*, Lib. 2. Cap. 4.

ou qu'elle ſue abondamment dans le lit : car alors la ſanie qui découle de la peau ulcérée, ou la ſueur qui en ſort, peuvent être facilement reçues par la perſonne ſaine qui eſt couchée auprès, & dont les pores ſont ouverts par la chaleur, & par ce moyen, lui communiquer le Mal Vénérien.

5°. Enfin, *en mettant le doigt* ou *la main* dans des endroits infectés d'un *ulcère* ou d'un *écoulement* Vérolique ; par exemple, en examinant avec le doigt des ulcères Vénériens, ou en accouchant une femme gâtée, ſur-tout s'il y a au doigt du Chirurgien, ou à la main de la Sage-femme, quelque plaie ou quelque coupure qui puiſſe facilement s'imbiber du Virus. Ainſi, ANTOINE LE COCQ (*a*) dit *avoir connu une Sage femme, qui en accouchant une femme gâtée, gagna la Maladie*. Ainſi, le Chirurgien qui a traduit en François CHARLES MUSITAN, rapporte (*b*) deux hiſtoires de cette eſpèce, qui paroiſſent indubitables & ſans replique. Enfin, ainſi JACQUES

5. En maniant les parties ulcérées.

(*a*) Lib. *de Ligno Sancto non permiſcendo*, Cap. I.

(*b*) Dans les Notes, au Chap. 4, Liv. II.

VERCELLONI (*a*) témoigne *avoir connu un jeune homme, qui craignant d'habiter avec une Courtisanne gâtée, avoit cru pouvoir se permettre des attouchemens, & dont la main ne laissa pas de devenir extraordinairement enflée, & toute couverte de pustules, qui auroient été suivies d'une longue maladie, s'il n'avoit eu recours à la Médecine.*

On doit conclure de-là, 1°. que les deux premieres manieres de Contagion sont appuyées sur des expériences si certaines & si fréquentes, qu'on ne sauroit les révoquer en doute : mais que les trois dernieres, quelque probables qu'elles soient, & quoique soutenues d'autorités, ne paroissent pas encore si évidemment prouvées.

2°. Que par les deux premieres manieres, la Contagion est prompte, facile, & par conséquent fréquente, parce que la communication du Virus est sûre & abondante : mais que par les trois dernieres, la Contagion est très difficile, très-lente, très-rare ; &

(*a*) *De Pudendorum Morbis & Lue Venereâ*, Art. 4, §. 1.

cela par la raiſon contraire ; d'autant que le tranſport du Virus eſt incertain, lent & en petite quantité, principalement s'il doit être introduit à travers une peau dure & entiere.

3°. Par conſéquent qu'il y a beaucoup plus de gens qui prennent la Vérole des deux premieres manieres, que des trois dernieres. Cette propoſition eſt manifeſtement appuyée ſur l'expérience ; puiſqu'il eſt ſûr qu'à peine une ou deux perſonnes prennent le Mal par des baiſers, ou en couchant avec une perſonne gâtée, ou en la touchant ; tandis que plus de mille, dans le même eſpace de tems, le prennent par l'allaitement, & ſur-tout par le commerce Vénérien.

CHAPITRE II.

De la nature & des qualités du Virus Vénérien.

ON a vu, dans le Chapitre précédent, que les Maladies Vénériennes ne ſe répandent en Europe que par *contagion*. Les malades tranſmettent donc aux perſonnes ſaines une cer-

Le Mal Vénérien ſe communique par une infection appellée *Virus Vénérien*.

taine infection, qui s'insinue en très-petite quantité, & par des voies imperceptibles, dans le corps sain, qui augmente ensuite insensiblement en quantité, en force & en activité, & qui corrompt enfin plutôt ou plus tard toute la masse des humeurs. Cette infection, quelle qu'elle soit, s'appelle ordinairement, & avec assez de fondement ; *Levain*, *Venin*, *Virus Vérolique*.

Cette maniere de se répandre par communication, n'est pas particuliere à la Vérole ; mais elle lui est commune avec toutes les autres Maladies qui attaquent par *contagion*. Ainsi l'on sait que la petite Vérole se communique par le pus que l'on insinue dans une incision faite à la peau ; la Peste, par le pus qui sort des Bubons, & qu'on introduit dans une plaie de quelque animal que ce soit ; la Galle ou les Dartres, par la sanie qui découle de la peau malade, & qui s'attache à la peau saine ; l'Hydrophobie, par la salive du chien enragé, introduite dans sa morsure ; le Tarantisme, par l'humeur que la piquure de la Tarantule porte dans la peau : Et ce sont là comme autant de Levains particuliers.

Or, comme chacun de ces différens levains est d'une nature différente, & tels qu'il faut pour les rendre capables de produire chacun des maladies particulieres, le Virus Vérolique doit aussi lui-même avoir sa qualité propre, & d'autant plus pernicieuse, par rapport à celle des autres, que la Maladie qu'il produit, est plus grave; ainsi, il est très-important de bien connoître la qualité de ce Virus, afin d'être plus en état de guérir les Maladies qui en naissent. Ce seroit envain qu'on chercheroit à s'instruire de sa nature par l'analyse Chymique, ou en le mêlant avec d'autres liqueurs connues. Ces sortes d'expériences sont absolument impossibles; & quand elles pourroient se faire, elles ne seroient pas sûres & entiérement exemptes d'erreur. L'unique moyen infaillible qui reste pour juger de la nature particuliere & des qualités du Virus Vénérien, c'est de faire attention à ses effets connus.

I. Le Virus Vénérien est inflammatoire.

Ainsi, I. le Virus Vénérien cause dans toutes les parties qu'il attaque, rougeur, chaleur, tension, douleur; en un mot, *phlogose* ou *inflammation*. C'est ainsi que les parties du corps auxquelles ce Virus s'attache, ne manquent point de s'enflammer : comme dans la *Gonnorrhée* des hommes, l'urèthre, les prostates, les vésicules séminales ; & dans celle des femmes, le vagin, la vulve, les prostates & les glandes de cowper : dans les *chancres* des hommes, le gland, le frein, le prépuce ; & dans ceux des femmes, les nymphes, les caroncules myrtiformes, & le reste de la vulve : dans le *poulain*, les glandes inguinales : dans les *exostoses*, le périoste. La même chose arrive à toutes les autres parties du corps que ce même Virus attaque. Ce Virus est donc d'une nature *inflammatoire* ; c'est-à-dire, qu'en causant un resserrement & une crispation dans les filets membraneux des parties dont il pénètre le tissu, & qu'en étranglant par-là les extrémités des vaisseaux capillaires qui arrosent ces filets, il oblige le sang de quitter sa route ordinaire, & de se dévoyer dans les vaisseaux lymphatiques latéraux : ce qui produit la *phlogose* & l'*inflammation*.

II. Le Virus Vénérien est corrosif.

II. Le Virus Vérolique abandonné à lui-même, *ronge* peu-à-peu, ulcère & consume les parties qu'il a pendant

pendant quelque tems enflammées. Ainsi, dans la *Gonorrhée* des hommes, l'urèthre, les prostates & les vésicules séminaires ; dans celle des femmes, les prostates, les glandes de cowper & le vagin ; dans les *Chancres* des hommes, le gland, le frein & le prépuce ; dans ceux des femmes, la vulve & ses différentes parties ; dans le *Poulain*, les glandes de l'aîne ; dans les *Exostoses*, les lames osseuses & le périoste ; dans les *Chancres* du palais & du nez, la luette, les amydales, la membrane pituitaire, les os quadrangulaires du palais, le Vomer, les lames osseuses du nez, &c, sont rongés & ulcérés. Les particules du Virus Vérolique sont donc d'une figure, d'une grosseur, d'une mobilité qui les rend capables de couper à la fin, de rompre, de détruire les filets des parties où elles ont produit d'abord le resserrement, la crispation & l'inflammation : ce qui produit l'*érosion* & l'*exulcération*.

III. Le Virus Vérolique produit, dans toutes les parties qu'il attaque ou qu'il ronge, des *skirrhes*, des *tumeurs skirreuses*, & des *callosités*. Ainsi

3. Le Virus Vénérien est coagulant.

dans la *Gonorrhée* des deux ſexes, les proſtates, les Véſicules ſéminaires, ou les glandes du vagin ; dans les *chancres* des parties naturelles, les bords de ces ulcères ; dans le *bubon*, les glandes des aînes ; dans les *puſtules*, la baſe & la circonférence des boutons ; dans les *exoſtoſes*, le périoſte, & les filamens du périoſte qui ſont poſés entre les lames oſſeuſes, s'*endurciſſent* & deviennent *skirrheux* ou *calleux* : ce qui arrive ſouvent de même aux Glandes du méſentère, aux grains glanduleux du foye, aux vaiſſeaux lymphatiques du poumon. L'efficacité du Virus Vérolique doit donc être telle, qu'ayant pénétré les parties, s'il n'eſt pas capable de rompre & d'ulcérer leurs filets, il peut du moins, en épaiſſiſſant l'humeur lymphatique qui les arroſe, les *durcir*, & y produire pluſieurs ſortes de *calloſités*.

4. Le Virus Vénérien eſt fixe.

IV. Enfin, le Virus Vénérien ne ſe tranſmet jamais à une perſonne éloignée : il faut pour cela un attouchement *immédiat* ; & même tout attouchement ne ſuffit pas, tel que ſeroit un attouchement momentané, paſſager, entre les parties dures, calleuſes, froides : il faut que l'attouchement dure un peu, qu'il se fasse entre des parties chaudes, raréfiées, molles & spongieuses ; comme il paroît par ce qui a été dit au Chapitre précédent, touchant les manieres dont la Vérole se répand & se communique. Le Virus Vénérien n'est donc pas composé de parties tenues, légeres, volatiles, pénétrantes, capables de se répandre en l'air, de se porter à un lieu éloigné, de passer promptement à travers les pores les plus étroits ; mais au contraire, de parties grossieres, pesantes, *fixes*, qui ne peuvent se communiquer, à moins qu'elles ne soient exaltées par la chaleur, que les parties qu'elles rencontrent, ne soient d'un tissu rare & facile à pénétrer, & qu'il n'y ait un attouchement immédiat qui dure assez long-tems.

Plusieurs conséquences touchant la nature du Virus Vénérien.

Il s'ensuit de-là, 1°. que l'on a quelque raison de conjecturer que le Virus Vénérien est d'une nature acide ou salée, corrosive & fixe, qui peut avoir quelque rapport avec celle des eaux-fortes ordinaires ; car il semble que c'est uniquement en lui supposant cette qualité, qu'on peut comprendre comment il est si capable de produire l'inflammation, l'exulcération, l'endurcissement, & qu'il est en même tems incapable d'agir sur un sujet éloigné.

2°. Qu'on ne doit pas cependant trop appuyer sur cette conjecture, comme si effectivement le Virus Vérolique ressembloit en tout aux eaux-fortes; car il n'est pas croyable qu'il puisse jamais s'engendrer dans le corps humain un poison si pernicieux & si actif; mais que c'est une comparaison qui sert plutôt à donner quelque idée du Virus Vérolique, qu'à en exprimer exactement la nature.

3°. Que cependant ce Virus, quelque force qu'il ait, ne peut jamais, en Europe, s'engendrer de lui-même par une corruption du sang & des humeurs qui viennent des causes non-naturelles & ordinaires; puisqu'en cette partie du Monde la Vérole n'arrive jamais par un vice spontané, mais qu'elle y naît toujours par la communication d'un Virus, qui est la premiere source de tout le Mal, & qui porte la corruption dans les autres humeurs.

4°. Que le Virus Vénérien, contracté par une personne saine, ne doit pas être censé une nouvelle humeur reçue dans le corps, qui survienne aux autres humeurs & les infecte, comme il semble qu'on le croit communément; mais que c'est uniquement une qualité ou disposition vicieuse des humeurs ordinaires, qui les fait dégénérer de leur état naturel, & qui les rend salées-acides.

5°. Par conséquent que toutes les humeurs peuvent non-seulement contracter cette qualité vicieuse, mais qu'elles la contractent en effet le plus souvent; puisqu'il paroît, par le Chapitre précédent, que la Vérole se communique par le lait, quand la Nourrice donne le Mal à l'enfant; par la *salive*, quand il se prend pour avoir donné à tetter à un enfant gâté, ou pour avoir fait des baisers à une personne infectée; par la *sueur*, quand on le gagne en couchant avec une personne gâtée; enfin par une *sanie séreuse*, ou par du *pus*, quand on le contracte en accouchant une femme vérolée, ou en touchant un Ulcère Vérolique.

6°. Que néanmoins la semence & les autres humeurs séminales sont les plus sujettes à être infectées du Virus Vénérien, à raison de l'affinité particuliere qui les rend propres à en être intimement pénétrées. En effet, l'expérience prouve que la Vérole se répand principalement par le commerce vénérien, & conséquemment par le véhicule de la semence & des humeurs séminales. Il paroît que cela vient de ce que la semence & les autres humeurs séminales, étant d'une nature acide, peuvent par-là contracter plus facilement, au moyen du Virus Vénérien, une acidité qui en altere la nature. Rien n'est plus commun que les exemples d'une pareille analogie entre certains venins & certaines humeurs. C'est ainsi que le venin de la rage est renfermé dans la salive, comme dans le véhicule qui lui est propre; celui de la petite Vérole, dans le pus des pustules; celui de la Vipère, dans la liqueur jaune qui est à la racine de ses dents crochues: celui du Scorpion, de la Tarentule, &c. dans l'humeur contenue en des vésicules situées près de la queue, ou près des crochets de l'animal.

Erreur de ceux qui prétendent que la Vérole est produite par de petits animaux.

Au reste, je ne m'arrêterai pas à réfuter les idées de ceux (*a*) qui

(*a*) Comme d'AUGUSTE HAUPTMANN,

croient que le Virus Vénérien n'eſt autre choſe qu'un eſſain nombreux d'animaux très-petits, très-agiles, très-vifs, très-féconds, qui étant une fois reçus, ſe multiplient vîte, ſe transportent fréquemment dans les différens endroits du corps, qui piquent, percent, mordent les parties où ils s'attachent, qui, par-là, les enflamment, les rongent, les ulcèrent, & qui enfin, ſans aucune altération dans les humeurs, produiſent tous les ſymptômes de la Vérole. Comme cette prétention n'eſt qu'une pure fable, dénuée de toute preuve, il n'eſt point beſoin de raiſonnement pour la rejetter : il ſuffit de nier ce qu'on avance ſans aucun fondement ; puiſque, comme dit CICERON (*a*), ſur un ſemblable ſujet, *rien n'eſt moins digne d'un homme raiſonnable, que d'oppoſer à celui avec qui l'on diſpute, une opinion qu'il n'a qu'à nier, pour*

dans la Lettre préliminaire, conſacrée à un Traité ſur la vive Image de la Mort, qu'il devoit bientôt mettre au jour, en 1650. Et de CHRÉTIEN LANGIUS, dans une Préface, miſe à la tête de l'Examen de la Peſte de KIRCHER, imprimée à Leipſick, en 1659.

(*a*) Philippique 2.

arrêter tout court celui qui l'oppose.

Si l'on admettoit une fois que la Vérole fût produite par de petits animaux nageans dans le sang, on auroit autant de raison de penser de même, non-seulement de la peste, comme l'a cru autrefois le R. P. KIRCHER (*a*), Jésuite, & depuis peu le R. P. SAGUENS (*b*), Minime, mais encore de la petite Vérole, de l'Hydrophobie, de la Galle, des Dartres & des autres Maladies Contagieuses; &, en un mot, de toutes les Maladies, en renversant toute la théorie de la Médecine; car on ne sauroit rien alléguer pour prouver que la Vérole dépend de petits animaux, qui ne serve à prouver de même que les autres maladies dépendent aussi de pareils animaux, mais d'une autre espéce : ce qui seroit, à mon avis, de la derniere absurdité.

Histoire d'un Charlatan qui attribuoit toutes les Maladies à diverses espéces d'animaux.

Je me souviens, à ce sujet, qu'en 1726, un Charlatan, nommé BOILE, débita effrontément, à Paris, de pareilles extravagances, avec une adresse dont il n'étoit pas d'abord facile de

(*a*) *Scrutinium Physico-Medicum Pestis.*
(*b*) *Systema Physicum.*

ſe défendre, mais enfin avec un ſuccès qui doit empêcher de ſuivre ſon exemple. On m'excuſera ſi je rapporte cette hiſtoire, qui ne ſera ni longue, ni étrangere au ſujet. Cet homme aſſuroit que toutes les Maladies étoient produites par de petits animaux renfermés dans le ſang ; que chaque Maladie différente dépendoit d'animaux différens ; que ces animaux pernicieux avoient chacun en particulier pour ennemis d'autres animaux, qui les pourſuivoient & les détruiſoient, comme les chiens de chaſſe détruiſent les liévres, ou les éperviers les pigeons ; qu'il connoiſſoit parfaitement & les diverſes eſpéces d'animaux qui produiſoient chaque eſpéce de Maladie, & ceux qui leur étoient le plus contraires, & qui pouvoient ſervir à la guériſon des malades ; qu'il ſavoit les remédes où ſe trouvoient le plus abondamment ces animaux ſecourables ; & qu'ainſi il poſſédoit l'art de guérir radicalement toutes les Maladies, par une méthode très-sûre, très-courte & très-efficace.

Pour autoriſer ces paradoxes, il ſe ſervoit d'un microſcope, avec lequel il ſe vantoit de démontrer à l'œil tout ce qu'il avançoit. Ce microſcope, qui étoit aſſez grand, n'étoit pas fait comme les microſcopes ordinaires, d'un ſeul tube, mais de cinq, qui étoient joints obliquement, & qui formoient, par leur inclination alternative, une eſpéce de zig-zag. Il prétendoit que cela ſervoit à groſſir l'image des objets, en ce qu'au lieu d'une ſimple réfraction des rayons à travers les verres, telle qu'elle ſe fait dans les microſcopes ordinaires, il ſe faiſoit, dans le ſien, des réflexions répétées des mêmes rayons ſur des miroirs cachés au-dedans de chaque angle; & qu'ainſi la conſtruction de ſon microſcope reſſembloit à celle des téleſcopes du célebre M. NEWTON, qui, quoique beaucoup plus courts que les téleſcopes ordinaires, ne laiſſent pas d'être plus utiles pour obſerver les Aſtres; parce que la réflexion qu'on y fait ſouffrir aux rayons, augmente beaucoup l'effet de la réfraction des autres téleſcopes.

A l'extrémité du tube le plus éloigné de l'œil, l'Auteur du microſcope plaçoit des verres planes, ou légérement concaves, qui contenoient quelques gouttes de la sérosité du sang qu'on venoit de tirer à un malade. Ensuite, après avoir ajusté avec art, les branches du microscope, pour mettre les verres à leur foyer, il faisoit voir très-distinctement une grande quantité de petits animaux, qui nageoient avec beaucoup de vitesse dans une liqueur limpide, & qui dans une autre maladie, auroient paru (disoit-il) sous une autre forme. Après que les assistans avoient bien vu à leur aise, le Charlatan ôtoit du microscope ces mêmes verres, sur lesquels il faisoit couler quelques gouttes d'une autre liqueur, remplie à ce qu'il disoit, d'autres petits animaux qui devoient donner la chasse aux premiers & les détruire ; &, après avoir ajusté de nouveau sa machine, la scène se trouvoit changée tout d'un coup, & il ne paroissoit plus rien, comme si les petits animaux qui s'étoient montrés d'abord, eussent été dans un instant exterminés & anéantis par les derniers.

Beaucoup de gens furent les dupes de ces prestiges ; & je n'en suis pas surpris : mais enfin, après un examen attentif & curieux, il parut évidemment que les quatre tubes inférieurs du microſcope, ne ſervoient de rien pour la viſion, & qu'ils n'avoient point d'autre uſage que de favoriſer la tromperie; que par conſéquent les verres qui ſe plaçoient, avec tant de cérémonie, à l'extrêmité du dernier tube, & qui étoient chargés d'un peu de féroſité du ſang, ou de quelqu'autre liqueur, n'étoient là que pour faire illuſion; puiſqu'on ne pouvoit appercevoir ni ces liqueurs ni les petits animaux qu'elles auroient pu contenir; que la viſion ne ſe faiſoit que dans le tube ſupérieur, qui formoit ſeul le microſcope; qu'à l'extrémité de ce tube, étoient cachés adroitement des verres chargés de quelque liqueur remplie de petits animaux (on connoît pluſieurs liqueurs de cette eſpéce); qu'en même tems que ce fourbe ſembloit ajuſter les autres tubes, pour ſervir à la viſion, il mettoit finement au foyer du tube ſupérieur les verres qui ne paroiſſoient pas, ou bien il les en retiroit, à ſon gré; & que par ce moyen il faiſoit paroître ou diſparoître, à ſa fantaiſie, les petits animaux contenus dans les liqueurs.

Voilà les artifices que cet adroit & rusé Charlatan eut l'impudence d'étaler, dans un siécle aussi éclairé & aussi instruit dans la Physique qu'est le nôtre, & dans une ville comme Paris, remplie de tant d'habiles gens. Je ne sais ce qu'il espéroit de ses fourberies; mais je sais qu'il eut la prudence d'éviter, par la fuite, le châtiment qu'il méritoit; car, dès qu'il s'apperçut que ses ruses étoient découvertes, il plia aussi-tôt bagage, & disparut. Ainsi, l'on reconnut les fables dont quelques-uns s'étoient déja laissé infatuer, & la Médecine heureusement vengée fut rétablie dans ses anciennes loix (*).

(*) Qui la vengera de ceux qui la défigurent par de fausses théories, fruits de l'imagination? L'expérience & l'observation prouvent-ils que le Virus Vénérien est salso-acide & de nature fixe; qu'il est inflammatoire & coagulant? Pourquoi ne pas avouer que ses premieres impressions nous sont absolument inconnues, qu'on ne peut déterminer les premiers ravages de ce venin quand il est reçu dans les vaisseaux du corps? La dureté & le gonflement des parties ne supposent pas un principe coagulant. En même temps qu'il engorge & durcit les glandes des aînes, il ulcere, ronge & putréfie d'autres parties. Trouva-t-on jamais une trace d'acide dans

CHAPITRE III.

Quelles sont les voies par où s'introduit le Virus Vénérien ? Et par quelle régle on doit juger de la quantité qui s'en est introduite ?

Le Virus Vénérien pénétre dans le corps en trois manieres.

L'EXPÉRIENCE, que l'on doit consulter seule dans la Médecine, nous a appris plusieurs vérités importantes sur l'introduction du Virus, que je vais exposer par ordre.

I. Le Virus Vénérien, communiqué par la Contagion, est reçu dans les personnes saines, en trois différentes manieres.

---

la pourriture ? M. ASTRUC dit aussi que le Virus est corrosif ; mais il y a des personnes qui ont les symptômes les plus affligeans, sans ulcération ni corrosion en aucune partie. Laissons-là les vaines spéculations, & attachons-nous à ce que l'observation & l'expérience nous découvrent sur les effets de ce virus, & sur les moyens les plus efficaces d'y remédier. Cette remarque est faite pour les jeunes Chirurgiens, à qui ce livre est destiné, afin de fixer leur attention sur les choses, & de leur faire sentir que la superfluité des explications n'instruit pas.

1°. En forme de *moiteur*, lorſque, aidé ſeulement du mouvement de fluidité, de chaleur & de frottement, il pénétre inſenſiblement les pores qu'il rencontre à la ſuperficie de la partie où il s'attache : ce qui lui eſt commun avec tous les autres fluides. C'eſt ainſi que les chancres ſurviennent aux parties naturelles des deux ſexes, ſi le mal eſt pris par le commerce vénérien : à la bouche, à la langue, aux gencives, au palais, au goſier, ſi le mal eſt pris en tettant, ou en faiſant des baiſers : au bout des mammelles, s'il eſt pris en allaitant : à l'habitude de la peau, ſi le Mal eſt pris en couchant avec une perſonne gâtée : enfin, aux mains & aux doigts, s'il eſt pris en accouchant une femme, ou en touchant des ulcères vénériens.

1. Par la moiteur.

2°. En forme de *vapeur*, lorſque les parties du Virus, atténuées par la chaleur, s'exhalent comme une vapeur, & pénétrent dans les parties voiſines. C'eſt ainſi que dans la Gonorrhée des hommes, l'urèthre, les proſtates, les véſicules ſéminaires ; que dans celle des femmes, les proſtates, l'urèthre, les glandes de cow-

2. Par la vapeur.

per ; que dans un enfant qui tette une nourrice gâtée, la trachée-artère, les bronches, & les vésicules du poumon sont enflammées, rongées & ulcérées par la vapeur seule du Virus.

3. Par les vaisseaux lymphatiques.

3°. Par l'introduction dans les *vaisseaux lymphatiques*, lorsque les gouttes du Virus s'étant insinuées, à travers les pores des parties, dans les vaisseaux lymphatiques dont la peau est arrosée, sont transportées par le cours de la lymphe dans les glandes conglobées les plus voisines, qui la reçoivent, où elles commencent d'agir. C'est ainsi que le commerce vénérien avec une personne gâtée, qui a des chancres aux parties naturelles, ou qu'une Gonorrhée qui ne coule pas librement, donne lieu ordinairement à des tumeurs aux glandes inguinales. C'est ainsi qu'aux aphthes véroliques des gencives, de la langue, du palais, ou du gosier, dans les enfans qui tettent, ou dans ceux qui ont pris le Mal par des baisers, il survient des tumeurs aux glandes maxillaires & aux parotides. C'est ainsi qu'aux rhagades, aux gersures & aux ulcères véroliques des mammelons des Nourrices, il ſurvient des tumeurs aux glandes axillaires ; attendu que, par les loix de la circulation de la lymphe, une partie du Virus eſt portée, des parties naturelles aux glandes inguinales ; du dedans de la bouche, aux glandes parotides, ou aux maxillaires ; & des mammellons aux glandes axillaires.

Les parties qui reçoivent le Virus, en font les premieres affectées.

II. Par conſéquent les parties du corps qui ont d'abord reçu le Virus Vérolique, ſont auſſi les premieres à en reſſentir l'impreſſion ; comme les parties naturelles dans les deux ſexes, ſi le Mal eſt venu par l'Acte Vénérien ; la langue, les gencives, le dedans des joues, le palais, le goſier dans les enfans, ſi le Mal a été pris en tettant, ou bien, dans les Amans, s'il a été pris en ſe baiſant ; les mammelons dans les Nourrices, ſi elles ont été infectées en donnant à tetter ; l'habitude du corps, ſi on a contracté le Mal en couchant avec une perſonne gâtée ; enfin, les extrémités des doigts, ſi on l'a pris en accouchant une femme gâtée, ou en maniant des ulcères véroliques. Par-là il eſt facile de découvrir l'artifice des femmes, qui voulant cacher leur déréglement, alléguent quelquefois des causes fausses & absurdes de leurs Maladies ; puisqu'il est clair & certain, par l'expérience, que le Virus a été reçu par la partie qui est la premiere affectée, & qu'il n'est jamais reçu que la partie qui le reçoit, ne soit aussi affectée la premiere (*).

Explication de quelques observations contraires.

Envain opposeroit-on que la Vérole se gagne quelquefois par l'Acte Vénérien, sans qu'il ait paru aucune altération aux parties naturelles : c'est un fait qui n'est appuyé d'aucune expérience certaine. Je me souviens bien d'avoir lu dans BERNARDIN TOMITANO (*b*), & dans une ou deux Observations d'un autre Au-

(*) L'expérience n'est pas toujours favorable à ce principe, & il pourroit induire en erreur dans les rapports en Justice ; pour décider si l'enfant a donné ou reçu la Vérole. Ceux qui naissent avec la Maladie Vénérienne, ont des pustules aux parties génitales, au fondement, sur les fesses, &c. Un enfant pourroit avoir été infecté par sa Nourrice, & n'avoir pas d'ulcères à la bouche : on ne doit prononcer affirmativement qu'avec la plus grande circonspection.

(*a*) *De Morbo Gallico*, Lib. II, Cap. 13.

teur (*a*), que quelques perſonnes, ſans avoir été attaquées d'aucune Maladie Vénérienne, locale ou particuliere, n'avoient pas laiſſé d'avoir une Vérole réelle & confirmée, qui, dans le malade de TOMITANO, s'étoit manifeſtée par *un abattement univerſel, & principalement un dérangement d'eſtomac*, & dans les deux autres, par *des puſtules répandues ſur la peau.*

Mais ces exemples ne ſont ni en aſſez grand nombre, ni aſſez conſidérables, pour l'emporter ſur le ſentiment unanime & univerſel.

1°. Peut-être ces malades ſe ſont-ils trompés, en aſſurant qu'ils n'avoient eu aucune Maladie Vénérienne locale. Tant de cauſes ont pu contribuer à leur erreur : c'eſt ainſi qu'il arrive ſouvent que les gens peu inſtruits, ne prennent pas garde à des poireaux courts & peu apparens dans les rides du frein : c'eſt ainſi qu'ils prennent des ulcères Vénériens benins, pour des gerſures de la peau : c'eſt ainſi qu'ils attribuent

---

(*a*) JEAN-LOUIS PETIT, *Traité des Maladies des Os*, *Tom. II*, *Sect.* 3, *Chap.* 17.

des Gonorrhées légères, quoique Vérolique, à la boiſſon de bierre, à l'exercice du cheval, ou à un trop grand excès avec les femmes. On trouveroit aſſurément bien des gens attaqués de la Vérole, ſans qu'aucune maladie locale eût précédée, ſi l'on vouloit ajouter foi légèrement aux contes ridicules des perſonnes peu expérimentées, ou ſuivre leurs préventions.

2°. Peut-être les Obſervateurs eux-mêmes ſe ſont-ils trompés, en jugeant que ces malades avoient la Vérole. TOMITANO ne fait mention que d'un ſeul ſigne; ſavoir, de *l'abattement univerſel* & du *dérangement d'eſtomac*. L'autre Obſervateur n'en rapporte pareillement qu'un; ſavoir, *des puſtules répandues ſur la peau*. Mais aucun de ces ſignes ne ſuffit pour démontrer l'exiſtence de la Vérole. Car quand on ſuppoſeroit que l'*abattement univerſel* & le *dérangement d'eſtomac* fuſſent des ſignes de Vérole, ce ne ſeroient que des ſignes très-équivoques, & par conſéquent très-incertains. Il eſt vrai que les *puſtules de la peau* ſont une marque plus ſûre de Vérole, pourvu qu'elles ſoient *Vénériennes* ; mais toutes les puſtules ne le ſont pas ; & lorſqu'il s'agit de diſtinguer celles qui le ſont, les plus habiles s'y trompent aſſez ſouvent. Il me ſemble que pour décider une queſtion ſi difficile & ſi nouvelle, & ſur-tout pour la décider dans un Livre que l'on vouloit rendre public, il falloit des faits plus certains & en plus grand nombre.

3°. Cependant, quand même on ſeroit d'humeur de regarder ces Obſervations comme vraies, que s'enſuivroit-il de-là ? Qu'on peut avoir quelquefois la Vérole, ſans qu'il ait précédé de maladie locale ? A la bonne heure. Mais il faut avouer en même tems que le cas eſt ſi rare, ſuppoſé qu'il ſoit véritable, qu'entre mille malades, que dis-je ? qu'entre dix mille, on en trouvera à peine un ſeul exemple. Une ou deux Obſervations douteuſes, incertaines, trompeuſes, ou, pour le moins, très-rares, feront-elles donc une régle ? Nullement ; il faut s'en tenir à celles qui ſont certaines & indubitables. C'eſt pourquoi, quand il aura paru des Maladies Vénériennes locales, on pourra prononcer, d'après des ſignes aſſez légers, ſur la réalité de la Vérole. Mais s'il n'a point paru de Maladies de cette eſpéce, il vaut mieux prendre le parti de la négative; ou, ce qui revient au même dans le fond, il faut attendre, pour décider affirmativement, qu'il arrive d'autres ſignes en grand nombre, plus certains, & qui mettent la queſtion dans une entiere évidence (*).

Je conſens donc, ſans peine, qu'on travaille à mieux éclaircir la vérité de ce fait. Il ne nuit jamais de chercher de nouveaux éclairciſſemens ſur les queſtions qui paroiſſent être les plus claires; & ſouvent ces recherches ont ſervi à découvrir de nouvelles vérités. Mais, en attendant, j'exhorte les Médecins qui ont à cœur la verité & l'intérêt des malades, de ne pas avancer, ſans des preuves bien avérérées, de pareilles Obſervations, qui d'un côté ſont manifeſtement contraires à la connoiſ-

(*) La queſtion eſt délicate; mais on pourroit attendre en vain ces ſignes en grand nombre & entiérement évidens; n'y auroit-il pas de la cruauté à négliger des ſecours utiles & néceſſaires, faute de l'évidence que M. ASTRUC exige ſi rigoureuſement?

ſance que l'on a de la fixité du Virus vénérien, qui eſt telle, qu'elle le rend incapable de s'inſinuer dans le corps ſans faire impreſſion ſur la partie qui le reçoit ; & qui de l'autre, ſont évidemment oppoſées à la nature des autres venins, même plus volatils, qui, quoiqu'en état par-là de pénétrer bien plus avant, ne laiſſent pas d'exercer leur premiere & leur principale action ſur les parties qui les reçoivent. C'eſt ainſi que le pus de la petite Vérole excite des puſtules ſeulement, ou du moins principalement, dans la partie ſur laquelle on l'applique. C'eſt ainſi que la ſalive des chiens enragés, en produiſant l'hydrophobie, cauſe une très-grande inflammation avec douleur dans la partie mordue (*). C'eſt ainſi que l'humeur qui donne la galle ou les dartres, attaque ſur-tout la partie où elle s'attache. C'eſt ainſi que le venin de la Tarantule, en altérant le ſang, cauſe une douleur particuliere dans l'endroit qui a été piqué.

Le Virus s'avance enſuite peu-à-peu & infecte le ſang.

III. Le Virus Vénérien, ſi on le

(*) On a cent fois obſervé le contraire.

laiſſe agir, après avoir infecté les parties par où il s'eſt introduit, pénétre inſenſiblement dans le ſang : ce qui arrive, à mon avis, en deux manieres, où par la circulation du ſang, qui arroſant les parties affectées, entraîne, en paſſant, quelque choſe du Virus ; ou par la circulation de la lymphe, qui revenant de ces mêmes parties, porte avec elle dans le ſang, où elle ſe rend par des vaiſſeaux particuliers, pluſieurs gouttes de ce Virus. Mais de quelque maniere que le Virus pénétre dans le ſang, il s'y multiplie inſenſiblement, s'y accroît, s'y fortifie, juſqu'au point de détruire ou de déranger la plûpart des fonctions, comme on verra dans le Chapitre ſuivant.

De quelque façon que pénétre le Virus, il entre toujours par les pores de la peau.

IV. De quelque maniere que le Virus s'introduiſe, en forme de moiteur, en forme de vapeur, ou enlevé par la circulation de la lymphe, c'eſt toujours à la faveur de la petiteſſe des gouttes qu'il forme, du mouvement de fluidité qu'il a, de la chaleur qui le raréfie, qu'il s'introduit. Ces cauſes réunies contribuent à le faire entrer dans les pores dont la peau eſt toute percée, & qui ſont toujours ouverts

ouverts pour le recevoir. Car si d'un côté, ces pores sont comme autant de conduits sécrétoires, ou d'émissaires, par où la transpiration s'échappe, comme les expériences de SANCTORIUS le prouvent, ils doivent aussi de l'autre, être regardés comme autant d'entonnoirs propres à porter du dehors au dedans ce qui est appliqué sur la peau; comme il est aisé de l'inférer de l'usage des bains, des douches, des frictions mercurielles, des cataplasmes, des emplâtres, &c.

La quantité du Virus doit être estimée.

On peut inférer de-là, 1°. que la personne gâtée, & la personne saine, c'est-à-dire, celle qui communique le Virus Vénérien, & celle qui le reçoit, contribuent l'une & l'autre à son introduction. Ainsi, pour juger de la quantité qui s'en est introduite, il faut avoir égard à toutes les circonstances, qui peuvent faciliter cette introduction, tant de la part de la personne gâtée, que de celle de la personne saine.

Par rapport à la personne qui le donne.

2°. Que les circonstances du côté de la personne gâtée, doivent se prendre de deux chefs. *Premiérement*, de l'abondance du Virus, qui, à choſes égales, doit s'introduire plus abondamment, à meſure qu'il eſt plus abondant. S'il arrive donc qu'une Gonorrhée fort virulente flue actuellement, que les parties naturelles ſoient rongées par des ulcères Véroliques, ou que, ſans Gonorrhée & ſans ulcères, la ſemence ou les humeurs ſéminales ſoient infectées de beaucoup de Virus, le Mal ſe communiquera d'autant plus aiſément, ſur-tout ſi la malpropreté eſt aſſez grande pour laiſſer croupir dans les parties les humeurs dont elles ſont infectées. *Secondement*, de la qualité du Virus, qui doit s'inſinuer plus facilement & plus promptement, à choſes égales, à meſure que ſes parties ſeront plus tenues. S'il arrive donc que le Virus ſoit ſubtil, pénétrant, fort chaud, par la conſtitution naturelle du ſang, ou par des exercices trop violens, ou par une lubricité outrée, il entrera alors avec plus de facilité & de viteſſe, par les pores qu'il rencontrera, & en deviendra d'autant plus contagieux.

Par rapport à la perſonne qui le reçoit.

3°. Les circonſtances du côté de la perſonne ſaine, doivent ſe prendre pareillement de deux chefs. *Premié-*

rement, de la tissure de la partie qui reçoit le Virus ; car si elle est rare, mollasse, fort spongieuse, dégarnie d'épiderme, rongée ou ulcérée, elle s'imbibera à choses égales, d'une plus grande quantité de Virus. Et voilà d'où vient que le Mal se prend très-promptement, si le gland, dans les hommes, est d'un tissu naturellement fort rare ; s'il est mollasse, ou rongé à la surface ; si dans les femmes, l'intérieur du vagin, ou de la vulve, est fort lâche, fort rare, fort spongieux, ou ulcéré ; si dans les deux sexes, l'urèthre, les prostates, les vésicules séminaires sont ulcérées, fongueuses, ou fistuleuses, &c. à la suite d'une Gonorrhée mal traitée. *Secondement*, de la durée du tems que la partie est exposée au Virus ; car plus ce tems est long, plus aussi entre-t-il de Virus, à choses égales. Et voilà d'où vient que ceux qui sont le plus sujets à gagner le Mal, sont les gens froids ou lents dans l'action, ou qui n'ont pas soin de se laver & de s'essuyer ; principalement si le prépuce, qui couvre le gland dans les hommes, est fort long, ou si les nymphes, qui forment l'entrée du vagin dans les femmes, sont fort larges : ce qui doit y retenir plusieurs gouttes de Virus, qui y croupissent.

Par rapport à toutes deux.

4°. Il suit de là, 1°. que les choses étant supposées égales du côté de la personne gâtée, les dangers de prendre du mal doivent être en raison directe des circonstances qui se trouvent du côté de la personne saine ; 2°. que les choses étant égales du côté de la personne saine, les dangers doivent être en raison directe des circonstances qui se trouvent du côté de la personne gâtée ; 3°. enfin, que les choses étant inégales de part & d'autre, les dangers doivent être en raison composée des raisons directes, soit des circonstances qui se trouvent du côté de la personne saine, soit de celles qui se trouvent du côté de la personne gâtée.

Variétés dans la maniere dont le Mal se communique.

5°. Par-là on explique aisément pourquoi les uns contractent le Mal à la moindre occasion ; les autres plus difficilement, quoiqu'ils s'exposent très-souvent au danger ; d'autres enfin très-difficilement, & presque jamais. Pourquoi des gens qui ont eu long-tems commerce avec des personnes extrêmement gâtées, sans qu'il leur soit rien arrivé, prennent du Mal dès qu'ils ont affaire avec d'autres personnes moins gâtées ? Pourquoi d'autres qui ont eu un long commerce avec des personnes gâtées, sans s'en ressentir, prennent ensuite quelquefois du Mal avec ces mêmes personnes, quoique leur Maladie ne soit point augmentée ? On peut, par les mêmes principes, résoudre plusieurs autres problêmes semblables, sur-tout si l'on fait attention à ce qu'on établira dans le Chapitre suivant, tant sur la multiplication du Virus Vérolique, que sur la maniere dont se fait cette multiplication.

CHAPITRE IV.

Quelle est la cause de la multiplication du Virus Vénérien ? Et quelle est la maniere dont cette multiplication se fait ?

I. LE Virus Vénérien qui entre par une petite étendue de la peau, par des pores imperceptibles, en peu de tems, & par conséquent en fort petite quantité, exerce d'abord son action sur les parties les plus proches, & y pro-

Le Virus Vénérien se multiplie dans la personne qui l'a reçu, lorsque la Vérole devient confirmée.

duit des Maladies locales : ensuite, à moins qu'on n'y remédie promptement, il passe bientôt dans le Sang, l'infecte en peu de tems, & cause tant dans la substance des parties, que dans l'exercice des fonctions, les différens dérangemens qu'on observe quand la Vérole est confirmée. Il s'ensuit donc de-là que le Virus Vérolique se multiplie peu-à-peu dans les persounes qui en sont infectées, à mesure qu'il prend de nouvelles forces.

Il se multiplie davantage, étant transmis d'une personne à plusieurs.

II. Le Virus Vérolique qui infecte la masse du sang dans la Vérole confirmée, se communique d'une seule personne gâtée à plusieurs; par exemple, à dix, à cinquante, à cent, qui sont toutes, en peu de temps, attaquées d'une Vérole pareille, & également confirmée, à moins qu'on n'en arrête le progrès. Il s'ensuit donc de-là, que le Virus Vérolique se multiplie en se transplantant, lorsqu'il se communique d'une personne à plusieurs.

Il se multiplie extrêmement, étant transmis à une infinité d'autres.

III. Le Virus Vérolique s'étend en se transmettant, puisque chacune de ces dix ou de ces cinquante personnes qui ont pris le Mal, peut le donner à dix ou à cinquante autres, qui, chacune à leur tour, peuvent en faire part à autant d'autres. C'eſt de cette maniere qu'un petit nombre d'Eſpagnols, à leur retour de l'Iſle d'*Haiti*, ou Eſpagnole, qu'on nomme aujourd'hui Saint-Domingue, répandirent autrefois la Vérole dans toute l'Europe, & dans la plus grande partie de l'Aſie & de l'Afrique. Il s'enſuit donc de-là, que le Virus Vérolique ſe multiplie par degrés, & acquiert de nouvelles forces à meſure qu'il ſe répand.

Exemples d'une ſemblable multiplication dans les autres Virus.

Tout ce qu'on vient de dire de la multiplication du Virus, ou levain Vérolique, a lieu de même pour les autres venins ou levains. Ainſi un chien enragé donne la rage, par le moyen d'un peu de *ſalive*, à pluſieurs chiens, qui peuvent chacun la donner à autant d'autres. Ainſi un galleux, par un peu de *ſanie* qui coule de ſa peau, communique la galle à pluſieurs perſonnes, qui peuvent chacune la communiquer à autant d'autres. Ainſi un peſtiféré donne, par ſon *haleine*, ou par ſa *tranſpiration*, la peſte à pluſieurs perſonnes, dont chacune peut la donner par la même voie à autant d'autres. Ainſi, un peu de *pus* d'une perſonne qui a la petite Vérole, peut en infecter plusieurs autres, dont chacune est en état de communiquer la même infection à tout autant de personnes.

Et même dans tous les levains.

Le même genre de multiplication se remarque jusques dans les choses inanimées. C'est ainsi qu'une livre de *levain* ordinaire fait lever plusieurs livres de pâte, & que chaque livre de cette pâte en fait lever plusieurs autres. C'est ainsi qu'une certaine mesure de *levûre de bierre* fait fermenter plusieurs mesures de décoction d'orge, & les change en bierre, & que chacune de ces mesures de bierre fermentée, produit le même changement dans autant d'autres mesures d'une nouvelle décoction. C'est ainsi qu'une *pomme pourrie* en corrompt plusieurs autres placées auprès, qui chacune, en pourrissant, communiquent à d'autres la même corruption, jusqu'à ce que tout le monceau soit gâté.

Conditions nécessaires pour cette multiplication.

Or, en faisant attention à cette espéce de multiplication, on trouve, 1°. qu'elle n'arrive qu'entre des corps capables de fermenter ensemble, tels que sont ceux dont on a parlé, c'est-à-dire, entre des corps dont les parties agitées par un mouvement inteſtin, ſe briſent & s'altèrent mutuellement ; 2°. qu'elle n'arrive pas même entre tous corps capables de fermentation, à moins qu'il n'y ait entr'eux une certaine convenance qui les rende propres à agir l'un ſur l'autre. Ainſi le levain ordinaire, qui fait lever la farine de froment, n'agiroit pas ſur celle de millet. Ainſi la levûre de bierre qui agit ſur la décoction d'orge, n'auroit aucun effet ſur la décoction de lentilles ou de mays. Ainſi, dans la queſtion préſente, l'humeur Vérolique provenant du ſang d'une perſonne gâtée, infecte, dans une perſonne ſaine, le ſang & les humeurs, parce que la nature en eſt la même.

Conſéquences à tirer de-là.

De-là ſuivent pluſieurs conſéquences. 1°. Que par la force & l'action du levain, les plus petites particules du fluide ſur lequel il agit, ſont tellement briſées, atténuées, conformées ; que, par rapport à leur volume, leur figure, leur liaiſon, elles deviennent entiérement ſemblables à celles du levain même.

2°. Que les particules du fluide qui doit ſubir ce changement, y ſont d'autant plus propres, qu'elles ont naturellement plus de rapport avec la forme qu'avoient eue auparavant les particules du levain, & qu'elles ont plus de facilité à acquérir celle que les parties du levain ont alors.

3°. Que ces changemens invisibles qui altérent ainsi les parties du fluide qui doit changer de nature, se font par un mouvement intestin, autrement mouvement de fermentation, comme il est évident dans le pain & dans la bierre, & comme il est probable pour les autres fluides.

4°. Que par conséquent le changement que le Virus Vérolique produit dans le sang & dans les humeurs, vient de ce mouvement intestin ou de la fermentation, qui subsiste toujours dans le sang qui circule, & qui convertit le chyle, qui est fourni par les alimens en sang, & le sang en différentes humeurs. Ainsi le Virus Vérolique ayant pénétré dans le sang, s'y étend, s'y multiplie par le même méchanisme qui change le chyle en sang, & le sang dans les autres humeurs.

Difficulté d'assigner la cause méchanique de cet

Je laisse à ces Physiciens oisifs, qui aiment à s'occuper de spéculations difficiles, & à s'amuser à faire des hypothèses, le soin d'examiner à loisir quel est le volume, la figure & la disposition primitive des parties insensibles du corps qui doit être ainsi changé. Quelle est leur nouvelle forme après ce changement? Par quelle force, par quel artifice, par quel méchanisme elles sont ainsi transformées? Je n'ai pas les yeux assez fins pour découvrir les scènes qui se passent dans cette transformation; &, dans une si grande diversité de formes & de méchanismes possibles, c'est une témérité de vouloir, sur de pures conjectures, établir des formes certaines & un méchanisme particulier. C'est pourquoi je crois devoir omettre une question si obscure, & dont la solution ne serviroit peut-être de rien pour la Médecine; puisque l'expérience apprend aux Médecins praticiens, que sans s'embarrasser de la cause, lorsqu'elle est trop cachée, il suffit le plus souvent d'être bien assuré des effets (*).

te multiplication.

(*) Il paroît qu'il est plus aisé de poser ce principe que de s'y assujettir, & l'Auteur n'a pas cru se comprendre au nombre des Physiciens oisifs qui s'amusent à faire des hypothéses, &c.

Or, pour revenir présentement à notre question, quels que soient la cause & le méchanisme de ce changement, il est clair;

Elle doit être estimée rapport à deux chefs.

1°. Que la multiplication du Virus Vérolique dans une personne saine, qui vient d'en être infectée, doit être estimée par rapport à deux chefs. *Premiérement*, par rapport à la force du Virus qui agit sur le sang & les autres humeurs, & qui les corrompt: *Secondement*, par rapport à la disposition du sang & des autres humeurs qui reçoivent l'action du Virus, & qui en sont altérés.

Savoir, la force du Virus.

2°. Que la force du Virus Vérolique doit être estimée: *Premiérement*, par rapport à la quantité qui en est reçue; car plus la quantité en est considérable, & plus le Virus est actif & puissant, à choses égales, ainsi qu'on l'a dit dans le Chapitre précédent. *Secondement*, par rapport à son activité; car, à choses égales, il sera d'autant plus efficace, qu'il sera plus tenu, plus âcre, plus subtil; soit par sa nature, comme dans les pays chauds; soit par une constitution vicieuse du sang, comme dans les personnes cachectiques, bilieuses, atrabilaires, dans celles qui ont une fièvre hectique, &c, soit par la longueur du tems qu'il croupit dans les parties gâtées, comme dans celles qui ont une Vérole fort invétérée.

Et la disposition du sang.

3°. Que la disposition du sang & des autres humeurs, qui les rend plus propres à être infectées, doit s'estimer : *Premiérement*, par leur qualité vicieuse, qui fait qu'elles s'imbibent plus promptement & plus profondément du Virus. Ainsi, les personnes cachectiques ou attaquées d'obstructions, celles qui sont d'un tempérament naturellement bilieux ou atrabilaire, prennent plutôt le Mal que les autres, à choses d'ailleurs égales. *Secondement*, par les diverses circonstances qui favorisent la multiplication du Virus, comme la fièvre, le mauvais régime, les passions violentes, les exercices immodérés, les excès du vin, les veilles immodérées, &c. Ce qui doit exciter l'action du Virus, quand il arrive que ces circonstances sont ordinaires.

4°. Qu'ainsi l'on doit juger de la maniere dont se fait la multiplication du Virus, par la différente constitution du sang & des humeurs, où il doit ſe multiplier, ſi tout eſt égal du côté du Virus ; par les forces différentes du Virus, ſi tout eſt égal du côté du ſang & des humeurs ; enfin, par la raiſon compoſée des raiſons des forces du Virus, & de la conſtitution du ſang & des humeurs, ſi tout eſt inégal des deux côtés.

La maniere de la multiplication du Mal Vénérien, varie ſuivant les individus.

5°. Enfin, que ce qu'on vient d'établir, ſert à faciliter la ſolution des problêmes propoſés dans le Chapitre précédent, & de pluſieurs autres qui ſe rencontrent ſouvent dans la Pratique : comme, pourquoi dans quelques-uns, des Maladies Vénériennes légeres, & qui ſembloient avoir été guéries, produiſent ſi promptement une Vérole confirmée ; tandis que des Maladies ſemblables, ou même des Maladies plus grandes & plus négligées, n'ont dans quelques autres aucune mauvaiſe ſuite, ou n'en ont que peu, & après un long-tems. Pourquoi dans quelques-uns la Vérole eſt accompagnée des plus cruels ſymptômes ; tandis que dans les autres elle eſt douce & bénigne ? Pourquoi elle fait des progès, tantôt rapides & tantôt lents ? &c.

CHAPITRE V.

Comment le Virus Vérolique peut demeurer quelquefois ſi long-temps dans le ſang, ſans ſe déclarer?

Le Virus vérolique demeure quelquefois long-tems caché, ſans ſe déclarer, & ſe manifeſte enſuite tout d'un coup.

Les obſervations ont appris depuis long-tems, 1°. que le Virus Vérolique, lorſqu'on le croit détruit, demeure quelquefois pluſieurs années dans le ſang, ſans cauſer aucune maladie manifeſte, & par conſéquent ſans ſe déclarer en aucune façon; 2°. mais que ſemblable à une hydre, il renaît de lui-même, & produit en peu de tems les plus terribles ſymptômes de la Vérole confirmée, dès que l'état naturel du ſang ſe trouve altéré par un vice accidentel, ſans qu'il ſurvienne d'ailleurs aucun nouveau Virus.

Il eſt véritablement ſurprenant d'un côté, qu'un Virus auſſi pernicieux puiſſe être ſi long-temps intimement confondu avec le ſang, ſans ſe faire ſentir, & de l'autre, qu'une ſi petite quantité de Virus ſe conſerve avec toute ſa force dans un liquide conti-

Cela est commun aux autres Virus.

nuellement renouvellé. Cependant ces deux propriétés ne sont pas particulieres au Virus Vérolique. Le Virus de l'hydrophobie, qui est plus âcre & plus puissant, demeure caché dans le corps, non-seulement plusieurs jours après la morsure, mais même quelquefois plusieurs années, avant que d'agir & de produire l'horreur de l'eau & les autres symptômes de l'hydrophobie. Le Virus de la petite Vérole, que nous apportons en naissant, s'il en faut croire l'opinion commune, subsiste aussi très-long-temps sans se développer, jusqu'à ce qu'à la faveur de quelqu'occasion particuliere, il produise des effets souvent très-funestes.

Maniere dont les Médecins expliquent cette difficulté.

Les Médecins, pour résoudre cette difficulté, croyent communément que le Virus Vérolique & les autres de cette espéce, pendant qu'ils ne se sont point sentir, demeurent renfermés comme dans des loges qui se trouvent parmi les parties sulphureuses du sang, ou bien qu'ils sont cachés dans les recoins de certaines glandes, où ils sont à couvert, & d'où ils sortent dans l'occasion, comme d'une espéce d'embuscade, pour gâter le sang & les autres humeurs, & même les parties solides,

Mais ce ne sont là que des suppositions destituées même de vraisemblance. Ne diroit-on pas qu'on peut supposer dans le sang, qui est fluide, qui circule continuellement, & dont les parties sont agitées en tout sens, des loges impénétrables, inaccessibles, où, comme dans autant de boîtes, les particules du Virus Vérolique soient étroitement renfermées, de peur qu'elles ne s'évaporent, ou ne souffrent quelque altération par le mélange des autres parties ? Ou ne diroit-on pas qu'on peut supposer dans le corps quelques recoins ou quelques glandes, dans lesquelles la circulation du sang ou des humeurs pût cesser un seul moment dans l'état naturel ? D'où l'humeur qui est contenue, ne se rendît pas sans intermission dans le sang, si c'est une humeur lymphatique ? Ne fût pas portée aux endroits qui lui sont destinés, si c'est une humeur récrémentitielle ? Ne fût pas rejettée au dehors, si c'est une humeur excrémentitielle ? Enfin, ou le Virus Vérolique ne sauroit demeurer plusieurs années tranquillement, sans rien perdre de sa forme ni de sa qualité ?

Elle s'explique aisément par la différente maniere dont le sang & les humeurs se renouvellent continuellement.

Mais pourquoi s'occuper d'un systême fait à plaisir, lorsqu'on peut décider la question par les principes les plus certains de l'économie animale ? Le chyle, qui se forme des alimens, est converti en sang, dans les vaisseaux, par la fermentation (*). Le sang, qui est formé de ce chyle, est changé, dans les mêmes vaisseaux, par une semblable fermentation, en d'autres humeurs sécondaires ; tandis que le sang est pur, il produit d'un bon chyle un sang pur, & d'un sang pur, des humeurs qui sont pures de même. Mais si le sang vient une fois à être infecté du Virus Vérolique, & qu'on n'y mette pas ordre promptement, il communiquera la même infection, tant au sang qui se forme du chyle, qu'à toutes les humeurs qui se forment du sang : &, par ce moyen, le Virus, qui n'a été introduit qu'en petite quantité, se renouvelle & se perpétue.

Or, cette infection communiquée au sang par le Virus, peut avoir trois degrés différens, suivant la différente quantité du Virus, ou suivant la na-

(*) Cette fermentation est regardée comme chimérique.

ture, la qualité & le caractere du ſang qui en reçoit l'action. 1°. Elle peut augmenter & ſe fortifier inſenſiblement chaque jour, à meſure que le Virus ſe multiplie. 2°. Elle peut diminuer & s'affoiblir, à meſure qu'il ſe diſſipe. 3°. Elle peut tenir un milieu, & demeurer conſtante dans le même état, le Virus ſe renouvellant, à la vérité, mais ſans augmentation, ni diminution.

I. Si l'infection augmente & ſe fortifie, & qu'ainſi le Virus faſſe de rapides progrès, & ſe multiplie de plus en plus chaque jour, toute la maſſe du ſang & des humeurs ſera bientôt corrompue, & il y aura alors une Vérole confirmée. Ce qui vient de trois cauſes, comme il paroît par le Chapitre précédent : 1°. De ce que le Virus eſt en grande quantité, & qu'il eſt âcre & très-virulent : 2°. De ce que le ſang ſur lequel le Virus agit, eſt mal conſtitué naturellement, ou par accident : 3°. De ce que ces deux premieres cauſes ſe rencontrent à la fois, ce qui eſt le pire.

Quelquefois le Virus augmente.

II. Au contraire, ſi l'infection ſe ralentit chaque jour, & que par conſéquent le Virus s'affoibliſſe & dimi-

Quelquefois il diminue.

nue, il pourra enfin se dissiper entiérement, quoique peu-à-peu, & d'une façon insensible, comme il arrive dans les personnes qui ayant eu des poulains, des chancres, ou des Gonorrhées considérables, en guérissent sans remédes, ou avec des remédes insuffisans, & se portent bien le reste de leur vie. Dans ces gens-là le Virus Vérolique, après avoir demeuré quelque-tems, & même long-tems caché, se trouve détruit peu-à-peu par la bonne constitution du sang, & par le bon usage des alimens. Mais on ne doit se flatter d'un si heureux succès que dans trois cas, comme on peut conclure de l'article précédent, par la régle des contraires. 1°. Quand le Virus est benin, & en petite quantité : 2°. Quand le sang est bon, bien constitué, & parfaitement bien travaillé : 3°. Quand ces deux circonstances se rencontrent à la fois; ce qui est plus sûr.

D'autres fois il demeure dans son premier état.

III. Si l'infection tient un juste milieu, en telle sorte que le Virus se renouvelle sans cesse, mais toujours dans le même degré, alors le Virus se perpétuera; mais il sera de telle maniere arrêté & bridé, qu'il n'aura point d'effet, ou, ce qui est la même chose, il demeurera caché dans le sang, sans se faire sentir, ainsi qu'on l'observe souvent dans la pratique.

Mais, pour que cela ait lieu, il faut que d'un côté le Virus, qui est reçu de nouveau dans le corps, ou qui y croupit depuis long-tems, & qu'en même tems de l'autre, le sang garde une telle mesure, le premier dans sa quantité & dans sa force, le second dans sa qualité & dans sa constitution, que le Virus puisse bien par-là se reproduire, mais qu'il ne puisse se reproduire que de la même façon, sans augmenter, ni diminuer. Si cela manque, & si la qualité du sang vient à être altérée par la fièvre, ou par quelqu'autre Maladie, par un mauvais régime, par des veilles immodérées, par des excès de vin, &c; alors, à proportion que le sang s'éloignera de son état naturel, à proportion aussi le Virus, qui étoit auparavant caché, se fortifiera, se multipliera, & acquerra toute sa férocité naturelle, d'où, comme d'une autre boîte de Pandore, l'on verra sortir tout-à-coup une infinité de symptômes cruels, qui manifesteront la Vérole.

On peut confirmer ce qu'on vient de dire, par un exemple bien connu. Les arbres ſauvages portent naturellement des fruits âpres & de mauvais goût; mais ces fruits peuvent devenir meilleurs & plus doux par la culture. Ce n'eſt pas qu'ils perdent, pour cela, leur qualité naturelle; mais c'eſt parce que le ſuc plus doux que fournit la terre quand elle eſt cultivée, tempère le ſuc naturel de ces arbres, & donne aux fruits une ſaveur plus agréable: & ce qui le prouve, c'eſt que ces mêmes fruits reprennent bientôt leur premiere âpreté, ſi l'on néglige de cultiver le terroir. Pourquoi donc une quantité médiocre de Virus Vérolique, qui ſeroit naturellement peu âcre, ne pourroit-elle pas, de la même façon, demeurer cachée & tranquille dans le corps, tandis qu'un ſang pur en empêchera la reproduction trop abondante; & reprendre ſa férocité & ſa virulence naturelle, dès qu'un ſang moins pur donnera lieu au Virus, qui ne paroiſſoit pas, de ſe développer?

Réſolution de divers problêmes ſur cette matiere.

Il ne reſte qu'une queſtion à résoudre; ſavoir, ſi un homme qui a eu lui-même un Virus caché, & qui a commerce avec une femme ſaine, peut lui donner du Mal ? Ou, ſi une femme peut, dans le même cas, en donner à un homme ? Les Médecins diſputent vivement ſur ce point de part & d'autre, les uns pour l'affirmative, les autres pour la négative; mais comme l'expérience s'accorde quelquefois avec l'une & avec l'autre opinion, il eſt aiſé d'en conclure qu'elles ſont toutes deux également vraies, & qu'ainſi le même homme qui a du Virus caché, peut infecter ou ne pas infecter une femme avec laquelle il a commerce, ſuivant l'état différent de cette femme; & qu'une femme peut auſſi, dans les mêmes circonſtances, infecter ou ne pas infecter un homme.

On a déja prouvé, dans le Chapitre précédent, que l'infection ne dépend pas d'une ſeule perſonne, mais de deux; & il s'enſuit de-là qu'on ne doit pas conſidérer l'infection dans une perſonne ſeule, mais dans deux, & que c'eſt par rapport à deux perſonnes qu'on doit juger de la maniere dont elle ſe répand. Ainſi, quoiqu'on ſuppoſe certain & conſtant l'état de la perſonne qui donne le Mal, l'effet doit néceſſairement varier en pluſieurs façons, ſuivant l'état de celle qui le reçoit. Un homme donc ayant un Virus caché, peut donner un Mal évident à une femme ſaine, ſi cette femme, ſoit naturellement, ſoit par maladie, ſoit par ſa maniere de vivre, ſe trouve d'un tel tempérament, d'une telle conſtitution, & dans une telle diſpoſition, que le Virus, qui eſt ſans force dans le ſang de l'homme gâté, ſoit en état de corrompre le ſang de cette femme : mais il ne pourra lui communiquer aucun Mal, ſi cette femme eſt vigoureuſe, d'une bonne ſanté, & d'un excellent tempérament, & qu'ainſi elle élude la force du Virus, qui dans elle, comme dans l'homme, ſe trouvera ſans effet.

C'eſt de ce principe qu'il faut encore déduire, 1°. pourquoi une femme qui n'a point pris de Mal, quoiqu'elle ait eu long-tems commerce avec un homme qui contient en ſoi un Virus caché, eſt quelquefois enſuite infectée tout-à-coup par le même homme? Car cela ſuppoſe qu'il s'eſt fait ſait d'un côté ou d'autre un changement, qui occaſionne une plus grande efficacité dans le Virus de l'homme, ou qui rend le ſang de la femme plus propre à en être infecté.

2°. Pourquoi entre pluſieurs enfans, nés du même pere & de la même mere, quelques uns ſont attaqués d'Ecrouelles ou de *Rachitis*, Maladies qui viennent d'une Vérole dégénérée, & quelques autres en ſont exempts? Car cela prouve que les uns, ſoit par des incommodités particulieres qui accompagnent la groſſeſſe de la mere, ſont plus foibles que les autres, & par conſéquent plus ſuſceptibles de la contagion. Il en eſt de même de tous les autres phénomènes, qu'on obſerve ordinairement dans la propagation du Mal Vénérien.

CHAPITRE VI.

Des différentes Méthodes qu'on a employées pour le traitement du Mal Vénérien, depuis qu'il a commencé de paroître jusqu'à présent.

Embarras des Médecins lorsque la Vérole parut en Europe.

I. LES Médecins qui vivoient dans le temps que la Vérole commença à paroître en Europe, furent si étonnés de la nouveauté & de la violence de ce Mal, qu'ils furent long-tems incertains du parti qu'ils devoient prendre, sans oser tenter de traiter une Maladie qu'ils se sentoient incapables de guérir. Nous avons sur ce fait les témoignages de plusieurs Auteurs de différentes Nations, qui vivoient dans ce temps-là.

1°. Ainsi, parmi les Italiens, GASPARD TORRELLA assuroit, en 1500(a), que *les Médecins évitoient de traiter cette Maladie, à laquelle ils avouoient qu'ils ne comprenoient rien ..... Car,* (ajoute-t-il), *comme cet étrange Mal n'avoit jamais été vû de notre tems, personne, quelqu'habile, quelqu'expérimen-*

(a) Tract. *De Dolore in Pudendagrâ.*

té, & quelqu'âgé qu'il fût, ne pouvoit le traiter suivant les régles de l'Art.

On trouve les mêmes expressions dans WENDELIN HOCK, en 1502 (*a*). JACQUES CATANÉE du *Lac-Marcin*, assuroit de même, en 1505 (*b*), que *cette nouvelle Maladie ayant paru en Italie, plusieurs Médecins des plus fameux se trouverent fort embarrassés, & refuserent de la traiter; & avec raison*, (ajoute-t-il): *car dans le traitement des Maladies, la premiere indication devant être prise, selon* GALIEN, *de l'essence de la Maladie, on n'en pouvoit point prendre dans un Mal qui étoit absolument inconnu.*

2°. On ne réussissoit pas mieux en Espagne, d'où le Mal étoit venu. JEAN ALMENAR, Espagnol, dans la Préface du Traité qu'il écrivit sur la Maladie Vénérienne, avant l'an 1516, se plaignoit de l'*ignorance* grossiere *des Médecins dans le traitement de cette Maladie*. Et GONSALVE FERNANDEZ d'OVIEDO racontoit, en 1535 (*c*), que la Vérole, dans

(*a*) Tract. *De Morbo Gallico*, Cap. 1.
(*b*) Tract. *De Morbo Gallico*, Cap. 7.
(*c*) *Hist. Génér. & Nat. des Indes Occid*, écrite en Espagnol, Liv. II, Chap. 14.

les commencemens, étoit très-cruelle, très-difficile à guérir, & presque toujours funeste, parce que cette Maladie étant inconnue, & n'ayant jamais été vue auparavant, les Médecins ignoroient entiérement la façon de la traiter.

3°. Il est sûr qu'ils ne furent pas moins étonnés en Allemagne ; car ULRICH DE HUTTEN, Gentilhomme Allemand, rapporte, en 1519 (*a*), que *les Médecins d'Allemagne demeurerent dans le silence deux ans entiers depuis l'origine de la Maladie.* .... *Et* que *bien-loin de traiter les Malades, ils ne vouloient pas même les voir, tant ce Mal leur faisoit horreur.* LAURENT PHRISIUS, Médecin de Metz, dit en 1532 (*b*), que *les pauvres attaqués de ce Mal, furent au commencement bannis de la société humaine, comme autant de cadavres pourris, & contraints d'habiter les campagnes & les forêts, abandonnés des Médecins, qui ne vouloient pas se mêler de traiter ce Mal, ni par spéculation, ni par consultation, ni par visites.*

(*a*) Lib. *De Curatione Morbi Gallici per administrationem Ligni Guaiaci*, Cap. 1 & 2.

(*b*) *Opuscul. de Morbo Gallico*, Cap. 1.

4°. Au reste, j'ignore absolument comment les Médecins de France se comporterent en ce temps-là, parce qu'il n'y a aucun Auteur François qui ait écrit alors de la Vérole, & que le plus ancien de tous ceux que je connois, est JACQUES DE BETTHENCOURT, de Rouen, qui, en 1527, écrivit un Traité sur la Maladie Vénérienne; mais, de son temps, on connoissoit déja, & on avoit souvent expérimenté l'usage du Mercure & du Guaiac. Cependant je ne doute point que les Médecins François n'aient été aussi étonnés & aussi embarrassés que les autres: ce qu'on peut conclure des Loix que fit, sur cette matiere, le Parlement de Paris, & que nous avons rapportées au Chapitre dernier du Livre précédent.

II. La Maladie s'étant ensuite répandue d'une maniere incroyable, & le nombre des Malades augmentant chaque jour de plus en plus, les Médecins eurent enfin honte de manquer entiérement à leur devoir dans une occasion si importante. Ainsi c'est la honte, plutôt que l'espérance de réussir, qui leur fit entreprendre le traitement de ce Mal. On voit, par les

Ils se servirent ensuite de la cure appellée *méthodique* ou *rationnelle*.

Ouvrages de NICOLAS LÉONICENO, de CORADIN GILINI, de GASPARD TORRELLA, de SÉBASTIEN AQUILANUS, d'ANTOINE BENIVENIO, de JACQUES CATANÉE, de WENDELIN HOCK, & des autres Médecins de ce temps-là, qu'ils s'accordoient tous à employer la cure suivante, qu'ils nommoient *rationnelle* ou *méthodique*, comme la plus conforme à la droite raiſon & à la méthode reçue de traiter les Maladies analogues, c'eſt-à-dire, qui avoient quelque reſſemblance avec la Vérole.

1°. Ils faiſoient garder une grande diète, parce que, ſelon HIPPOCRATE (*a*), plus on nourrit des corps pleins d'impuretés, plus ils en ſont incommodés; & ils ordonnoient un régime très-ſain, ne permettant que des alimens de bon ſuc, faciles à digérer, & propres à corriger le vice du ſang.

2°. Ils ſaignoient au commencement de la Maladie, plus ſouvent ou plus rarement, ſuivant l'âge, les forces & le tempérament des Malades. Dans le progrès du Mal, la plûpart s'abſtenoient de la ſaignée, à laquelle

(*a*) *Aphoriſme 9, Section 2.*

ils aimoient mieux ſuppléer par l'application des ſang-ſues, ou des ventouſes.

3°. Ils vuidoient la pourriture des premieres voies, ou par des lavemens *laxatifs* avec la décoction émolliente, la caſſe, le catholicum, le diaphœnic, &c. ou par des purgations *minoratives* avec le Séné, la caſſe, la manne, les myrobolans, les tamarins, le ſyrop de pommes de reinettes, celui de chicorée compoſé, celui de roſes ſolutif, &c.

4°. Ils digéroient enſuite les mauvaiſes humeurs contenues dans le ſang, par des potions *altérantes*, qui étoient différentes ſuivant le différent état du ſang, tantôt plus douces, comme, 1°. par des apozêmes faits de ſucs dépurés de chicorée ſauvage, de bourrache, de bugloſe, de ſcolopendre, &c. 2°. par des ſyrops des mêmes ſucs; 3°. par du petit-lait de vache, dans lequel on faiſoit cuire les mêmes herbes, tantôt plus actives, comme, 1°. par des décoctions de racines d'ache, de perſil, de fenouil, d'aſperge, de polypode, &c. & de feuilles de fumeterre, de ſcabieuſe, d'épithyme, de marrube blanc, de ſommités de houblon, &c. 2°. par des ſyrops des mêmes herbes; 3°. par du petit-lait altéré avec les mêmes herbes.

5°. Ils employoient, dans les mêmes vues, les bains d'eau tiéde, quelquefois pure, & dans laquelle ils faiſoient cuire quelquefois ou les racines de guimauve & de nénuphar, les feuilles de mauve & de branche-urſine, les fleurs de camomille & de mélilot, la graine de lin, &c. pour ramollir & délayer; ou les racines de concombre ſauvage & de ſerpentaire, les feuilles de patience ſauvage, de chélidoine, de ſcabieuſe, de marrube blanc, &c. pour réſoudre.

6°. Après avoir digéré & détrempé les humeurs, ils les vuidoient de tems en tems par de puiſſans purgatifs, tantôt ſimples, comme l'agaric, le ſéné, l'aloès, le diagrède, le turbith, infuſés dans des eaux ou des décoctions appropriées, ou mêlés dans quelque ſyrop ou conſerve en forme d'opiate; tantôt compoſés, comme l'électuaire lénitif, le diaſenna de Rhaſis, le diacatholicon, le petit électuaire indien, la confection hamech, l'électuaire de dattes, &c. les pilules cochées, les pilules fétides, les pilules d'or de Nicolas, les pilules d'Hiera de Ruffin, &c.

7°. Si la peau étoit chargée de pustules, ils les oignoient chaudement, au sortir du bain, avec un liniment de drogues déterſives & deſſiccatives, comme le maſtich, l'encens, la myrrhe, la ſuie, le ſoufre vif, la litharge, le tartre blanc, les racines d'iris, d'aunée, de patience ſauvage, &c. réduites en poudre ſubtiles, & mêlées avec de la graiſſe de porc.

8°. Si les Malades étoient tourmentés de douleurs, ils frottoient ſouvent & très-chaudement les endroits douloureux avec de la vieille huile d'olives, de l'huile de laurier, de camomille, d'aneth, de ſpica, de ſafran, avec les moëlles de cerf & de renard, la graiſſe humaine, le ſavon de Veniſe, la décoction de juſquiame, &c.

9°. Quand la Maladie étoit rebelle, ils ſe ſervoient d'étuves, dans leſquelles, par la douce chaleur de l'eau bouillante, ou par la fumée des parfums, ils faiſoient ſuer abondamment le Malade; ce qui emportoit toutes les ſaletés attachées à la peau. Au lieu d'étuves, ils mettoient les pauvres dans un four médiocrement chaud, pour les faire ſuer ; ce qui réuſſiſſoit très-heureuſement, s'il en faut croire GASPARD TORRELLA, qui (*a*) témoigne, que *le meilleur moyen qu'il ait trouvé pour guérir les douleurs & même les puſtules, c'eſt de faire ſuer le Malade dans un four chaud, ou du moins dans une étuve, pendant quinze jours de ſuite, à jeun.*

10°. Quelques-uns, pour détruire les reſtes de la Maladie, ordonnoient l'uſage des vipères en différentes manieres ; comme du vin où l'on avoit laiſſé mourir & infuſer des vipères, des bouillons de vipères, de la chair de vipère bouillie ou rôtie, un ſyrop fait avec la décoction de vipères, &c. On trouvera ces remédes propoſés plus au long dans SÉBASTIEN AQUILANUS, JACQUES CATANÉE du *Lac-Marcin*, PIERRE-ANDRÉ MATTHIOLE, & JEAN BENOIST.

11°. Enfin, ils appliquoient un cautère ſur le devant ou ſur le derriere de la tête, au bras, ou à la jambe, afin d'évacuer peu-à-peu les reſtes de la Maladie, comme on dit que les Eſpagnols font encore aujourd'hui.

(*a*) Tract. *De Pudendagrâ.*

Ainſi CORADIN GILINI (*a*) dit que le *cautère actuel, ou le potentiel, appliqué ſur la ſuture coronale, eſt d'un très-grand ſecours ..... Et qu'il l'a éprouvé dans pluſieurs perſonnes attaquées au goſier, qui toutes ont été guéries, à la gloire du Tout-Puiſſant, qui eſt la cauſe de toutes choſes.* On trouve la même obſervation dans WENDELIN HOCK, & dans BENOIST VICTORI.

Tous ces remédes pouvoient bien, à la vérité, adoucir la violence du Mal, corriger la virulence des humeurs, & diſpoſer enfin à des remédes plus efficaces. Nous nous ſervons encore aujourd'hui, avec ſuccès, de la plupart de ces remédes, quand nous voulons préparer un Malade aux frictions mercurielles. Mais ces remédes n'étoient nullement en état d'emporter une ſi cruelle Maladie, & d'éteindre un Virus qui corrompoit toute la maſſe des humeurs. On ne doit donc pas s'étonner ſi les Médecins employoient inutilement cette méthode : Ainſi, GABRIEL FALLOPE (*b*) avoue-t-il *que les Médecins de ce tems-là déſeſpérè-*

(*a*) Opuſcul. *De Morbo Gallico.*
(*b*) Tract. *De Morbo Gallico*, Cap. 20.

rent de réussir, voyant qu'ils ne pouvoient point découvrir de méthode certaine; que par-là ils se rendirent si méprisables à tout le monde, que si quelques Chirurgiens très-hardis n'eussent trouvé par hasard l'usage du mercure (a), *& s'il n'étoit survenu des Espagnols qui savoient comment la Maladie se traitoit dans les Indes, la Vérole auroit été & seroit encore incurable.* On trouve les mêmes expressions mot pour mot dans PROSPER BORGARUCCIO (*b*), qui les a prises de FALLOPPE sans le citer.

Usage téméraire & malheureux du Mercure.

III. Je ne prétends point parler ici en détail de l'usage du Mercure, parce que j'en dois parler plus au long au au Chapitre suivant. Cependant, pour ne pas interrompre le fil de l'histoire, il est bon de remarquer que l'usage du mercure dans la Vérole, n'a pas été inventé par hasard, comme le croyoit FALLOPPE; mais qu'il a été pris, par voie d'analogie, de la pratique des

(*a*) M. ASTRUC dit ici que FALLOPPE s'est trompé, en prétendant que ce sont *des Chirurgiens qui ont trouvé l'usage du Mercure* pour la Curation de la Vérole, & qu'il est constant que c'est une découverte des Médecins.

(*b*) Method. *De Morbo Gallico*, Cap. 2.

Médecins plus anciens ; qu'on l'a employé avant l'an 1498, & par conséquent dès les premiers tems que parut la Vérole; qu'il fut, à la vérité, d'abord condamné par plusieurs Médecins trop prévenus pour les Anciens, qui l'avoient traité de poison ; mais que les succès en ayant été heureux, les plus célebres Médecins non-seulement l'approuverent, mais encore s'en servirent eux-mêmes ; qu'au reste, on l'employoit au commencement en très-petite quantité, & par conséquent sans presqu'aucun danger ; qu'ensuite l'ignorance & la précipitation de quelques Empiriques rendirent souvent ce reméde inutile, ou peu efficace : c'est pourquoi ULRICH de HUTTEN disoit (*a*) que par cette méthode, *à peine de cent malades en guérissoit-il un, encore retomboit-il le plus souvent* ; que d'autres Empiriques donnant témérairement & imprudemment le Mercure en trop grande dose, il en arrivoit des accidens terribles, & souvent même la mort en très-peu de tems : d'où vient que GASPARD

(*a*) Lib. *De Morbi Gallici Curatione per administrationem Ligni Guaiaci*, Cap. 4.

TORRELLA (*a*) ſoutient que le Cardinal de SÉGORBE, (je penſe que c'eſt BARTHELEMI MARTIN, de Valence en Eſpagne, Evêque de Ségorbe, créé Cardinal en 1496, par ALEXANDRE VI, & mort en 1500), qu'ALPHONSE BORGIA, que le frere d'ALPHONSE, & une infinité d'autres malades, ayant été traités de cette maniere, périrent miſérablement; que pluſieurs Médecins qui avoient été témoins de tant de malheurs, déclamerent vivement contre cette méthode, qu'ils traitoient non-ſeulement de dangereuſe, mais même de meurtriere, & peut-être avec aſſez de raiſon; puiſqu'alors le Mercure étoit employé la plûpart du tems par des gens très-téméraires, & très-ignorans dans la Médecine, qui, marchant à l'aveugle au milieu des ténébres, ne ſavoient ni ménager un reméde auſſi violent, ni remédier aux accidens terribles que le Mercure mal gouverné cauſe ordinairement.

Grand uſage du Guaiac vers l'an 1517

IV. Par-là les choſes étoient dans un tel état, que les malades ne ſavoient lequel valoit le mieux, ou de

(*a*) Tract. *De Dolore in Pudendagrâ.*

périr lentement, en ſuivant les avis des Médecins, ou de ſouffrir cruellement, & même d'expoſer évidemment leur vie, en ſe confiant aux Empiriques. C'eſt dans ces circonſtances qu'on apporta des Indes Occidentales en Europe le *Guaiac*, & le *Palo Santo*, en François *Bois Saint*, que l'on prétendoit guérir parfaitement la Vérole ſans aucun danger, & qui furent reçus avec un applaudiſſement étonnant, comme des ſpécifiques ſouverains.

FRANÇOIS DELGADO, Prêtre Eſpagnol, qui donna au Public en 1526, à Veniſe, un Livre écrit en Italien, *ſur le moyen d'employer le Bois Saint*, rapporte au Chapitre 3, que le Guaiac, ou le Bois Saint, ne furent connus en Eſpagne qu'en 1508, & en Italie qu'en 1517, & enfin dans le reſte de l'Europe les années ſuivantes; ce qui paroît conforme à la vérité. En effet, ULRICH HUTTEN, qui écrivit en 1519, un Traité latin, *ſur la Cure de la Vérole, par le Bois de Guaiac*, rapporte (*a*) que ces remédes furent connus en Europe deux

(*a*) Chapitre 1 du même Ouvrage.

ans auparavant, par conséquent en 1517. Ce qui semble être confirmé par LÉONARD SCHMAI, de Saltzbourg, qui en 1518, publia sur ces bois un petit Ouvrage, où il avoue que ce reméde venoit d'être tout récemment découvert, & qu'il étoit à peine connu de nom en Allemagne. Cependant, s'il en faut croire ANTOINE-MUSA BRASSAVOLE (*a*), ces bois furent apportés plus tard en Italie, & seulement en 1525, puisqu'il assure, dans un Ouvrage écrit en 1551, qu'*il y avoit vingt-six ans que cette espéce de bois avoit été apportée en Italie*; qu'*il avoit été le premier qui en avoit fait prendre la décoction à Ferrare, au célebre* ENÉE PIO; que *tous les autres Médecins regardoient ce reméde comme nouveau & extraordinaire* (ce qui étoit vrai aussi) *jusqu'à ce qu'ils virent cet illustre malade guéri*. Au reste, je crois que cela doit s'entendre du tems que le bois de Guaiac fut d'abord employé à Ferrare, plutôt que du tems qu'il commença d'être connu en Italie.

(*a*) *Respons. ad Quæstiones Alexandri Fontanæ.*

Le même BRASSAVOLE raconte (*a*) de quelle maniere ce reméde fut premiérement connu en Europe : *Un certain* GONÇALEZ, *Espagnol, étoit* (dit-il) *cruellement tourmenté de la Vérole. Ayant essayé inutilement tous les autres secours, & frappé des merveilles que l'on publioit de ces bois, il s'embarqua pour aller aux Isles nouvellement découvertes. Il s'y fit traiter, & fut guéri. Etant revenu ensuite en Portugal, il y exerça les fonctions de Médecin, & traita les Vérolés de la même maniere qu'il en avoit été traité lui-même par un Médecin Indien.*

Il fut apporté premiérement de l'Isle Espagnole en Europe.

Je ne sais pourquoi le célebre JEAN PREIND, dans la troisiéme Partie de son *Histoire de la Médecine*, donne de son chef, à ce GONÇALEZ, dont parle BRASSAVOLE, le nom de FERRAND ou FERNAND, comme s'il vouloit insinuer que c'est le même que GONÇALEZ FERNANDEZ d'OVIEDO : ce que je crois néanmoins absolument faux ; puisque celui-ci ne fit jamais en Portugal les fonctions de Médecin, & que dès l'an 1513, qu'il alla aux

(*a*) *Ibidem.*

Indes par ordre de FERDINAND, Roi d'Arragon, pour avoir inspection sur les Mines & sur la fonte des Métaux, il y demeura jusqu'à l'an 1525, & même jusqu'à l'an 1535, comme il le témoigne lui-même dans son *Histoire des Indes Occidentales*, écrite en Espagnol.

D'autres racontent la chose un peu différemment : ils disent (*a*), qu'*un Espagnol qui avoit pris la Vérole avec une Concubine Indienne, & qui souffroit de cruelles douleurs, ayant bu de l'eau de Guaiac, que lui donna un serviteur Indien, qui faisoit le Médecin, fut non-seulement délivré de ses douleurs, mais encore parfaitement guéri*; qu'à l'exemple de celui-ci, plusieurs autres Espagnols, attaqués de la même maladie, furent guéris; que le bruit de ces guérisons fut d'abord répandu à Séville, par ceux qui étoient revenus de l'Isle Espagnole, de-là par toute l'Espagne, & enfin par toute l'Europe, où le Mal avoit déja pénétré.

Voici ce que rapporte ULRICH de HUTTEN (*b*). *Un Gentilhomme Es-*

(*a*) *Not. ad* HIERONYMUM BENZONUM, imprimé à Francfort, par Théodore de Bry, en 1594.

(*b*) Lib. *De Morbi Gallici Curatione per*

pagnol, Trésorier d'une Province (de l'Isle Espagnole) *étant fort malade de la Vérole, apprit d'un habitant du pays le remède dont il devoit se servir, & fut le premier qui l'apporta en Espagne, craignant cependant qu'il n'y eût pas la même vertu qu'il avoit dans cette Isle.*

Quoi qu'il en soit de la maniere dont le Guaiac a été connu, il est très-certain, par le témoignage unanime de tous les Auteurs contemporains, que ce bois est venu des Indes Occidentales, d'où la Vérole étoit venue; qu'il a été apporté par les Espagnols, qui avoient apporté la Vérole; & qu'ainsi le pays qui avoit donné le Mal, a donné aussi le remède : ce qu'on a dit de la Pique d'ACHILLE, comme l'on peut voir dans Pline (*a*).

Description du Guaiac, & du Bois Saint.

J'ai déja insinué qu'il y a deux sortes de bois des Indes, dont on se sert pour la Vérole. Le premier (*b*) est

---

administrationem Ligni Guaiaci, Cap. 6.

(*a*) *Histoire Naturelle*, Liv. XXXV, Chap. 5; & Liv. XXXIV, Chap. 15.

(*b*) Voyez PAUL HERMAN, *Cynosura Materiæ Medicæ*; & SAMUEL DALE, *Pharmacologiâ.*

ſolide, compacte, réſineux, noirâtre, ayant des fibres différemment entortillées, d'un goût âcre, un peu amer & aromatique, d'une odeur aſſez forte. Les Américains l'appelloient *Hiacan* ou *Huacan*, & les Européens l'ont appellé de-là *Guaiac*. L'autre bois reſſemble entiérement au premier par ſa ſolidité, par l'entortillement de ſes fibres, par ſon goût & ſon odeur; mais il eſt plus blanc, ou plutôt il eſt plus jaunâtre. Les naturels du pays le nommoient *Hoaxacan*, & les Européens l'ont nommé *Bois Saint*, à cauſe de ſes vertus. L'écorce de ces deux bois eſt ligneuſe, mince, dure, formée de pluſieurs petites lames paralleles & fort ſerrées. Elle eſt d'un roux cendré, noirâtre, & tachetée extérieurement, pâle & unie intérieurement, d'un goût âcre, un peu amer, & preſque ſans odeur.

Les Arbres qui donnent ces bois, différent entr'eux, non-ſeulement d'âge, ainſi que pluſieurs l'ont cru & le croyent encore, mais même d'eſpéce, comme il a été démontré par JEAN TERENTIUS, dans ſes Notes ſur GONSALVE HERNANDEZ d'OVIEDO, & par PLUKENET, dans ſon

Phytographia, ou *Description des Plantes*. On croit cependant qu'ils appartiennent au même genre, ou à des genres peu différens. On dit que celui qui fournit le Guaiac, fut découvert d'abord dans l'Isle *Espagnole*, & ensuite dans l'Isle *Beata*. Pour celui qui fournit le Bois Saint, il étoit commun autrefois dans l'Isle de *Borichen*, aujourd'hui *Saint-Jean de Porto-Ricco*. Mais présentement ces deux Arbres se trouvent communément dans la plûpart des Isles Antilles, & dans toute la partie de l'Amérique qui est sous la Zone Torride.

Ce que l'on substituoit au Guaiac & au Bois Saint.

Dans le commencement, comme le Guaiac & le Bois-Saint étoient extrêmement chers, on avoit coutume de substituer divers bois de l'Europe, que l'on croyoit être à peu près de la même vertu, comme (*a*) les bois

(*a*) Voyez ULRICH DE HUTTEN, Lib. *De Morbi Gallici curatione per administrationem Ligni Guaiaci*, Cap. 21.

ANTOINE-MUSA BRASSAVOLE, Lib. *De Morbo Gallico.*

GABRIEL FALLOPPE, Tract. *De Morbo Gallico*, Cap. 37.

BERNARDIN TOMITANO, Lib. II. *De Morbo Gallico*, Cap. 16.

PROSPER BORGARUCCIO, Method.

d'Ebène, de Citronier, de Cyprès, de Pin, de Térébinthe, de Cornouiller, de Coudrier, de Buis, d'Aubourg ou de Cytise des Alpes, & de Phillyrea ou Filaria; mais c'étoit le plus souvent sans succès, ou avec très-peu de succès. Il en faut peut-être excepter le bois de Genièvre, dont la décoction guérit, ou du moins adoucit la Vérole récente, comme on prétend l'avoir éprouvé plus d'une fois: sur quoi, outre ANTOINE-MUSA BRASSAVOLE (*a*), on peut consulter JEAN DE LÉON (*b*), & JULES-CÉSAR SCALIGER (*c*), sur l'usage du bois de Genièvre, en Afrique, dans le traitement de la Vérole.

Je pourrois même citer FRANÇOIS I, Roi de France, qui pensoit de même sur la vertu de ce bois, & dont le

---

De Morbo Gallico, Cap. 14.

ALEXANDRE-TRAJAN PETRONIO, Lib. VI, *De Morbo Gallico*, Cap. 24.

AUGIER FERRIER, *De Pudendagrâ*, Lib. I, Cap. 16 & 20.

(*a*) Dans l'endroit qu'on vient de citer.

(*b*) *Descriptio Africæ*, Lib. I sur la fin.

(*c*) *In* CARDANUM, *De Subtilitate*, *Exercit.* 181, N°. 19.

ſentiment fut combattu mal-à-propos par GUILLAUME RONDELET (a), ſur le fondement d'une prétendue autorité de DIOSCORIDE, dont les exemplaires ordinaires portoient alors, que *les branches de Genévrier étoient mortelles*. Mais Rondelet ne ſavoit pas que ces paroles avoient été inſérées dans le Texte de Dioſcoride par une main étrangere, & qu'elles ne ſe trouvoient point dans les bons Manuſcrits de cet Auteur.

Maniere de faire la décoction de Guaiac.

La maniere la plus ordinaire autrefois de préparer la décoction de Guaiac, étoit de faire infuſer pendant vingt-quatre heures, dans un pot de terre neuf, & dans huit, dix ou douze livres d'eau, une livre, autrement douze onces, de ce bois coupé menu, ou bien rapé : ayant bien bouché le vaiſſeau, on faiſoit bouillir la décoction, au bain-marie, ſur un feu doux, mais égal, juſqu'à la diminution du quart, du tiers, ou de la moitié, ſuivant qu'on vouloit une décoction plus ou moins forte, eu égard aux forces & au tempérament du malade, & à la violence de la

(a) Lib. *De Morbo Italico*.

maladie. La décoction étant refroidie, on la passoit, & on la gardoit dans des bouteilles de verre bien bouchées.

Sur le bois qui restoit dans le pot de terre, on versoit de nouveau pareille quantité d'eau, que l'on faisoit encore bouillir à un feu doux, jusqu'à la diminution du quart. Cette seconde décoction, que l'on appelloit *Bochet*, étant passée, se gardoit aussi dans des bouteilles de verre. La premiere décoction étoit employée comme reméde, & l'autre comme boisson ordinaire.

On disputoit autrefois avec vivacité, comme sur des questions importantes, s'il falloit se servir du bois de Guaiac sans écorce, ou de l'écorce sans bois, ou des deux ensemble? Si le Guaiac ou son écorce suffisoient, ou s'il falloit y joindre d'autres bois, racines, ou plantes d'une vertu à peu près semblable? S'il falloit faire bouillir ces drogues dans le vin, ou dans l'eau, dans quelque décoction ou eau distillée de plantes du même genre, &c? Mais pourquoi vouloir fixer des faits qu'on ne sauroit fixer? Puisque le tempérament, l'âge, l'état des malades,

dés, la nature, les circonſtances & la complication de la Maladie, varient de tant de façons, ne doit-on pas laiſſer à la prudence des Médecins le choix de ce qui convient le mieux dans chaque cas particulier ?

Maniere de donner cette décoction.

Quand la décoction étoit prête, & que le malade avoit été doucement purgé, & tenu à une nourriture légere depuis quelques jours, on le renfermoit dans une chambre qui fût chaude par ſon expoſition, ou qu'on avoit ſoin d'échauffer, & qu'on tenoit bien calfeutrée, pour empêcher l'air & le froid d'y entrer. On lui donnoit, de grand matin, dans le lit, un verre de la premiere décoction chaude, d'environ huit ou dix onces, & après l'avoir bien couvert, on le faiſoit ſuer deux ou trois heures. Après qu'on l'avoit eſſuyé, & quatre heures au moins après la priſe de la décoction, on lui donnoit deux ou trois onces de biſcuit, avec quelques raiſins ſecs, ou quelques amandes, ou quelques piſtaches, & on le laiſſoit boire abondamment de la ſeconde décoction. Quatre heures après, il prenoit un autre verre de la premiere décoction, contenant huit ou dix onces; il ſuoit pendant trois heures, comme la premiere fois; & après avoir été essuyé, il mangeoit de même deux ou trois onces de biscuit, avec des raisins secs, des amandes, ou des pistaches, & buvoit quelques verres de la seconde décoction. Si le Malade étoit trop délicat, trop maigre, trop fluet, trop foible pour soutenir une si rigoureuse abstinence, on lui donnoit un peu plus de pain & de raisins, ou un massepain, ou un bouillon de poulet, & même, quelques jours après, le quart ou la moitié d'un poulet rôti ou bouilli, sans sel.

On suivoit cette méthode pendant quinze jours, & durant ce tems-là, si le ventre n'étoit pas libre, on donnoit un lavement émollient, de deux en deux, ou de trois en trois jours. Après les premiers quinze jours, on purgeoit doucement le Malade avec la moelle de casse, la manne, les tamarins, &c. & il ne buvoit, le jour de la purgation, que de la seconde décoction. On recommençoit ensuite le même traitement jusqu'au trentiéme ou quarantiéme jour; mais on donnoit un peu plus de nourriture, en augmentant insensiblement. Si le Malade, après vingt-cinq ou trente jours, ſe trouvoit avec aſſez de forces, on lui permettoit, quand il ne ſuoit pas, de ſe lever, & de ſe promener dans la chambre, bien vêtu. Enfin on le purgeoit de nouveau ſur la fin du traitement, & il pouvoit alors ſortir de la chambre, non pas pour s'expoſer au plein air, mais pour aller dans une autre chambre, juſqu'à ce qu'il fût en état de ſoutenir l'impreſſion de l'air; car il ne falloit pas changer de régime tout d'un coup; mais il falloit que le Malade s'accoutumât peu à-peu à reprendre le train de vie ordinaire, durant un mois entier, pendant lequel il gardoit encore le régime, ne buvoit point de vin, & uſoit de la ſeconde décoction pour ſa boiſſon ordinaire.

Vertu de la décoction de Guaiac.

Ainſi la décoction de guaïac, qui eſt naturellement âcre & aromatique, conſervant toute ſa force, à cauſe du peu de nourriture que prenoient les Malades, & entrant par les veines lactées, qu'elle trouvoit entiérement vuides, pénétroit librement dans toutes les parties du corps, atténuoit, ſubtiliſoit & fondoit des globules de ſang & de lymphe durcis par le Virus Vénérien; altéroit & corrigeoit les gouttes du Virus qu'elle rencontroit, ou bien les chassoit par la transpiration ou par les urines; &, en lavant pendant quarante jours, dans une espéce de lessive âcre, tous les viscères & tous les vaisseaux, elle levoit insensiblement les obstructions & les engorgemens qui s'y rencontroient. Ainsi la malignité du Virus étant emportée, détruite, anéantie, les Malades recouvroient leur premiere santé.

Son utilité.

Ce traitement fut salutaire à un grand nombre de Malades, tant dans l'Isle Espagnole, qu'en Espagne. NICOLAS POLL, Médecin de l'Empereur CHARLES-QUINT, raconte (*a*), que *trois mille Malades désespérés furent guéris presqu'à la fois par l'usage de la décoction de guaiac, & qu'après leur guérison, il leur sembloit renaître.* Il n'est donc pas étonnant que le guaiac ait acquis tout d'un coup une si grande réputation, que suivant le témoignage d'ULRICH DE HUTTEN (*b*), de fameux Médecins se *transporterent en*

(*a*) *Opuscul. De Curatione Morbi Gallici per Lignum Guaiacanum*, imprimé en 1526.

(*b*) *De Morbi Gallici curatione per administrationem Ligni Guaiaci*, Cap. 11.

Eſpagne par ordre de l'Empereur & d'un certain Evêque d'Allemagne, pour apprendre la vraie méthode d'employer ce bois *de ceux qui l'avoient pratiquée dans l'Iſle Eſpagnole*. Cependant il me ſemble que ce qui contribua le plus à mettre en crédit ce reméde en Europe, fut le Traité de HUTTEN, imprimé en 1519, que j'ai déja cité, où cet Auteur, ſi connu dans le monde par les liaiſons & par les brouilleries qu'il eût ſucceſſivement avec ERASME, déclaroit nettement (*a*), qu'ayant été attaqué lui-même depuis neuf ans d'une Vérole terrible, avec des douleurs cruelles, quantité d'exoſtoſes, des ulcères & des caries dans les os, amaigriſſement extrême de tout le corps, & maraſme opiniâtre, il avoit inutilement eſſayé juſqu'à onze fois l'uſage des frictions mercurielles, & qu'après des tourmens & des dangers inconcevables, comme on déſeſpéroit univerſellement de ſon ſalut, il avoit été parfaitement & heureuſement guéri par la ſeule décoction de guaiac, dont il uſa pendant trente jours, ſuivant la méthode que nous avons propoſée.

(*a*) *Ibid.*, Cap. XXVI.

Ses dangers & ses inconvéniens.

Mais la prévention du public pour le guaiac ne fut pas de longue durée. Comme on croyoit assez légérement, que la décoction de ce bois étoit pour les Vérolés une reméde innocent, infaillible & sans danger, on la donnoit indifféremmment à tous les Malades. Une triste expérience apprit bientôt que la plupart de ceux qui étoient d'une foible constitution, ou d'un tempérament âcre, bilieux & bouillant, qui étoient naturellement maigres & secs, dont les poumons, le foie, la rate ou l'estomac étoient desséchés ou mal affectés; enfin, qui avoient quelque disposition à l'hectisie, &c. tomboient dans une maigreur, un marasme, une fiévre hectique, une consomption & une phthisie incurable, à la suite de ce traitement, à cause de la diete trop rigoureuse, de la trop grande âcreté du reméde, ou l'excès des sueurs qu'il procuroit. *J'ai observé*, disoit PIERRE-ANDRÉ MATTHIOLE (a), *que les Vérolés d'un tempérament sec, ont été attaqués de fiévre hectique & de con-*

(a) *Opuscul. De Morbo Gallico*, imprimé en 1535.

somption par l'usage de la décoction de guaiac.

Pour prévenir ces accidens, on jugea à propos d'adoucir la méthode. Ainsi l'on accorda plus de nourriture, l'on donna une décoction plus foible, & l'on fit suer moins long-tems. Mais qu'arriva-t-il? On tomba dans l'extrémité opposée. La vertu du reméde étant considérablement affoiblie, il ne fut plus en état de guérir la Maladie : d'où vient que l'on se plaignoit, à ce que dit le même MATTHIOLE (*a*), *que ce bois n'avoit plus d'aussi bons effets qu'au commencement, & que la plupart de ceux qui en prenoient la décoction, ne guérissoient point, à cause de la négligence de ceux qui les traitoient*, qui avoient l'imprudence d'accorder aux Malades trop de liberté. Ainsi le guaiac, après avoir été reçu avec tant d'applaudissement, commençoit à tomber dans le mépris, quand la racine de squine, qu'on apporta en Europe, releva les espérances des Malades & des Médecins.

Racine de Squine connue en Europe, vers l'an 1535, comme un autre spécifique.

V. La racine de *Squine* (*b*), est

(*a*) *Ibid.*

(*b*) Voyez PAUL HERMAN, & SA-

grosse, pleine de tubercules & de nœuds, légere, ligneuse, se cariant aisément, d'un rouge pâle en dehors, blanche en dedans, d'un goût farineux un peu astringent; elle n'a point d'odeur. On croit que c'est la racine d'un *smilax aspera*, nommé *lampatam* (*a*), ou plutôt *pe fou-lim* (*b*) à la Chine, où cette plante croît en abondance, & d'où elle a tiré son nom. On trouve en Amérique, sur-tout dans la Nouvelle Espagne & au Pérou (*c*), une racine de même espèce, mais plus oblongue, & un peu plus rouge en dedans. Elle s'appelle Squine occidentale, & n'a pas tant de vertu que la Squine Orientale qui vient de la Chine, ou des Provinces voisines.

La Squine fut d'abord apportée par des Marchands Chinois, en 1535, à Goa, qui est un Port soumis aux Portugais, au rapport de GARCIAS

MUEL DALE, chacun dans l'endroit cité.

(*a*) GARCIAS DU JARDIN, *Histoire des Simples & des Aromates des Indes*, Liv. 1, Chap. 38.

(*b*) GEORGE VELSCHIUS, dans ses Notes sur l'*Observation 77 de Jérôme Reusner*.

(*c*) NICOLAS MONARDES, *des Médicamens simples*, Liv. 1, Chap. 10.

DU JARDIN (*a*), qui y demeuroit pour-lors ; d'où peu de tems après les Portugais (*b*) l'apporterent en Europe, ſuivant THEVET (*c*), avec lequel s'accorde VÉSALE lui-même, puiſqu'il rapporte (*d*) qu'*étant encore à Veniſe, occupé à voir des malades ſous la conduite des principaux Maîtres de l'Art, cette racine qu'on attendoit avec empreſſement, y fut apportée & reçue avec un applaudiſſement univerſel.* Or, VÉSALE étant né en 1514, il s'enſuit qu'il fit à Veniſe ſes premieres études de Médecine, à l'âge de vingt-deux ou de vingt-trois ans, & par conſéquent vers l'an 1536 ou ou 1537; ce qui s'accorde avec le

(*a*) Colloquios dos Simples, e Drogas he Couſas Medicinais de India. Em Goa, *in*-4°. 1563, *Lib.* 1, *Cap.* 38.

(*b*) AMATUS LUSITATUS raconte, *Centurie* 1, *Obſervat.* 90, qu'un nommé *Vincent Gilio de Triſtanis, très-expert dans la Marine, & qui alloit fréquemment trafiquer aux Indes, apporta le premier en Portugal la Racine de Squine, & que de-là les Marchands la tirerent bientôt après pour toute l'Europe, parce qu'ils y faiſoient un grand profit.*

(*c*) Coſmographie Univerſelle, *Liv.* 11, *Chap.* 25.

(*d*) *Epiſtola de Radice Chinæ.*

témoignage de VALERE ANDRÉ, qui rapporte (*a*) que VÉSALE étoit en 1537, Professeur public d'Anatomie à Padoue.

Maniere de donner la décoction de Squine.

On préparoit de la maniere suivante la décoction de squine. On prenoit une ou deux onces de cette racine nouvelle, point vermoulue, & coupée en petits morceaux ou par tranches minces. On les faisoit infuser pendant vingt-quatre heures, dans six ou huit livres d'eau de fontaine tiéde ; & on les faisoit ensuite bouillir à un feu doux, dans un pot de terre assez grand & bien couvert, jusqu'à la diminution des deux tiers. On passoit cette décoction, & on la gardoit pour l'usage, dans des bouteilles de terre bien bouchées.

Après avoir préparé le Malade par les remédes généraux, tels que la purgation, &, s'il le falloit, la saignée, on lui donnoit tous les jours, de grand matin, un verre de cette décoction chaude, d'environ dix ou douze onces. Et après l'avoir bien couvert, dans le lit, on le faisoit suer pendant deux ou trois heures. On

(*a*) *Bibliotheca Belgica.*

l'essuyoit ensuite ; après quoi il pouvoit se lever, & se promener dans la chambre, pourvu qu'il fût bien vêtu ; & même, au bout de dix ou douze jours, si l'air étoit doux, il pouvoit sortir de la maison, en observant la même précaution. On lui accordoit aussi plus de nourriture que dans l'usage de la décoction de Guaiac; car il pouvoit manger du poulet, de la poule, du chapon rôti ou bouilli, sans sel : mais on lui interdisoit entiérement le vin ; & on ne lui donnoit, pour boisson ordinaire, que la décoction tiéde de la racine de squine.

On gardoit le même régime pendant vingt-quatre ou vingt-cinq jours de suite ; avec quoi on croyoit le malade guéri. Que s'il n'avoit pas le ventre libre, on pouvoit, de deux jours en deux jours, ajouter des follicules de Séné à la décoction, ou donner un lavement émollient.

Elle eut en peu de tems beaucoup de réputation.

Ce qui donna beaucoup de vogue à ce traitement, fut l'autorité de l'Empereur CHARLES-QUINT, qui, au rapport de VÉSALE (*a*), *après avoir déja*

(*a*) *Epistola de Radice Chinæ*. Cette Lettre parut en 1546.

usé de la décoction de Guaiac, à cause de sa goutte, & de sa mauvaise santé, sans en avoir reçu aucun soulagement, voulut, de son mouvement plutôt que de l'avis de ses Médecins, éprouver à Bruxelles la vertu de la Squine; &, s'il n'en fut pas entiérement guéri, du moins s'en trouva-t il mieux: ce qui fit que *les Médecins des Pays voisins de l'Allemagne, voyant que ce grand Prince s'étoit servi de la Squine, conçurent de grandes idées de ce reméde, & crurent ne devoir pas ignorer la maniere de s'en servir... Ce qui les obligea à tant exalter ses vertus aux Princes qu'ils servoient, qu'ils les engagerent à prier instamment l'Empereur, de permettre aux Médecins de sa Cour de les instruire sur cet article.*

Mais qui ne dura guère.

Mais que d'inconstance & de variation dans la fortune des remédes nouveaux! Cette racine tant vantée tomba bientôt dans le mépris. VÉSALE lui-même (*a*) avouoit qu'*il savoit certainement que la décoction de Squine étoit fort au-dessous de celle de Guaiac, pour les excroissances ou les tumeurs des os, & pour les ulcéres vé-*

(*a*) *Ibidem.*

roliques malins. On trouve de semblables témoignages sur la Squine, dans JERÔME CARDAN (*a*), dans ANTOINE MUSA BRASSAVOLE (*b*), dans ANTOINE FRACANTIANO (*c*), dans JULIEN PAULMIER (*d*), mais principalement dans GABRIEL FALLOPPE (*e*) : *Il ne faut pas* (dit cet Auteur) *se servir de cette racine dans la Vérole ; car l'ayant éprouvée trois ou quatre fois, je n'en ai point vu d'effet.* Tout le monde avoue depuis longtems que la racine de Squine est bonne dans la goutte, la sciatique, les tumeurs œdémateuses, les écrouelles, la foiblesse d'estomac, la migraine, les ulcères des reins & de la vessie; mais on convient qu'elle est de peu d'utilité dans la Vérole, & que si elle y sert, du moins céde-t-elle beaucoup au Gyaiac.

La racine de Salse-pareille apportée en Europe, vers le même tems, comme un troisiéme spécifique.

VI. Une autre racine, appellée *Salse-pareille*, eut beaucoup de vogue

(*a*) Lib. *De Radice Chinæ, seu de Decoctis*, en 1548.

(*b*) *Tract. De Radicis Chinæ usu*, en 1551.

(*c*) Lib. *De Morbo Gallico*, en 1564.

(*d*) Lib. 1. *De Lue Venereâ*, Cap. 14, en 1578.

(*e*) *De Morbo Gallico*, Cap. 60, en 1560.

environ vers le même tems, comme il paroît par la Lettre de VÉSALE déja citée, & elle s'y est mieux maintenue. Il est vrai que sa vertu est inférieure à celle du Guaiac, mais on la croit communément fort supérieure à celle de la Squine, & même à celle du Guaiac, lorsqu'après les frictions mercurielles, ou l'usage de la décoction de Guaiac, il reste des ulcères, des rhagades ou fentes autour de l'anus, des *tophus*, des *nodus*, des ganglions, des tumeurs gommeuses, & sur-tout des douleurs de rhumatisme, fixes ou vagues, mais qui viennent originairement du Mal Vénérien, & pour lesquelles la racine de Salse-pareille est estimée spécifique.

Sa description.

On l'apporte de plusieurs endroits de l'Amérique, particuliérement du Pérou, du Méxique, du Brésil, &c, où l'on dit qu'elle croît abondamment d'elle-même dans les hayes (*a*). Elle est menue, de la grosseur d'une plume, longue, sarmenteuse, sans nœuds, ridée en dehors, & d'un jaune pâle, blanche & farineuse en dedans,

(*a*) Voyez PAUL HERMAN, & SAMUEL DALE, chacun dans l'endroit cité.

ſans goût ni odeur ſenſibles. On croit que c'eſt la racine d'une plante qui eſt la même que le *Smilax aſpera*, ou qui lui reſſemble beaucoup. De-là vient que les Eſpagnols l'ont nommée *Salſa parilla*, ou *Çarça-parilla*, c'eſt-à-dire, *petite vigne reſſemblante à la ronce*; car c'eſt le nom qu'ils donnent au *Smilax aſpera*, ſuivant ANDRÉ LACUNA, à cauſe que le *Smilax* reſſemble à une *petite Vigne* par ſes branches, ſes feuilles & ſes fruits; & à la *Ronce* par ſes pointes & ſes épines; *Çarça* ſignifiant en Eſpagnol Ronce, & *parilla* petite Vigne. Cette opinion eſt ſoutenue de l'expérience : car il eſt ſûr que la racine de notre *Smilax aſpera*, qui reſſemble beaucoup à celle de la Salſe-pareille, a preſque auſſi la même vertu ; puiſque FALLOPPE témoigne (*a*) qu'*il s'eſt ſervi heureuſement de la racine de Smilax aſpera d'*Italie, *& qu'il a guéri par-là beaucoup de gens de la Vérole*. Mais voyez là-deſſus PROSPER ALPIN (*b*).

Maniere de la donner.

On prépare la décoction de Salſe-pareille de la même façon que celle

(*a*) *Tract. De Morbo Gallico*, Cap. 63.
(*b*) *De Plantis Ægyptiis*, Cap. 43.

de Squine. On en fait infuser deux onces, coupées par morceaux, dans six livres d'eau commune, pendant un jour entier. Ensuite on fait bouillir cette eau au bain-marie, dans un pot bien couvert, & sur un feu doux, jusqu'à la diminution du tiers ou de la moitié. Le malade prend, de grand matin dans le lit, un verre de cette décoction, contenant jusqu'à dix onces. Le reste lui sert, pendant la journée, pour sa boisson ordinaire. Il continue de même durant vingt ou vingt-quatre jours de suite. Le régime qu'il doit observer, n'est pas si exact que dans l'usage de la décoction de Guaiac, & il est à-peu-près le même que dans l'usage de la Squine.

Le bois de Sassafras, quatrieme spécifique.

VII. On apporta en Europe, vers le même tems, de divers endroits de l'Amérique, mais principalement de la Floride, un autre bois propre à guérir la Vérole. Les habitans du pays l'appelloient *Pabamwe* (*a*), & les Européens le nommerent *Sassafras*.

(*a*) FRANÇOIS COREAL, Voyages aux Indes Occidentales, *Partie I*, *Chapitre 2*, *page 46*.

L'écorce (*a*) en est mince, de couleur de cendre en-dehors, & rougeâtre en dedans. Le bois est d'un rouge blanchâtre, ligneux, léger, peu serré, d'un goût âcre, un peu doux & aromatique, & d'une odeur forte ; c'est pourquoi on l'appelle ordinairement *bois de Fenouil*.

La décoction se préparoit & se donnoit de la même maniere que celle des racines de Squine & de Salse-pareille ; mais autant que ce bois approche de la Squine, pour combattre la Vérole & ses symptômes, autant est-il inférieur au Guaiac & à la Salse-pareille.

Tisanes Sudorifiques.

VIII. C'est une coutume établie depuis long-tems, de faire bouillir ensemble les bois de Guaiac & de Sassafras, & les racines de Squine & de Salse-pareille, dont la nature & la vertu sont à peu près semblables. On prépare cette décoction le plus souvent sans aucun purgatif ; mais quelquefois on y ajoute des follicules de Séné, comme on le pratiquoit dès l'an 1550, suivant le témoignage de

(*a*) PAUL HERMAN & SAMUEL DALE, dans les endroits déja cités.

BRASSAVOLE (*a*). On prépare, par ce moyen, des décoctions & des bochets, tantôt simplement diaphorétiques & diurétiques, tantôt diaphorétiques & purgatifs. Ils sont assez connus sous le nom de *tisanes sudorifiques*, ou de *tisanes des Bois sudorifiques*.

La dose de chacune de ces drogues varie suivant les indications. En général, on met infuser à chaud, pendant vingt-quatre heures, dans dix ou douze livres d'eau commune, du bois de Guaiac rapé ou coupé menu, du bois de Sassafras, des racines de Squine & de Salse-pareille, également coupés menus, à la dose de deux onces de chacun. Ensuite, ayant ajouté, si on le juge nécessaire, deux onces d'antimoine crud, pilé grossiérement & enfermé lâchement dans un nouet, on fait bouillir le tout, à un feu doux, dans un pot bien couvert, jusqu'à diminution du tiers. Alors on ajoute une once de réglisse ratissée, &, si l'on veut rendre la décoction purgative, une demi-once de follicules de Séné oriental. Ces deux der-

(*a*) *Tract. De Radicis Chinæ usu.*

nieres drogues ne doivent bouillir qu'un moment. La décoction étant refroidie, on la coule, & l'ayant mise dans des bouteilles de verre bien bouchées, on la garde pour l'usage.

La coutume est d'en prendre trois verres par jour, durant douze ou quinze jours, le matin à jeun, l'après-dînée sur les quatre ou cinq heures, & le soir en se couchant, ou bien seulement deux verres, un le matin, & l'autre le soir, sans en prendre l'après-dînée, si on le juge ainsi à propos. Pendant ce tems-là, le malade doit peu manger, & garder la chambre, si la saison le demande.

Elles sont distribuées par deux Charlatans, comme de nouveaux secrets.

Rien de plus connu & de plus ordinaire que ces décoctions des bois. Cependant on a vu, il n'y a pas longtems, deux Charlatans à Paris les annoncer, avec profit, comme des secrets très-utiles dans toutes sortes de Maladies; tant le peuple, & surtout le peuple de Paris, est avide de nouveautés! Le premier étoit un Chirurgien nommé CALAT. On disoit qu'il ajoutoit aux autres bois celui de *Phyllyrea* à feuilles étroites: belle addition, sans doute, & d'une grande vertu! Il déclaroit aussi qu'il faiſoit bouillir dans ſa tiſane de la chaux d'or ; ce que j'ai peine à croire, quoique les frais n'euſſent pas été grands. Mais quand il l'auroit fait, ſa tiſane n'en auroit pas eu plus de vertu.

L'autre étoit un Fondeur en cuivre, nommé VINACHE, qui ſe vantoit d'avoir une préparation d'antimoine, qu'il ajoutoit à ſa tiſane, & qui la rendoit, à ce qu'il diſoit, bien meilleure que les autres. Il étoit ſouffert, & même ſoutenu par quelques Médecins : ce qui fit tort, pendant quelque tems, à la Médecine, & qui abuſa pluſieurs perſonnes ; mais ce qui n'a tourné enfin, comme il étoit juſte, qu'à la honte de ſes approbateurs.

Différens remédes employés autrefois pour la Vérole, mais ſans ſuccès.

IX. Je crois devoir rapporter ici pluſieurs autres remédes abſolument incapables de guérir la Vérole, & qui ſont auſſi hors d'uſage depuis longtems, mais qui n'ont pas laiſſé d'être autrefois vantés & employés par de célebres Médecins. On verra du moins, par ces exemples, combien il eſt néceſſaire, dans la Médecine, de ne pas ſe livrer à des préventions mal fondées, & quelle peine on doit ſe donner pour parvenir peu-à-peu à la découverte de la vérité.

1°. Le bois *Heſtdeen* ou *Heſtebdehen*, dont parle AVICENNE (*a*), & le bois *Karon* ou *Kallem*, dont parle le même Auteur (*b*), ont été autrefois vantés (*c*), comme des ſpécifiques contre la Vérole, parce qu'on croyoit fauſſement que ces deux eſpèces de bois, appellées par AVICENNE *bois d'Inde*, étoient la même choſe que le Guaiac, connu alors vulgairement ſous le nom de *bois d'Inde*. Mais il y a déja long-tems que PIERRE-ANDRÉ MATTHIOLE (*d*), ALFONSE FERRY (*e*), ANTOINE LE COCQ (*f*), GABRIEL FALLOPPE (*g*), PROSPER BORGARUCCIO (*h*), ont remarqué que ces deux ſortes de bois, quels qu'ils fuſſent, ſont venus des

---

(*a*) *Canon.* Lib. II, Tract. 2, Cap. 334.

(*b*) *Ibid.* Cap. 384.

(*c*) NICOL. MASSA, Lib. III. *De Morbo Neapolitano*, Cap. 2.

(*d*) *Dialogo de Morbo Gallico.*

(*e*) Lib. I. *De Morbo Gallico*, Cap. 2.

(*f*) *De Ligno Sancto non permiſcendo, in Præfat.*

(*g*) *De Morbo Gallico*, Cap. 40.

(*h*) *De Morbo Gallico*, Cap. 14.

Indes Orientales, qui étoient les seules connues du tems d'AVICENNE; & que par conséquent ni l'un ni l'autre n'a été le Guaiac, qui nous est apporté uniquement des Indes Occidentales.

2°. JEAN DE LÉON, Africain (*a*), & JULES-CESAR SCALIGER, qui l'a suivi (*b*), font cas d'un certain bois, appellé *Ettalche* en langage Africain, comme un excellent reméde contre la Vérole. Sa moëlle est de diverse couleur en divers Cantons, blanche en Numidie, noire en Ethiopie, purpurine en Libye. C'est de cette derniere rapée que *les Médecins d'Afrique se servoient dans le traitement de la Vérole; d'où vient qu'on l'appelloit communément le Bois de la Vérole* (*c*). Or, il paroît clairement par la Description de JEAN DE LEON, que l'arbre qui portoit ce bois, étoit *haut*, *épineux*, *tout-à-fait semblable par les feuilles au Genèvrier*; en un mot, le même que le grand Génèvrier à bayes rougeâtres, dit Oxycèdre (*d*).

(*a*) *Description. Africæ*, Lib. IX.
(*b*) *Exercit. in Cardanum.* 181. *Art.* 19.
(*c*) JEAN DE LÉON, *à l'endroit cité.*
(*d*) On voit clairement dans AVICENNE,

Au reste, BERNARDIN TOMITANO (*a*), & ANTOINE FRACANTIANO (*b*), appellent par corruption ce bois Eutalche, bois *Hetechen*, & l'un & l'autre l'approuvent contre la Vérole. On peut voir ci-dessus à l'Article IV, de ce Chapitre, ce qu'on doit penser de la vertu du bois de Génièvre pour la guérison de la Vérole, donné à la place du Guaiac.

3°. JEAN FERNEL, savant Médecin de Paris, mais ennemi déclaré du Mercure, qu'il regardoit comme une invention pernicieuse des Empiriques, promettoit la guérison parfaite de la Vérole, sans Mercure & sans Guaiac, par le moyen de deux Opiates, l'une qu'il appelloit *la grande*, & l'autre *la petite*, composées toutes deux de divers vulnéraires & purgatifs, mais toutes deux incapables de produire l'effet qu'il en attendoit. Je ne rapporterai point ici les Formules de ces Opiates. On peut les voir dans FERNEL (*c*) & dans JULIEN PAUL-

Canon. Lib. 2, *Tract.* 2, *Cap.* 367, que le Génièvre se nomme en Arabe *Harar*.

(*a*) Lib. 2. *De Morbo Gallico*, Cap. 16.

(*b*) *De Morbo Gallico*, Cap. 10.

(*c*) *De Curatione Luis Venereæ*, Cap. 15.

MIER (*a*), qui les ont décrites au long.

4°. Ce JULIEN PAULMIER, célebre Disciple de FERNEL, quelque entêté qu'il fût de l'opinion de son Maître, n'osa pas condamner, comme lui, l'usage du Mercure, dont l'utilité se manifestoit de plus en plus chaque jour; mais il crut, avec lui, pouvoir guérir la Vérole par le seul usage d'une opiate qu'il propose (*b*), & qui, à ce qu'il dit, *n'a trompé personne.* Il a soin d'avertir qu'elle se vend à Paris, *dans la rue S. Antoine*, chez un Apothicaire qu'il nomme, & il avoue qu'elle est composée des deux opiates de FERNEL, dont j'ai parlé, *augmentée de quelques autres médicamens, dont il avoit éprouvé la vertu contre les poisons, & pour exciter la sueur.* Mais il est très-certain que cette opiate si vantée n'a jamais produit l'effet qu'on en attendoit.

5°. GUILLAUME RONDELET, Professeur & Chancelier de la Faculté de Médecine de Montpellier, assure (*c*)

(*a*) Lib. 1. *De Lue Venereâ*, Cap. 7.
(*b*) *Ibidem.*
(*c*) *Tract. De Morbo Italico.*

qu'*il*

qu'il s'eſt ſervi pour des malades pauvres, du ſyrop de Saint-Ambroiſe, qui ſe fait avec la décoction de millet & les petites branches de figuier. On trouve un ſemblable reméde dans la *Pharmacopée* de BATES, ſous le titre de *décoction Ambroiſienne*, où on l'appelle *excellent diaphorétique*. NICOLAS CHESNEAU rapporte (*a*) une troiſiéme formule de ce reméde, ſuivant laquelle on fait la décoction de millet avec des raiſins ſecs & des figues, & il dit que cette décoction eſt louée par OTTHON HEURNIUS, *comme un excellent ſudorifique & diurétique*. Mais quand même ces ſyrops ou ces décoctions ſeroient propres à exciter la ſueur, on voit aſſez qu'ils ne ſeroient point capables de guérir parfaitement la Vérole.

6°. AUGIER FERRIER propoſe, dans ſon *Livre ſur la Vérole*, Chap. 15 & 20, pluſieurs remédes tirés des végétaux, qu'il regarde comme de bons remédes à ſubſtituer au Guaiac, à la Squine & à la Salſe-pareille; tels que les racines de nos roſeaux,

(*a*) Dans ſa Liſte Alphabétique des Remédes.

de Gentiane, de Cabaret, de Tormentille : à quoi d'autres ont coutume d'ajouter les racines de *Smilax aspera*, de Petasite, de Cyclamen, d'Iris, d'Aunée, & principalement de Tamarisc (*a*). Mais tout cela étoit bien moins efficace que le Guaiac, qui ne l'étoit pas assez lui-même.

7°. La décoction de Saponaire ou Savoniere ordinaire, autrement *Lychnis Saponaria dicta*, a été vantée en qualité de spécifique, par JEAN-BAPTISTE ZAPATA, Empirique, dans un Livre intitulé : *Les Secrets merveilleux* (*b*), & qui plus est, recommandée comme efficace par EUSTACHE RUDIUS (*c*), par LOUIS SEPTAL (*d*), & par DANIEL SENNERT (*e*) : mais il y a long-tems qu'on ne s'en sert plus, parce qu'elle n'a dans le fond aucune vertu.

8°. Enfin SAMUEL FORMY, Chi-

(*a*) Voyez PROSPER ALPIN, *des Plantes d'Egypte*, Chap. 9, & les Observations de VESLINGIUS sur ce Chapitre.

(*b*) *I Maraviglioſi Secreti*, Cap. 9.

(*c*) Lib. IV. *De Morbo Gallico*, Cap. 5 & 12.

(*d*) *Caution. Medicar.* Lib. VI.

(*e*) *Practicæ*, Lib. VI, Part. 4, Cap. 17.

rurgien de Montpellier, raconte (*a*) qu'HENRI III, *Roi de France, ayant la Vérole, & n'ayant pu être guéri par ses Médecins ordinaires, apprit que* (PIERRE) PENA, *qui exerçoit alors la Médecine à Paris, guérissoit plusieurs malades pareils avec un reméde particulier, qu'il avoit appris d'un Turc ; & que ce Prince l'ayant fait venir, en fut guéri.* Ce reméde particulier n'étoit autre chose qu'une décoction de racine de Bardane, coupée par tranches, dans parties égales d'eau de fontaine & de vin blanc, à quoi l'on ajoutoit sur la fin, des follicules de Séné. On prenoit à jeun, tous les matins, dans le lit, pendant quinze ou vingt jours, demi livre de cette décoction ; & l'on appliquoit, sur différentes parties du corps, de gros cailloux chauds, & enveloppés d'un linge, afin de faire suer.

Je n'ignore pas qu'il y a des gens qui assurent, que ce n'étoit pas la Vérole dont HENRI III fut guéri par l'usage de la racine de Bardane, mais la fièvre quarte. C'est le sentiment de

(*a*) Dans les Observat. communiquées à LAZARE RIVIERE, Observat. 41.

TANCREDE ROBIN, cité par M. MANGET (*a*) & celui de M. CHOMEL, Docteur en Médecine de la Faculté de Paris (*b*). Mais je crois qu'ils se sont trompés, & que ce qui les a induits en erreur, c'est qu'ils n'ont pas lu attentivement les Observations de GEORGE JERÔME VELSCHIUS, où cette histoire est racontée. En effet, cet Auteur, après avoir dit (*c*) qu'*un certain Empirique de Paris guérissoit heureusement beaucoup de fièvres quartes avec la décoction de racine de Bardane dans le vin blanc*, ajoute aussitôt que *les remédes de la fièvre quarte sont aussi quelquefois ceux de la Vérole. Ainsi* (continue-t-il) GUILLAUME BAILLOU (*d*) *raconte qu'une fièvre quarte, accompagnée d'ulcères aux jambes, fut guérie par les frictions mercurielles; & SAMUEL FORMY, cité par* LAZARE RIVIERE (*e*) *témoigne*

(*a*) *Bibliotheca Pharmaceutica*, a umot *Bardana*.

(*b*) Abrégé de l'Histoire des Plantes Usuelles.

(*c*) *Observationum Medicinalium Episagma*, *Observat.* 4.

(*d*) Lib. II, *Epidem. & Ephemerid.* p. 131.

(*e*) Observat. 41.

*qu'*HENRI III, *Roi de France, fut guéri de la Vérole par* PIERRE PÉNA, *avec la décoction de Bardane.* Faute d'avoir fait assez d'attention au sens des mots Latins, & au rapport des Pronoms relatifs employés dans cette Période, on a cru que la Vérole, accompagnée d'ulcères aux jambes, avoit été guérie par les frictions mercurielles dans le malade de BAILLOU, & la fièvre quarte dans HENRI III, par la décoction de Bardane; au lieu que les paroles du Texte disent manifestement le contraire.

Il s'ensuit de-là que le témoignage de VELSCHIUS, loin d'affoiblir l'autorité de FORMY, confirme au contraire son Observation. On ne peut pas dire non plus (comme je sais que quelqu'un l'a dit), que PÉNA lui-même dise le contraire, puisque ce Médecin n'en a point parlé; du moins que je sache. Ainsi, il est croyable que le Virus Vérolique dont HENRI III fut infecté, lorsqu'à son retour de Pologne, il gagna à Venise une Gonorrhée Virulente, se manifesta de nouveau quelques années après, & qu'alors, suivant le rapport de FORMY, PIERRE PÉNA le réprima par la décoction de Bardane. Je dis *le réprima*, parce que je ne crois pas que la décoction de cette racine soit capable d'extirper le Virus Vérolique, ni même qu'elle mérite d'être comparée en aucune façon avec la décoction de Guaiac ; quoi que puissent dire de sa vertu contre les Maladies Vénériennes, SIMON PAULLI (*a*) & GEORGE BAGLIVI (*b*) : sans parler de ce que bien d'autres Auteurs rapportent de la vertu anti-Vénérienne de la racine de Bardane.

9°. Enfin, les Ecrivains des Voyages faits sur les Côtes d'Amérique, prétendent presque tous unanimement, que la chair des grandes Tortues de Mer, qu'on trouve fréquemment sur les rivages & les Isles de l'Amérique, est excellente pour faire passer la Vérole. Ils disent effectivement, que, si un Vérolé ne prend point d'autre nourriture, il lui vient d'abord quantité de cloux par tout le corps, lesquels s'étant élevés en pointe, suppurent beaucoup ; ils s'imaginent que par ce moyen, dans l'es-

(*a*) *Quadriparti. Botanic.* Cap. 3.
(*b*) *Praxeos.* Lib. 1. §. *De Lue Venereâ.*

pace d'un mois, tout le Virus caché dans le corps en est totalement chassé. Ils ajoutent que ces écumeurs de mer qu'on appelle *Flibustiers*, & qui infestent les Côtes d'Amérique, ne se guérissent point autrement, toutes les fois qu'ils se sentent attaqués de cette Maladie, qui leur est fort ordinaire. Je me rappelle, à ce sujet, que dans le tems de la naissance du Mal Vénérien, la plûpart des Médecins recommandoient la chair, la décoction, le syrop, &c, de Vipères, & qu'ils employoient eux-mêmes ces remédes comme des spécifiques admirables. Mais j'en dis autant des uns que des autres. On pourra peut-être me faire croire que l'usage de la chair de Tortue adoucit pour quelque tems la cruelle violence de la Vérole; mais on ne me persuadera jamais qu'il procure une guérison parfaite. Car je ne tiens aucun compte ni des expériences des Corsaires, ni des témoignages des Voyageurs qu'on allègue, attendu que je les regarde comme de mauvais juges en fait de Médecine.

CHAPITRE VII.

De l'uſage que l'on a fait du Mercure & des préparations Mercurielles dans le traitement de la Vérole, dans le tems qu'elle commença à paroître juſqu'à préſent.

Deſcription du mercure

LE *Mercure* ou *Vif-Argent*, eſt une ſubſtance métallique, mobile, fluide, très-peſante, prenant toujours une figure ronde ou preſque ronde, d'un blanc tirant ſur le bleu, & prompte à s'unir à l'or. Il y en a de deux ſortes ; l'un *naturel*, qui ſe tire des mines en forme de Mercure coulant, & ſe nomme *Mercure Vierge* ; l'autre *artificiel*, que l'on ſépare, par le feu, de la mine de Cinnabre, & qui s'appelle *Mercure revivifié du Cinnabre*. On trouve l'un & l'autre en divers endroits de l'Europe ; mais celui qu'on apporte d'Eſpagne & de Hongrie, paſſe pour le meilleur.

Les anciens l'ont regardé comme un poiſon.

Le Mercure, qui a été autrefois connu à ARISTOTE (*a*), à ſon Diſ-

(*a*) *Meteorologicor.* Lib. IV, Cap. 8.

ciple THÉOPHRASTE (*a*), sous le nom d'*argent fondu*, & à PLINE (*b*), sous le nom d'*argent vif*, a été long-tems banni de la Médecine, parce qu'on le croyoit vénéneux. C'est ainsi que DIOSCORIDE (*c*) a cru qu'*il étoit un poison mortel, si on l'avaloit, & qu'il rongeoit les intestins par sa pesanteur*. C'est ainsi que GALIEN (*d*) l'a mis au rang des poisons : quoiqu'à dire le vrai, ce jugement de GALIEN sur le Mercure, semble plutôt fondé sur le sentiment d'autrui, que sur le sien, puisqu'il avoue ailleurs (*e*), qu'*il n'a jamais fait aucun usage du Mercure, pour pouvoir juger s'il tue, étant pris intérieurement, ou appliqué extérieurement*. C'est ainsi enfin que tous les Médecins des siécles postérieurs l'ont proscrit, après GALIEN & DIOSCORIDE, comme on peut voir dans

(*a*) Lib. *De Lapidibus*.
(*b*) *Histor. Natural.* Lib. XXXIII, Cap. 6.
(*c*) *De Medicinali Materiâ.* Lib. V, Cap. 110, & *Alexipharm.* Cap. 28.
(*d*) *De simplic. Medicam. Facult.* Lib. IV, Cap. 19, & Lib. V, Cap. 19, & in 6. *Epidem. Comment.* 6, *Text.* 6.
(*e*) *Ibid.* Lib. 9, Cap. 3, Art. 32.

ORIBASE (*a*), dans PAUL d'*Ægine* (*b*), dans AETIUS (*c*), & dans ACTUARIUS (*d*).

Les Médecins Arabes l'ont employé extérieurement.

Les Médecins Arabes ont été les premiers qui aient osé employer le Mercure extérieurement, soit pour détruire les poux, comme l'employoient RHASIS (*e*), SERAPION (*f*), AVICENNE (*g*) & ISAAC (*h*), dans les Ouvrages desquels on trouve un onguent de Mercure, soit contre les poux, soit pour guérir la galle, les dartres & les autres maladies de la peau ; & c'est ainsi qu'AVICENNE, SÉRAPION (*i*) & MESUÉ (*k*) l'employoient pour la galle, l'*impetigo* ou la gratelle, & la maladie de la peau qu'ils appelloient *gros phlegme*.

(*a*) *Medic. Collectan.* Lib. XIII, au mot Υ᾽δράργυρος.

(*b*) *De Re Medicâ*, Lib. V, Cap. 62, & Lib. VII, au mot Υ῾δράργυρος.

(*c*) *Tetrabibl.* 1, *Serm.* 1, Cap. 1, & *Tetrab.* 4, *Serm.* 1, Cap. 79.

(*d*) *Method. Medendi*, Lib. V, Cap. 12, &c.

(*e*) Lib. IX, ad ALMANSOR.

(*f*) Lib. *De Simplic. Medic.* Cap. 385.

(*g*) Lib. 2, Tract. 2, Cap. 47.

(*h*) Lib. IV, Pract. Cap. 9.

(*i*) Dans les endroits qu'on vient de citer.

(*k*) *Antidotar. Distinction.* 114.

Presque tous les Médecins qui ont vécu en Europe avant le renouvellement des Belles-Lettres, se sont servi du Mercure pour deux usages, à l'imitation des Arabes. On trouve des onguens Mercuriels ordonnés contre les poux, par PIERRE HISPANI, célébre Médecin, qui fut créé Pape en 1276, & prit le nom de JEAN XXI (*a*); par GUILLAUME VARIGNANA, qui pratiqua avec honneur la Médecine à Gènes vers l'an 1300 (*b*); par BERNARD GORDON, qui enseigna avec réputation à Montpellier en 1305 (*c*); par GUY DE CHAULIAC, Chapelain & Médecin des Papes CLÉMENT VI, & URBAIN V, depuis l'an 1348, jusqu'à l'an 1363 (*d*); par VALESCUS DE TARANTA, qui professa la Médecine à Montpellier en 1418 (*e*).

Ils ont été suivis en cela de presque tous les Médecins Européens des siécles suivans.

C'est ainsi que ROGER DE PARME,

(*a*) *Thesaurus Pauperum*, Cap. 4, *de Pediculis & Lendibus.*

(*b*) *Secretor. Sublimium. Tractat.* 3, Cap. 9.

(*c*) *Lilii Particul.* 2, Cap. 9.

(*d*) *Chirurgiæ magnæ Tractat.* 6. *Doctrin.* 1, Cap. 3, sur la fin.

(*e*) *Philonii.* Lib. VII, Cap. 74.

Médecin, vers l'an 1250 (*a*); ROLLAND CAPELLUTUS, Médecin, vers l'an 1268 (*b*); PIERRE HISPANI, qui étant Pape, se nomma JEAN XXI (*c*); THÉODORIC, Médecin célebre, vers l'an 1280, qui étant entré dans l'Ordre des Freres-Prêcheurs, fut fait Evêque de Cervie (*d*); ARNAUD DE VILLENEUVE, vers l'an 1300 (*e*); GUILLAUME VARIGNANA, environ vers le même tems (*f*); BERNARD GORDON, en 1305 (*g*); GUY DE CHAULIAC, en 1363 (*h*); VALESCUS DE TARANTA, en 1418 (*i*), &c, ont em-

(*a*) *Chirurgiæ*, Lib. 1, Cap. 42. *De Morphæâ albâ.*

(*b*) *Chirurgiæ*, Lib. 1, Cap. 15. *De Rimâ, seu Ruffâ Capitis.*

(*c*) *Thesaurus Pauperum*, Cap. 3. *De Pustulis & Scabie Capitis*, & Cap. 76. *De Curatione Scabiei.*

(*d*) *Chirurgiæ*. Lib. III, Cap. 49. *De Malo mortuo.*

(*e*) *Medic.* Pract. Lib. 2, Cap. 43. *De Scabie seu Pruritu.*

(*f*) *Secretorum sublimium*, Tract. 3, Cap. 1.

(*g*) *Lilii Particul.* 1, Cap. 24, Rubric. 1, & Cap. 25.

(*h*) *Chirurgiæ Magnæ*, Tract. 6, Doct. 1, Cap. 3, Rubric. 1, 2 & 4.

(*i*) *Philonii*, Lib. 7, Cap. 35 & 36.

ployé des onguens mercuriels contre la Galle, & les diverſes eſpéces de Galles, telles que le *Malum-Mortuum*, le *Phlegma ſalſum*, & l'*Aſaphati*.

Entre les onguens mercuriels qui étoient le plus en vogue dans ce tems-là, un des plus fameux fut *l'Onguent Saraſin*, ainſi appellé ſans doute, parce qu'on le tenoit des Arabes ou ou Saraſins. On en trouve la formule ſuivante dans GUY DE CHAULIAC (*a*).

Prenez d'Euphorbe & de Litharge; de chacun ſix onces;
De Staphiſaigre, une once & demie,
De Mercure, trois onces;
De graiſſe d'un vieux cochon, douze onces.

Incorporez le tout enſemble dans un mortier, & faites-en un onguent, dont le malade ſe frottera une fois la ſemaine.

Comme cet onguent contenoit un neuviéme de mercure, il devoit, par ſon application ſur la peau, cauſer ſouvent la ſalivation; & il paroît effecti-

(*a*) A l'endroit cité.

vement que PIERRE HISPANI, THÉODORIC & GUY DE CHAULIAC ont su qu'il pouvoit produire cet effet, puisque d'un côté les deux derniers avertissent en termes exprès, que *ce liniment fait sortir des superfluités par la bouche, en faisant baver, & en faisant suer sous les aisselles*, & que GUY DE CHAULIAC ajoute, que *le mercure nuit aux principaux membres, aux dents & aux gencives* : c'est pourquoi il propose différens gargarismes pour garantir le dedans de la bouche ; & que de l'autre, PIERRE HISPANI, après avoir proposé son *Onguent Sarasin*, qui contient un huitiéme de vif-argent, & qu'il appelle *un onguent précieux pour la Galle*, dont il dit *avoir éprouvé l'efficacité*, continue ainsi : (*a*) « Le malade se » frottera de cet onguent depuis le » coude jusqu'à trois droigts de dis» tance de la main, & depuis le

(*a*) Dans son *Trésor des Pauvres*, Chap. 76, où il parle du *traitement de la Galle*. Je tire ce passage de l'Edition de Lyon, de l'an 1525 ; car les Editions postérieures de ce Livre sont moins fideles, attendu qu'elles ont été différemment altérées & corrompues par les Editeurs.

» dessus du genou jusqu'à égale distance du pied. Cela doit se faire au Soleil ou devant le feu, après neuf heures. Et si vous voyez que le phlegme monte jusqu'à exciter le vomissement, ou un gonflement des parties supérieures, cessez de frotter : sinon, continuez jusqu'au septiéme jour ». Quant à THÉODORIC & GUY DE CHAULIAC, je crois que ces deux Auteurs sont les premiers qui aient observé la salivation, nouvelle espéce d'évacuation, dont, à mon avis, aucun Médecin plus ancien n'a parlé, à l'exception, peut-être, d'ALSAHARAVIUS, & dont la découverte a été pourtant d'une grande utilité dans la Médecine.

Le mercure employé, ensuite par analogie, dans le traitement de la Vérole.

J'ai cru nécessaire d'entrer dans ce détail; parce qu'il est certain que c'est de-là qu'on a pris, par voie d'analogie, la méthode d'employer le mercure pour le traitement de la Vérole, dont on se sert aujourd'hui. Comme les Médecins qui vivoient dans le tems que la Vérole parut, savoient que ceux qui les avoient précédés, avoient employé depuis long-tems, & qu'ils employoient eux-mêmes tous les jours, avec succès, les onguens mercuriels pour l'*impetigo* ou la gratelle, les dartres, la galle, le phlegme ſalé, le mal-mort, & les autres maladies de la peau, rien n'étoit plus naturel que de ſe perſuader qu'ils pouvoient s'en ſervir auſſi pour traiter cette maladie nouvelle, dont les principaux & les plus ordinaires ſymptômes étoient alors des puſtules & des ulcères malins, qui gâtoient la peau; ce qui faiſoit croire qu'elle différoit peu de la galle, des dartres, du mal-mort, &c. En quoi ils ont ſagement ſuivi l'avis de CELSE, qui, *dans ſa Préface*, conſeille au Médecin « de ne point » s'amuſer à chercher dans ſa tête » des remédes inconnus, s'il ſurvient » quelque mal qu'il ne connoiſſe pas; » mais d'examiner de quelle maladie » il approche le plus, & de tenter » des remédes ſemblables à ceux qui » ont guéri pluſieurs fois un mal ap» prochant; ce qui eſt le moyen de » trouver du ſecours par analogie ».

Je pourrois appuyer cette conjecture du témoignage exprès de célebres Médecins, qui, la plûpart, ont vu les commencemens du Mal Vénérien; comme de GASPARD TORRELLA, en 1500 (*a*) ; de WENDELIN HOCK, en 1502 (*b*) ; de JACQUES CATANÉE du *Lac Marcin*, en 1505 (*c*) ; de JEAN BENOÎT, vers l'an 1510 (*d*) ; de JEAN MANARD, vers l'an 1520 (*e*) ; de GABRIEL FALLOPPE, en 1560 (*f*), &c. Mais je crois qu'il suffira de citer JEAN DE VIGO, savant Chirurgien, qui vivoit dans les commencemens du Mal Vénérien, & qui, vers l'an 1514, écrivit sur cette maladie un Traité, où il parle ainsi en propres termes (*g*) : *Tout ce qu'on a trouvé de bon pour la guérison de la Vérole, tant dans les remédes particuliers, que dans les généraux*, (*croyez moi, j'en ai l'expérience*) *vient de* THÉODORIC (*h*), & d'ARNAUD DE VILLENEUVE (*i*).

Il faut qu'on ait employé le mercure en onguent pour la Vérole, Employé en onguens dès les premiers

(*a*) Dialog. *De Dolore in Pudendagrâ.*
(*b*) *De Morbo Gallico*, Cap. 15.
(*c*) *De Morbo Gallico*, Cap. 7.
(*d*) *De Morbo Gallico*, Cap. 4.
(*e*) *Epistolâ ad* MICHAELEM SANTANAM, *Chirurgum.*
(*f*) *De Morbo Gallico*, Cap. 76.
(*g*) *Practicæ*, Lib. v. *De Morbo Gallico*, Cap. 3.
(*h*) Capitul. *De malo mortuo.*
(*i*) Capitul. *De Curâ Scabiei.*

tems de la Maladie.

dès les premiers commencemens de la maladie, puiſque JEAN WEIDMANN, dans ſon *Livre des Puſtules & du Mal François* ; CORADIN GILINI, dans ſon *Opuſcule de la Vérole*, & GASPARD TORRELLA, dans ſon *Traité du Mal Vénérien*, en 1497 ; SÉBASTIEN AQUILANUS, dans ſon *Traité de la Maladie Françoiſe*, en 1498 ; ANTOINE BENIVENIO, dans ſon *Livre des Cauſes cachées des Maladies*, & WENDELIN HOCK, dans ſon *Livre de la Mentagre*, en 1502 ; JACQUES CATANÉE, dans ſon *Traité de la Vérole*, en 1505 ; JEAN VOCHS, dans ſon *Traité de la Peſte de l'année 1507, & de ſa Cure*, en 1508 ; JEAN ALMENAR, dans ſon *petit Livre de la Maladie Vénérienne*, en 1510 ; mais principalement ANGELO BOLOGNINI, Docteur en Médecine & Profeſſeur en Chirurgie dans l'Univerſité de Bologne, dans ſon *Traité des onguens*, Chap. 6, en 1506, louent & propoſent divers onguens mercuriels.

C'eſt pourquoi j'ai peine à croire que JEAN BERENGER DE CARPI, improprement nommé JEAN CARPUS, Médecin, & Profeſſeur de Chirurgie à Pavie, ait le premier inventé l'usage du Mercure pour traiter la Vérole, ou qu'il ait pratiqué lui seul cette méthode, comme le dit FALLOPPE (*a*). Mais je crois bien que lui & JEAN DE VIGO, son contemporain, en ont été les principaux promoteurs; puisqu'en l'employant ils traiterent & guérirent parfaitement un grand nombre de malades, & qu'ils acquirent beaucoup de réputation & de bien. FALLOPPE assure d'un côté (*b*), que JEAN DE CARPI *devint si riche par ce seul moyen, qu'il laissa au Duc de Ferrare, par son testament*, 400000 *écus, outre l'argent non-monnoyé*. Et JEAN DE VIGO rapporte, pour ce qui le regarde (*c*), qu'*il avoit mille fois éprouvé un cérat* (mercuriel) *de sa façon, & qu'il en avoit tiré beaucoup d'honneur & de profit*.

Mais en très-petite dose, & avec beaucoup de précaution.

Dans les commencemens, les Médecins n'employerent le mercure en onguent, qu'avec beaucoup de précautions, après beaucoup de préparations, & en très-petite dose; parce

(*a*) *De Morbo Gallico*, Cap. 76.
(*b*) Dans l'endroit qu'on vient de citer.
(*c*) Pract. Lib. v, Cap. 2.

qu'ils craignoient un reméde qui n'étoit pas encore aſſez connu. Ainſi, dans l'onguent propoſé par TORRELLA, à peine y a-t-il un quarantiéme de mercure ; dans ceux de GILINI & d'AQUILANUS, il en entre au plus un quinziéme ou un quatorziéme ; & dans ceux de WINDELIN HOCK, un huitiéme. Certainement c'étoit-là trop peu de mercure. On auroit pu augmenter cette doſe dans la ſuite, avec le ſecours de l'expérience (comme il eſt certain qu'on l'a augmentée), & parvenir ainſi peu-à-peu à la doſe convenable. Mais les Empiriques, dont rien n'égale la témérité & l'imprudence, gâterent tout par leur précipitation. Ils donnerent le mercure en friction, ſans avoir fait précéder aucun des remédes généraux ; & voyant que les Médecins qui l'employoient en trop petite doſe, l'employoient le plus ſouvent ſans ſuccès, ils tomberent dans un excès oppoſé, & accablerent les malades par des frictions ſi fortes, & ſi précipitées, que pluſieurs en périſſoient, & que ceux qui avoient aſſez de force ou aſſez de bonheur pour réſiſter à la violence du reméde, ſe trouvoient épuisés par la salivation, la diarrhée, les ulcères à la bouche, & l'inflammation de la tête, étoient maigres, défaits, exténués, perdoient les dents & l'usage libre de la parole, avoient la bouche bridée, & ne recouvroient la santé qu'après bien du tems, & après des souffrances longues & inexprimables.

Cette méthode fut bientôt décriée par l'imprudence des Empiriques; contre lesquels les Médecins s'élevèrent.

De-là vient que les Médecins s'élevèrent avec tant de vivacité contre les Charlatans, qui étoient les auteurs de tant de malheureux accidens. *Que ceux*, disoit GILINI (*a*), *qui se fient à des ignorans, tels que les Barbiers, les Cordonniers, les Savetiers & sur-tout ces Coureurs, qui sont de véritables bourreaux du genre humain .... qui sans évacuer l'humeur Vérolique, prétendent guérir cette maladie par les seuls topiques, prennent garde à ce qu'ils font ... Les Droguistes*, disoit TORRELLA (*b*), *les Herboristes, toutes sortes d'Artisans, de vagabonds & d'imposteurs, se vantent en ce tems-ci de guérir parfaitement la Vérole. Comme ils ne savent rien, ils ne doutent de*

(*a*) Dans l'endroit cité ci-dessus.
(*b*) Dialog. *De Dolore in Pudendagrâ.*

rien, & promettent des merveilles. On croiroit, à les entendre, qu'ils vont resſuſciter les morts; mais ces belles eſpérances ſont bientôt terminées par une mort ſoudaine & imprévue.

Et ce fut avec raiſon, ſelon de *Hutten*.

Les déclamations des Médecins contre les Empiriques de leur tems, ne paroîtront pas outrées, s'il faut s'en rapporter au récit que fait DE HUTTEN, des terribles accidens qui arrivoient aux malades traités par le mercure, & dont il avoit fait lui-même l'épreuve; puiſqu'il avoit eu durant neuf ans la Vérole, & qu'il avoit été traité onze fois par les frictions. « Ils faiſoient, dit-il (*a*), avec un » liniment composé de différentes dro- » gues, des onctions ſur les jointures » des bras & des jambes. Quelques uns » en faiſoient ſur l'épine du dos & ſur » le cou; quelques autres, ſur les » tempes & ſur le nombril; d'autres » ſur tout le corps. Aux uns, on n'em- » ployoit ce reméde qu'une fois le » jour; aux autres, deux fois; à quel- » ques uns on ne le répétoit que de » trois en trois, ou de quatre en quatre

(*a*) *De Morbi Gallici Curatione per adminiſtrationem Ligni Guaiaci*, Cap. 4.

» jours. On tenoit les malades, pen- » dant vingt ou trente jours, & quel- » quefois davantage, enfermés dans » une étuve, où l'on entretenoit con- » tinuellement une très-grande cha- » leur. Après les avoir frottés d'on- » guent, on les mettoit au lit; & les » ayant bien couverts, on les faisoit » suer. Pour lui, à peine eut-il été » frotté deux fois, qu'il tomba dans » une langueur extrême. L'onguent » opéroit avec tant de force, que le » Mal, qui occupoit la surface du » corps, étoit repoussé sur l'estomac, » d'où il se portoit au cerveau, & » causoit une si abondante salivation, » qu'on étoit en danger de perdre les » dents, si l'on n'avoit pas attention » de prévenir ces accidens. Le go- » sier, la langue & le palais s'ulcé- » roient; les gencives s'enfloient; les » dents branloient; il couloit de la » bouche, sans relâche, une bave » très-puante, capable d'infecter tout » ce qu'elle touchoit, & qui produi- » soit des ulcères dans le dedans des » lèvres & des joues. Toute la maison » se ressentoit de la mauvaise odeur. » Et cette maniere de traiter la Vé- » role étoit si cruelle, que plusieurs

» aimoient mieux mourir, que de » guérir par ce moyen. Ce n'eſt pas » que beaucoup fuſſent guéris. A peine » de cent y en avoit-il un; encore » retomboit-il le plus ſouvent, au » bout de quelques jours.... Ce qu'il y » avoit de plus déplorable dans l'u- » ſage des frictions, (continue le » même Auteur) c'eſt que ceux qui » les employoient, ne ſavoient point » la Médecine. Ce n'étoient pas *ſeu- » lement des Chirurgiens*, qui s'en mê- » loient; mais des gens dont tout le » mérite étoit une effronterie ſans bor- » nes, & qui employoient ſans aucune » ſorte de ſcience, ce qu'ils avoient » vu mettre en uſage ſur d'autres ma- » lades, ou ce qu'ils avoient vu em- » ployer ſur eux-mêmes. Ils ſe ſer- » voient d'un même onguent pour » tous les malades, & en faiſoient, » comme on dit, une ſelle à tous » chevaux. S'il ſurvenoit quelque ac- » cident, ils ne ſavoient comment y » remédier. Le Public étoit aſſez aveu- » glé, & les Médecins aſſez foibles, » pour laiſſer ces ſcélérats dans la poſ- » ſeſſion d'entreprendre tout ce qu'ils » vouloient : ainſi, n'obſervant point » d'autre régle que celle de tourmen-

» ter impitoyablement les malades, » ils les traitoient tous indifférem- » ment de la même façon, sans au- » cun égard, ni à l'âge, ni au tem- » pérament. Ces prétendus guéris- » seurs ne s'embarrassoient pas d'éva- » cuer par les selles l'humeur véroli- » que, & n'avoient aucun soin d'as- » sujettir à un régime convenable. Les » choses en venoient enfin à ce point, » que les malades ayant les dents ébran- » lées, ne pouvoient plus s'en servir. » Comme leur bouche n'étoit qu'un » ulcère puant, & que leur estomac » étoit affoibli, ils n'avoient point » d'appétit; & quoiqu'ils fussent tour- » mentés d'une soif intolérable, leur » estomac ne pouvoit s'accommoder » d'aucune sorte de boisson. Plusieurs » étoient attaqués de vertiges; quel- » ques-uns, de folie. Ils étoient saisis » d'un tremblement aux mains, aux » pieds, & par tout le corps; & ils » étoient exposés à un bégayement, » quelquefois incurable. J'en ai vu mou- » rir plusieurs au milieu du traitement; » & je sais que trois paysans malades, » ayant été enfermés, par un de ces » Empiriques, dans une étuve fort » chaude, où ils demeurerent néan-

» moins patiemment, dans l'espé-
» rance d'être guéris, périrent misé-
» rablement par la violence de la cha-
» leur, qui les épuisa peu-à-peu. J'en
» ai vu d'autres suffoqués par le gon-
» flement de la gorge, & d'autres
» qui ont péri par une difficulté d'u-
» riner. Très-peu ont recouvré leur
» santé; encore ce n'a été qu'après
» les dangers, les souffrances & les
» maux dont j'ai parlé ».

C'est pourquoi le Guaiac, la Squine, la Salse-pareille, & le Sassafras, furent reçus pendant quelque temps avec empressement.

Il n'est donc pas étonnant que le Guaiac & le Bois Saint, apportés en Europe en 1517, que la racine de Squine, apportée en 1535, celle de Salse-pareille, apportée environ vers le même tems, & le Sassafras apporté peu de tems après, ayent été reçus, avec tant d'empressement, comme de merveilleux spécifiques : car on croyoit qu'ils délivreroient d'un cruel mal, & d'un reméde pire que le mal. Mais que les espérances des hommes sont trompeuses ! On connut bientôt qu'il y avoit plusieurs Véroles si mauvaises, ou si invétérées, que tous ces remédes étrangers n'étoient pas capables de les détruire, & qu'elles ne cédoient qu'aux frictions mercurielles bien administrées. Ainsi, AL-

PHONSE FERRY assuroit (*a*), en 1538, qu'*il falloit en venir aux frictions* (mercurielles) *après qu'on avoit essayé deux ou trois fois inutilement le Bois St.* Ainsi, FALLOPPE rapportoit (*b*) en 1560, qu'*il avoit vu un jeune homme, qu'un empirique guérit de la Vérole par le moyen du mercure, après qu'on avoit employé sans succès tous les remédes étrangers. C'est pourquoi* (continue-t-il) *je me sers du mercure dans les Véroles rébelles & désespérées, sur-tout lorsque j'ai essayé auparavant tous les autres moyens.*

L'expérience ayant donc fait mieux connoître la vertu du Guaiac, de la Squine, &c; & le peu que l'on devoit en attendre pour la guérison parfaite de la Vérole, ces remédes perdirent de leur réputation de jour en jour, & les Médecins, faute d'autres secours, furent contraints d'en revenir aux frictions mercurielles, qu'ils avoient, durant quelque tems, presque abandonnées. C'est ce qu'ANTOINE FRACANTIANO (*c*.) avoue de bonne foi.

Mais il fallut enfin revenir aux frictions mercurielles.

(*a*) Lib. *De Ligno Sancto*, Cap. 6.

(*b*) Tract. *De Morbo Gallico*, Cap. 67.

(*c*) Lib. *De Morbo Gallico*. Ce Livre parut en 1564.

Une autre maniere de traiter le Mal (dit-il), *c'est d'employer les onctions mercurielles. Quoiqu'elles paroissent le guérir quelquefois, on les avoit néanmoins abandonnées, comme un reméde trop violent & trop dangereux; mais la Maladie s'étant rendue difficile & opiniâtre, beaucoup de Médecins très-habiles ont été obligés d'y revenir il y a deux ans.*

Depuis ce tems-là, tous les Médecins de l'Europe ont regardé le mercure, & toutes les préparations mercurielles, comme des remédes sûrs pour extirper la Vérole; ils se sont servi sur-tout des frictions mercurielles qu'ils ont employées avec plus de ménagement qu'on ne faisoit, mais aussi avec plus de succès. Quant aux décoctions de Guaiac, de Squine, de Salse-pareille & de Sassafras, on ne les emploie plus que pour les Maladies Vénériennes locales, commençantes, légères, ou, tout au plus, pour les Véroles compliquées avec les Ecrouelles ou avec le Scorbut, comme on verra dans la suite; & on ne les emploie jamais dans ce dernier cas, qu'après avoir fait précéder les remédes mercuriels.

On se servit du Mercure en deux manieres ; extérieurement, en frictions, ou appliqué de quelque maniere que ce fût ; & intérieurement, en le faisant prendre par la bouche.

Double usage du Mercure extérieur, & intérieur.

Premiérement. L'usage extérieur du Mercure est plus ancien que la Vérole en Europe, & n'a été appliqué à la cure de cette Maladie, que par analogie, ainsi que nous l'avons dit ci-dessus. Les Anciens suivoient, dans l'administration de ce reméde, une méthode bien différente de celle qu'on suit aujourd'hui.

I. Il y avoit autrefois quatre manières d'employer le Mercure extérieurement ; savoir, en onguent ou liniment ; en emplâtre ou cérat ; en parfum, & enfin en lavage.

Usage extérieur de quatre sortes.

1°. La base de l'onguent ou liniment, étoit du Mercure éteint, à la dose d'un sixiéme ou d'un huitiéme du tout. Pour empêcher que la qualité froide qu'on lui attribuoit, ne causât aux nerfs un engourdissement, ou un relâchement, on y joignoit quantité d'autres drogues chaudes, atténuantes, raréfiantes, incisives, &c ; comme des graisses de porc, d'oie, d'ours, &c ; des moëlles ou du beur-

En onguent ou liniment.

re ; des huiles de Camomille, d'Aneth, de Laurier, de Rue, de Maſtich, de Renard, de Vers de terre & de Pétrole ; du Cyclamen, de l'Ariſtoloche, de la Staphyſaigre ; des racines de Zédoaire, d'Yèble, d'Aunée, de Bryone & d'Iris de Florence ; du Pyrèthre, du Gingembre, du Bdellium, de l'Euphorbe, de la Gomme Ammoniac, de l'Aloès, du Styrax, du Maſtich, de la Litharge, du Soufre vif, du Tartre rouge, des Cendres de Sarment, de la Thériaque, &c. Le nombre & la doſe de toutes ces drogues varioient ſuivant le beſoin. Après les avoir bien pilées & mêlées, on les réduiſoit en forme d'onguent ou de liniment, dont ont frottoit chaudement les jointures des membres, & les membres mêmes, juſqu'aux aiſſelles ou aux aînes, & même tout le corps, s'abſtenant ſeulement de frotter les parties qu'ils appelloient *principales* ; ſavoir, le ventre, la poitrine & la tête : on réitéroit pluſieurs fois ces frictions, juſqu'à ce qu'il parût des ſignes évidens de ſalivation.

En emplâtre ou cérat. 2°. La matiere de l'emplâtre ou cérat mercuriel, étoit la même que celle de l'onguent ; avec cette seule différence, qu'il y avoit moins de graisse, & que ce moins de graisse étoit suppléé par une pareille quantité de cire, afin de donner à l'emplâtre une consistance convenable.

Dès l'an 1506, AGELO BOLOGNINI, Docteur en Médecine, & Professeur de Chirurgie dans l'Université de Bologne, avoit proposé dans son *Livre des Onguens*, Chap. 6, la préparation & l'administration du cérat mercuriel, dont il avoit vanté l'utilité. Mais un des plus fameux & des plus en usage autrefois, étoit celui que décrit JEAN DE VIGO (*a*), dont il vante beaucoup la vertu, & qu'il dit avoir éprouvé mille fois. On en trouve la Formule dans toutes les Pharmacopées, sous le nom d'*Emplâtre de* VIGO ; mais on y augmente ordinairement la quantité du Mercure jusqu'au quadruple, & on l'appelle *Onguent au quadruple de Mercure*. On étendoit cet emplâtre ou cérat sur de la peau, & on en couvroit les jointures des membres, les membres mêmes, & tout le corps, excepté

(*a*) *Practicæ suæ copiosæ*, Lib. 5, Cap. 2.

(comme on a dit de l'onguent) le ventre, la poitrine & la tête; & on ne l'ôtoit que quand on voyoit paroître des ſignes d'une ſalivation prochaine. D'autres Médecins plus timides, ou plus circonſpects, formoient avec l'emplâtre mercuriel une *ceinture* large de trois ou quatre doigts, pour en ceindre les reins du malade; ou des *braſſelets* qu'ils lioient autour des poignets, des coudes & des genoux; ou des *ſemelles*, qu'ils attachoient aux plantes des pieds.

En parfum. 3°. Les parfums ſe compoſoient de même avec du Mercure éteint avec la ſalive ou la Térébenthine, ou bien avec du Cinnabre, & d'autres choſes graſſes & huileuſes, propres à s'enflammer, à brûler long-tems, & à jetter de la fumée. Mais nous ne preſſerons point ici cette queſtion, nous réſervant à la traiter plus au long dans les Chapitres ſuivans, de peur qu'on ne nous accuſe d'avoir touché trop légérement un reméde, ſur la vertu duquel bien des gens publient aujourd'hui tant de merveilles.

Et en lavage. 4°. Le premier, que je ſache, qui ait fait mention des lavages mercuriels, eſt AUGIER FERRIER. Voici comme il en parle dans son *Traité de la Vérole*, Liv. 1, Chap. 13. « On » les composoit de drogues dessiccatives, raréfiantes, discussives, & » de Mercure sublimé » (c'est-à-dire, de sublimé corrosif, dont on faisoit dissoudre deux onces dans cinq ou six livres d'eaux distillées). » C'étoit la » coutume de laver & de frotter de » ces sortes de lavages dans un lieu » chaud, toutes les parties du corps, » excepté la tête, la poitrine, l'estomac, & sous les aisselles ; & cela » pendant dix jours, une, deux, ou » trois fois le jour, suivant les forces » du malade, & autres circonstances. » Durant tout ce tems-là, on ne lui » permettoit point de sortir de sa » chambre. Par-là les gencives se » pourrissoient & s'ulcéroient, com- » me dans les cas de liniment & de » parfum ; ce qui indiquoit la fin du » traitement. Après l'ablution & le » frottement, on tâchoit de le faire » suer dans son lit, en lui appliquant » des cailloux bien chauds aux pieds : » car, sans la sueur, on ne faisoit rien » qui vaille ». Il est constant que depuis ce tems-là, ces mêmes lotions ont été vantées & employées par beaucoup de Médecins, tels qu'ANTOINE-GONTHIER BILLICHI, dans ses *Observations & Paradoxes de Chymie Médicinale*, Liv. 2, Chap. 14, pag. 171; JEAN HARTMANN, dans sa *Pratique Chymico-Médicale*, p. 334; ETIENNE BLANCARD, dans ses *Institutions Chirurgicales*, Partie 3, Chap. 46, pag. 529; THÉODORE TURQUET DE MAYERNE, dans son *Traité de la Vérole*, Art. 2, qui pratiquoit cette méthode, sous la forme de lavement de pieds; enfin FELIX PLATER, dans le *troisiéme Tome de sa Pratique*, Livre 1, Chapitre 14, pag. 452, lequel ne se contente pas de dissoudre du Sublimé corrosif dans une très-petite quantité d'eau, ce qui est dangereux; mais y ajoute même de l'Arsenic, ce qui est encore pire.

Changemens arrivés dans les trois premieres manieres d'employer le Mercure extérieurement.

II. Mais l'expérience & l'application de ceux qui sont venus depuis, ont beaucoup servi à corriger & à rectifier ces méthodes.

1°. L'usage de couvrir tout le corps d'emplâtres, pour exciter la salivation, est cessé depuis long-tems; parce que la peau devenoit par-là, chaude, rouge, érysipélateuse & couverte de pustules, avec démangeaiſon, ce qui fatiguoit beaucoup le malade ; mais principalement parce que le Mercure étant trop embarraſſé dans la cire & dans les autres matieres tenaces, dont l'emplâtre étoit composé, n'agiſſoit que lentement, & ne pouvoit guère exciter une ſalivation ſuffiſante. On ne laiſſe pas pourtant d'appliquer encore aujourd'hui ces mêmes emplâtres, en certains endroits particuliers du corps, quand il eſt queſtion de réſoudre des tumeurs dures, des skirrhes, des ganglions, des *nodus*, des exoſtoſes, ou de diſſiper des douleurs vénériennes fixes.

2°. On a ceſſé auſſi depuis longtems d'employer les parfums, parce qu'ils réduiſoient les malades dans un état déplorable, les épuiſoient par des ſueurs inutiles, n'excitoient le plus ſouvent qu'une ſalivation inſuffiſante, & nuiſoient extrêmement aux poumons & à la tête, quand on la tenoit renfermée dans l'*archet*, comme on le pratiquoit ordinairement. Mais il en ſera parlé plus en détail dans le Chapitre ſuivant.

3°. C'eſt ainſi que les lotions ou lavemens de pieds, faits d'une diſſolution de Sublimé corroſif, ou d'Arſenic dans des eaux diſtillées, ſont depuis long-tems bannis de la Pratique; & je ne crois pas qu'il y ait perſonne à préſent, qui oſât éprouver ces ſortes de remédes. Et je n'en ſuis point ſurpris; car d'un côté, une ſi petite quantité de Mercure qui s'introduit par cette voie dans le corps, n'eſt guère en état de rien faire ſur le Virus Vérolique; & de l'autre, on court les plus grands riſques. D'abord il eſt à craindre que la peau étant rongée ne s'ulcère; mais ce qui eſt encore plus fâcheux, que les poiſons répandus ſur la peau ne pénétrent dans l'intérieur, & que s'étant mêlés avec le ſang, ils n'y faſſent du ravage.

4°. Enfin le liniment ou l'onguent mercuriel, qui eſt maintenant ſeul en uſage pour exciter la ſalivation, ſe prépare depuis long-temps plus ſimplement qu'autrefois; c'eſt-à-dire, qu'on en a banni ce fatras inutile, & même nuiſible, de drogues échauffantes & inciſives, & qu'on emploie uniquement le Mercure bien pur; &, s'il eſt poſſible, révivifié du Cinnabre, éteint avec la ſalive, ou avec très peu de Térébenthine, & exactement mêlé avec de la graiſſe de porc, récente & non ſalée. La proportion du Mercure à la graiſſe peut être différente, ſuivant l'intention du Médecin; mais, pour l'ordinaire, on met parties égales de mercure & de graiſſe, ou bien un tiers de Mercure ſur deux tiers de graiſſe.

Précaution que l'on prend aujourd'hui dans l'uſage des frictions mercurielles.

C'eſt aujourd'hui le ſentiment de preſque tous les Médecins, que les frictions mercurielles doivent être plus rares, ou plus fréquentes, plus nombreuſes, ou moins nombreuſes, ſuivant l'âge, le tempérament & les forces du malade, la nature, la violence & la durée de la maladie, la qualité ou la véhémence des accidens qui y ſont joints. Dans certains cas, il faut donner des frictions chaque jour, afin d'exciter une ſalivation copieuſe *; dans d'autres, de deux en deux, de trois en trois, ou de quatre en quatre jours, afin que la ſalivation ſoit légere; dans quelques-uns, de huit en huit jours ſeulement, afin qu'il n'y ait point du tout de ſalivation : il y en a même où il faut purger de temps en temps, s'il paroît

* La ſalivation eſt aujourd'hui regardée comme le plus grand inconvénient, & le plus nuiſible à la cure.

des signes de salivation, afin de la prévenir ou de l'arrêter, dès le commencement, en déterminant la matiere par les selles.

Elles ont été connues des anciens.

Ces mêmes précautions n'étoient pas inconnues autrefois aux Médecins habiles; comme il paroît par ce qu'on trouve, sur ce sujet, dans WENDELIN HOCK, en 1502 (*a*); dans JEAN ALMENAR, en 1512 (*b*); dans PIERRE MAYNARD, en 1518 (*c*); dans JACQUES DE BETHENCOURT, en 1527 (*d*); dans NICOLAS MASSA, en 1532 (*e*); dans JEAN PASCHAL, en 1534 (*f*); dans LOUIS LOBERA, en 1544 (*g*); dans ANTOINE-MUSA BRASSAVOLE, en 1551 (*h*); dans THIERRY DE HERY, en 1552 (*i*);

(*a*) *De Mentagrâ*, Cap. 15.

(*b*) *De Morbo Gallico*, Cap. 4 & 6.

(*c*) *De Morbo Gallico*, Cap. 3.

(*d*) *Nova pœnitentialis Quadragesima*, Cap. *De Curatione in specie.*

(*e*) *De Morbo Gallico*, Lib. IV, Cap. 2 & 4.

(*f*) Lib. *De Morbo Composito*, Cap. 6.

(*g*) *De Morbo Gallico*, Cap. 11.

(*h*) *De examine omnium Looch*, &c. ubi *De Morbo Gallico.*

(*i*) *Méthode Curatoire de la Maladie Vénérienne*, pag. 117 *de mon Edition.*

dans AMATUS LUSITANUS, en 1556 (*a*); dans GUILLAUME RONDELET, en 1560 (*b*); dans LÉONARD BOTAL, en 1563 (*c*); dans GEORGE DORDON, en 1568 (*d*); dans AMBROISE PARÉ, en 1575 (*e*); dans JULIEN PAULMIER en 1578 (*f*); dans JEAN WIER, en 1580 (*g*); dans JEAN ZECCHIUS, en 1586 (*h*); dans JÉRÔME MERCURIAL, en 1587 (*i*); dans LUC GHINI, en 1589 (*k*); dans PIERRE DE TORREZ, en 1600 (*l*); dans JEAN HARTMANN, en 1611 (*m*); enfin dans LOUIS SEPTAL, en

---

(*a*) *Centur. V*, *Curat.* 22.

(*b*) *De Morbo Italico*, Cap. *De Unguentis.*

(*c*) *De Lue Venereâ*, Cap. 17.

(*d*) Lib. 2. *De Morbo Gallico*, Cap. 1.

(*e*) *Oper. Chirurgicor.* Lib. XIX, ubi *De Lue Venereâ*, Cap. 12.

(*f*) Lib. *De Hidrargyro*, Cap. 7.

(*g*) *De Morbis incognitis*, Lib. III, ubi *De Morbo Gallico*, §. 18.

(*h*) *De Morbo Gallico*, Cap. 20.

(*i*) *De Morbo Gallico*, Cap. 6.

(*k*) *De Morbi Neapolitani curandi ratione.*

(*l*) Lib. *De la enfermedad de las Bubas.*

(*m*) *Praxis Chimiatrica.*

1614 (*a*). Tous ces Auteurs ordonnent de ne faire les frictions, que de trois en trois, ou quatre en quatre jours, de peur d'exciter la salivation, & de l'arrêter par des purgatifs, si elle est trop abondante, quelquefois même dès qu'elle paroît. J'ai jugé à propos de les passer ici tous en revue, afin de résoudre cette question une fois pour toutes.

Le Mercure se prenoit intérieurement seulement en deux manieres.

Secondement. On commença un peu plus tard à employer le Mercure intérieurement : & ce qui en détournoit, c'étoit sans doute l'autorité des Anciens, qui avoient prononcé, d'un ton décisif, que le Mercure *pris intérieurement, étoit pernicieux, & perçoit les intestins, par sa pesanteur.* Mais l'expérience ayant enfin détrompé de cette erreur, on s'accoutuma peu à peu à donner le Mercure intérieurement, en plusieurs manieres.

Savoir, sous la forme de précipité rouge, ou de poudre rouge de *Jean de Vigo.*

I. On commença de l'employer, préparé en *précipité rouge*, c'est-à-dire, dissous dans l'eau-forte, évaporé jusqu'à siccité, calciné & ré-

(*a*) *Caution. Medicar.* Lib. VII, Cap. *De Morbo Gallico.*

duit en poudre rouge. Cette préparation ſe trouve décrite dans la *Chirurgie* de JEAN DE VIGO, vers l'an 1514 (*a*) : mais DE VIGO n'ignoroit pas que ce remède étoit fort âcre & fort corroſif ; il avouoit qu'il falloit le mettre au rang des remèdes phagédéniques, propres à conſumer les chairs fongueuſes des ulcères, & même au rang des phagédéniques les plus forts.

On aura ſujet d'être étonné qu'après un tel aveu, JEAN DE VIGO ait ordonné cette poudre intérieurement contre la peſte (*b*), comme un *remède admirable & excellent*, à la doſe de trois ou quatre grains, mêlée avec de la Thériaque ; & même qu'il l'ait propoſée (*c*) pour la colique, comme un ſecret qu'il tenoit *d'une perſonne digne de foi*, à la doſe de deux grains, mêlée avec un ſcrupule de *Diacyminum*, ou avec une demi-once de *Philonium Perſicum*. Je ſuis perſuadé que cette opinion de l'utilité de la poudre

---

(*a*) *Antidotar. ſeu* Lib. VIII, Practicæ, Cap. 13.

(*b*) *Chirurgiæ Compend.* Lib. V.

(*c*) *Ibid. & Copioſ.* Lib. 2, Cap. 20.

de Mercure dans la colique, eſt venue originairement de PAUL D'ÆGINE, qui aſſure (*a*) que le vif-argent *eſt un poiſon, & qu'on ne s'en ſert point dans la Médecine; mais qu'après l'avoir brûlé, calciné, & mêlé avec d'autres drogues, quelques-uns le donnent intérieurement dans la colique, & dans la paſſion iliaque.* Mais à dire vrai, cette poudre n'étoit guère propre à donner de la réputation au Mercure: car, comme c'eſt un purgatif corroſif, dont l'opération eſt très violente & dangereuſe, l'uſage de ce reméde étoit plutôt capable d'entretenir les anciennes préventions, que de les diſſiper.

On ignore quel fut le ſuccès qu'eut JEAN DE VIGO de l'uſage de cette poudre rouge dans la peſte & dans la colique, ſuppoſé qu'il l'ait jamais employée. Il eſt ſûr, du moins, qu'il ne s'en eſt jamais ſervi intérieurement dans aucune Maladie Vénérienne; mais ſeulement extérieurement (*b*); pour les puſtules ou chancres de la verge, de la même façon qu'on s'en ſert encore aujourdhui.

(*a*) Lib. VII. *De Re Medicâ.*
(*b*) *Copioſ.* Lib. V, Cap. I.

NICOLAS MASSA recommanda l'usage de la même poudre, vers l'an 1532. Il se glorifie (*a*) de la tenir, non pas de JEAN DE VIGO, mais d'*un certain vieillard Alchymiste*. Il prétend qu'elle mérite le nom de *poudre Angélique, à cause des effets merveilleux & angéliques qu'elle a dans la Maladie* Vénérienne...... *Car* (ajoute-t-il) *ce remède n'a pas de pareil ; il cicatrise parfaitement, comme je l'ai souvent expérimenté, & il est excellent dans les ulcères malins de la verge.* On voit, par ces paroles, que NICOLAS MASSA, de même que JEAN DE VIGO, n'employoit le Mercure précipité-rouge qu'extérieurement.

PIERRE-ANDRÉ MATTHIOLE est le premier, que je sache, ou peut-être le seul, entre les anciens Médecins, qui, vers l'an 1535 (*b*), ait osé donner intérieurement cette poudre ; mais il vouloit qu'elle fût auparavant bien lavée dans des eaux distillées de plantain & d'oseille, & desséchée pendant quelque tems par le feu : *Car* (disoit-il) *cette poudre étant prise au-*

(*a*) *De Morbo Gallico*, Tract. 6, Cap. 6.
(*b*) Opuscul. *De Morbo Gallico.*

dedans, pourroit causer de grands désordres, si elle n'étoit pas bien préparée. Avec ces précautions, MATTHIOLE donnoit cette poudre en pilules, jusqu'à cinq grains; & il assuroit que l'usage de ce reméde dissiperoit bientôt *les douleurs véroliques, en évacuant la pituite & la bile noire par le vomissement & par les selles.* Il proposoit encore le même reméde comme très-efficace contre la peste, la fièvre quarte opiniâtre, la maladie hypochondriaque, la colique & la passion iliaque.

Mais MATTHIOLE ne fut en cela suivi d'aucun Médecin; au contraire, plusieurs l'en blâmerent, comme JÉRÔME FRACASTOR, en 1546 (*a*); GABRIEL FALLOPPE, en 1560 (*b*); ALEXANDRE-TRAJAN PETRONIO, en 1565 (*c*); MICHEL-JEAN PASCHAL, en 1566 (*d*); JULIEN PAULMIER, en 1578 (*e*).

Et en forme naturelle, dans les Pilules de *Barberousse*.

II. Au précipité-rouge succéda le *Mercure crud*, qui entroit autrefois dans la composition des fameuses *pi-*

(*a*) Lib. III. *De Morbis Contagiosis*, Cap. 10.
(*b*) Tract. *De Morbo Gallico*, Cap. 79.
(*c*) Lib. VI. *De Morbo Gallico*, Cap. 23.
(*d*) Opusc. *De Morbo Gallico*.
(*e*) Lib. *De Hydrargyro*, Cap. 6, &c.

lules mercurielles de BARBEROUSSE, ainsi dites, à ce que je crois, parce que CHAIREDIN BARBEROUSSE, Roi d'Alger, Capitan-Bacha de Turquie, & contemporain de FRANÇOIS I, Roi de France, s'en étoit servi. Il paroît, en effet, par le témoignage de PIERRE de BAYRO, Médecin de CHARLES II, Duc de Savoye (*a*), que la recette de ces pilules avoit été apportée de Turquie. Voici quelle en étoit la composition, selon ce Médecin :

Prenez du Mercure crud, vingt-cinq gros ;
De la Rhubarbe choisie, dix gros ;
Du Diagrède, trois gros ;
Du Musc & de l'Ambre gris, de chacun un gros ;
De la Farine de Froment, deux gros.
Mêlez le tout avec du Suc de Limons ; formez-en des pilules de la grosseur d'un pois ; & donnez-en une chaque jour, une heure avant le souper.

DE BAYRO rapporte que *ces pilules*

(*a*) Enrichid. *De medendis Corporis Affectibus*. Cap. *De Doloribus Musculorum ex Morbo Gallico genitis*. Cet Ouvrage parut vers l'an 1540.

avoient eu un ſuccès merveilleux dans quelques Vérolés couverts d'ulcères & de nodus. Néanmoins il ne diſſimule pas que *le premier d'entre les Chrétiens qui avoit uſé de ces pilules, étoit tombé mort ſubitement ſur le Pont d'Avignon*, où de BAYRO s'étoit retiré en 1537, à l'occaſion de la guerre du Roi de France contre le Duc de Savoye, ſon Souverain. Mais ce malheur ne pouvoit point être attribué à l'uſage de ces pilules ; puiſque chacune contenoit à peine quatre grains de Mercure. Cependant je ne m'étonne pas que la prévention le leur ait fait attribuer ; puiſque RONDELET, qui propoſe les mêmes pilules avec quelque légere différence, dit (*a*) que *ſi ceux qui ont uſé de ce remède, venoient à être attaqués, dix ans après, de quelque maladie, on ne manqueroit pas de l'attribuer au remède.*

Aujourd'hui il ſe prend en pluſieurs manieres depuis les nouvelles découvertes chymiques.

III. Au reſte, tout ce qui regarde l'uſage interne du Mercure & des remédes mercuriels, a été depuis perfectionné par les découvertes chymiques, dont la Pharmacie a été enrichie ; & l'on a maintenant pluſieurs

(*a*) Tract. *De Morbo Italico.*

excellentes préparations mercurielles, dont on peut ſe ſervir ſans craindre, ſi le Médecin l'approuve.

1°. Le *Mercure ſublimé doux*, autrement l'*Aquila-Alba*, qui pris pendant quelque tems, depuis douze juſqu'à vingt ou vingt-quatre grains, purifie le ſang, détruit le virus, lâche le ventre, & cauſe la ſalivation.

2°. La *Panacée mercurielle*, qui ſe donne depuis quinze juſqu'à trente grains. Elle ne lâche point le ventre, ſi elle eſt préparée comme il faut; mais, ſi l'on en continue l'uſage, elle excite la ſalivation.

L'Æthiops minéral commun, qui ſe prépare en broyant le Mercure avec le Soufre, dans un mortier de marbre, ou, ce qui vaut mieux, en le mêlant avec le Soufre fondu. La doſe en eſt depuis quinze grains juſqu'à trente. Il ne purge point, & même il ne produit le plus ſouvent, aucune ſalivation, ſur tout s'il eſt préparé ſans feu; parce que les particules mercurielles, qui ſont alors aſſez mal unies avec le Soufre, ſe réuniſſent facilement entr'elles, par la chaleur de l'eſtomac, & forment des gouttes, que leur groſſeur & leur peſanteur empêchent de pénétrer dans les veines lactées.

4°. D'autres *Æthiops minéraux* en grand nombre, qu'on prépare avec le Mercure broyé long-tems, mêlé & éteint avec des matieres grasses, résineuses ou gommeuses. On donne à ces *Æthiops* différens noms pompeux, suivant la différente qualité du reméde qu'on y ajoute. On les appelle, par exemple, *Mercure alkalisé*, quand le Mercure est mêlé avec la poudre d'écailles d'huîtres; *Mercure antiphthisique*, quand il est mêlé avec le Baume du Pérou sec; *Mercure antiscorbutique*, quand il est mêlé avec la Gomme de Guaiac; *Mercure-vif doux*, quand il est mêlé avec la Manne; *Mercure diurétique*, quand il est mêlé avec la Gomme de Genièvre, ou avec la Gomme Ammoniac; *Mercure purgatif*, quand il est mêlé avec la Scammonée ou la Résine de Jalap, &c. Mais la vertu de ces préparations ne répond point ordinairement à l'idée que l'on en a: car les particules mercurielles, foiblement liées par ces différentes matieres, se révivifient d'elles-mêmes dans l'estomac, & forment de grosses gouttes, dont il n'y en a que peu qui puissent entrer dans le sang,

supposé

supposé qu'il y en entre quelques-unes.

5°. Le *Mercure violet*, ou le Mercure sublimé de l'Æthiops minéral préparé avec le feu, & mêlé avec parties égales de Sel Ammoniac. La dose en est depuis vingt grains jusqu'à trente. Il est plus doux, & en même tems plus pénétrant que l'Æthiops minéral.

6°. Le *Mercure précipité blanc*, qui est un Mercure dissous dans l'eau-forte ou l'esprit de nitre, précipité par l'eau salée, & lavé soigneusement avec de l'eau tiéde. Ce reméde est efficace & assez sûr. Si on le mêle avec quatre fois autant de sucre, & qu'on le donne à la dose de six, neuf ou douze grains, il lâche le ventre, &, pour l'ordinaire, fait doucement vomir.

7°. La *Tisane sudorifique* ordinaire, faite avec le Guaiac, la Salse-pareille, la Squine, &c; dans laquelle on dissout une dose convenable de Mercure doux, ou de Panacée mercurielle. L'expérience a appris que, contre l'opinion commune, ces sortes de préparations mercurielles se dissolvent entiérement, par l'ébullition, dans la tisane & dans les autres liquides aqueux; pourvu qu'on broye de nouveau sur le porphyre ce qui reste sans s'être diſſous, & qui en fait les deux tiers, & qu'on le faſſe bouillir derechef dans la même tiſane, réitérant de même plufieurs fois, s'il le faut.

8°. La *ſolution de Mercure par défaillance*, qui ſe fait en employant uniquement le Sel Ammoniac, & qui eſt tranſparente comme l'eau. La préparation en ſera expliquée ci-deſſous (*a*). On peut, ſans craindre, donner intérieurement cette ſolution; parce qu'elle n'a rien de corroſif, ni même rien de trop âcre; mais ordinairement elle n'a que peu ou point d'effet, parce qu'elle ne contient qu'une très-petite quantité de Mercure, qui même peut-être n'entre pas toute dans le ſang.

Sans parler des ſecrets vantés par des Charlatans.

IV. Je ne ſais ſi entre les remédes propres à guérir les Maladies Vénériennes, on peut compter grand nombre de ſecrets, magnifiquement vantés par des Charlatans & des Opérateurs, afin de tromper le Peuple; car la plupart de ces ſecrets, ou n'ont aucune vertu, & par conſéquent ne méritent pas même le nom de remédes, ou (ce qui eſt pire) ſont corrroſifs &

(*a*) Liv. IV, Chapitre dernier.

dangereux, & par conséquent des espèces de poisons. Au reste, comme il y a différentes sortes de Charlatans, sur-tout à Paris, où ils se rendent en foule de tous côtés, il y a aussi différentes sortes de secrets, dont ils se glorifient. S'il y en a entre ceux-là quelques-uns qui soient utiles, & qui aient quelque vertu, (ce qui est très-rare) ils sont connus depuis long-tems, & ils se trouvent dans tous les Ouvrages des Médecins; mais, pour qu'on ne les connoisse pas, les Charlatans ont soin de les déguiser. Les autres ne sont que des remédes mal imaginés, & souvent même dangereux & nuisibles. Voici la plupart de ceux qui sont venus à ma connoissance.

1°. Plusieurs *Panacées mercurielles*, qui sont préparées ou que l'on dit être préparées avec plus de travail; mais qui n'ont rien de préférable à la *Panacée* commune. Les plus vantées sont, 1°. la *Panacée solaire & lunaire* de MICHEL DE LA VIGNE, Médecin du Roi, que FRÉDERIC HOFFMAN a louée (*a*). 2°. la *Panacée de* N. DE

(*a*) *Pharmacopææ Medico-Chymicæ*, Lib. III, Cap. 15, §. 21.

LA BRUNE, qui est décrite par GERVAIS UÇAY, Docteur en Médecine de Toulouse (*a*), & par JEAN DEVAUX, Chirurgien de Paris (*b*). On donnera à la fin du quatrième Livre, la préparation de ces deux Panacées (*c*).

2°. La *solution du Cinnabre*, ou de Mercure Précipité rouge, dans un Menstrue corrosif, ou dans l'Eau-forte corrigée. Tel est cet Esprit, qu'on nomme à Paris *les Gouttes du Général* DE LA MOTTE, & dont on prépare une teinture d'un beau rouge éclatant. On en met quelques gouttes dans un véhicule aqueux, par exemple, dans une infusion de thé, & l'on en use chaque jour pendant un mois ou deux : ce qui n'est point dangereux, que je sache; mais aussi ce qui ne produit aucun effet.

3°. Plusieurs préparations mercurielles fort âcres; comme le *Mercure Précipité rouge*; le *Précipité jaune*, autrement *Turbith minéral*; le *Précipité verd*, l'*Arcane Corallin*, l'*Hercule de*

(*a*) Traité de la Maladie Vénérienne, à *la fin*.

(*b*) Tome III de l'Abrégé de la Médecine pratique d'ALLEN.

(*c*) Chapitre dernier.

BOVIUS (*a*) *ou l'Or de vie de* HARTMANN, &c, qui ne ſont jamais capables de détruire la Vérole ; mais qui ſont toujours dangereuſes, à cauſe de leur qualité corroſive, cauſtique & vénéneuſe, & qui produiſent ſouvent des douleurs d'entrailles, des inflammations, des rongemens, des ſuperpurgations par haut & par bas, des maux de cœur, des convulſions & des ſyncopes mortelles, à moins qu'on ne les employe dans des ſujets robuſtes, & avec grande précaution.

4°. Le *Précipité rouge ſolaire*, préparé par lui-même & ſans menſtrue, tel qu'il eſt décrit par GERVAIS UÇAY (*b*), & dont on donnera plus bas la préparation (*c*). Quoique ce remede agiſſe un peu plus doucement que le Précipité rouge ordinaire, il n'eſt pas pour cela ſans danger.

5°. Quelques *Eaux mercurielles*,

(*a*) Ainſi nommé, à ce que je crois, de THOMAS BOVIUS, Empirique de Vérone, qui, ſur la fin du ſeiziéme ſiécle, compoſa en Italien, un Livre intitulé : *Il Flagello dei Medici Rationali.*

(*b*) Traité de la Maladie Vénérienne, Chap. 8.

(*c*) Livre IV, Chapitre dernier.

qui se préparent de deux manieres. 1°. On met infuser dans huit onces de décoction d'orge ou d'avoine, huit, dix ou douze grains de Solution de Sublimé-corrosif, & on fait avaler cette dissolution au malade, pendant quelques jours ; pratique détestable que ne craignent pas de commettre quelques Charlatans de Londres, s'il en faut croire RICHARD WISEMAN (*a*), & DANIEL TURNER (*b*). 2°. On verse une demi-once, ou même une ou deux onces de Solution de Mercure, faite dans l'Esprit de Nitre, dans deux livres de tisane sudorifique, que l'on fait boire aux malades, le matin à jeun ; pratique presque aussi mauvaise que la précédente, & que commettoit néanmoins un certain Chirurgien de Paris, suivant le rapport de JEAN DEVAUX (*c*), autre Chirurgien de la même Ville.

(*a*) *Treatise of Lues Venerea*, Chap. 3, pag. 10.

(*b*) *Dissertation on the Venereal Disease*, pag. 99.

(*c*) Dans les *Préceptes généraux*, qu'il a mis à la fin de l'Abrégé de toute la Médecine pratique de J. ALLEN, traduite du Latin en François, en 1728.

CHAPITRE VIII.

Comment, & avec quel ſuccès les Fumigations mercurielles ont été autrefois employées dans le traitement de la Vérole.

Ancien uſage des parfums pour la cure de pluſieurs Maladies.

CE n'eſt pas d'aujourd'hui qu'on emploie en Médecine les parfums pour la cure de pluſieurs Maladies : car l'on ſait que cette méthode a été recommandée & pratiquée par HIPPOCRATE pour l'Eſquinancie, *au ſecond Livre des Maladies* en général ; pour les Fleurs-blanches, dans ſon *ſecond Livre des Maladies des Femmes*, pour différens vices de la matrice, dans l'endroit où il parle *de la Stérilité & de la Nature des Femmes* ; pour provoquer les ordinaires, *Aphoriſme* 28, *Sect.* 5 ; pour connoître d'avance la future conception, *Aphoriſme* 59, *Section* 5 ; & non-ſeulement par HIPPOCRATE, mais encore par CELSE, pour les douleurs de nerfs, *Liv. III*, *Chap.* 27, *Art.* 2 ; pour la douleur de la Vulve, *Liv. IV*, *Chapitre* 20 ; pour la piquure du

Scorpion, *Liv. v*, *Chap.* 27, *Art.* 5; pour la Cataracte, *Liv. vi*, *Chap.* 6; par GALIEN, pour le Skirrhe, *Liv. II de la Méthode de guérir*, adressée *à Glaucon*, *Chap.* 6; pour exciter les Régles, *Comment.* 5, *sur l'Aphorisme* 28; pour connoître la fécondité, *au même endroit sur l'Aphorisme* 59; pour la difficulté de respirer, *Liv.* I *des Remédes aisés*, *Chap.* 9. Enfin, par tous les Médecins postérieurs, Grecs, Latins, Arabes, & même Chrétiens, qui ont vécu en Europe jusqu'à l'année 1480.

On les a employés ensuite dans le traitement de la Vérole.

Mais c'est une pratique moderne d'employer les parfums pour traiter la Vérole, parce que cette Maladie est nouvelle en Europe. Cependant on a mis en usage les fumigations, aussi-bien que les frictions mercurielles, dès la naissance du Mal Vénérien, de-sorte que ces deux remédes sont comptés avec raison parmi les plus anciens, ou du moins parmi ceux qui sont beaucoup plus anciens que la décoction de Guaiac, & que toutes les préparations mercurielles qu'on prend intérieurement.

Médecins qui ont fait mention les

Entre les plus anciens Auteurs qui ont traité de la Vérole, je trouve que les premiers qui ayent fait mention des fumigations pour la curation de cette Maladie, sont ANGELO BOLOGNINI, Professeur de Chirurgie dans l'Université de Bologne, en 1506; & JACQUES CATANÉE *du Lac-Marcin*, Médecin de Gènes, qui florissoit vers le même tems. Le premier, après avoir expliqué tout ce qui concerne les onctions mercurielles, se fait cette question *au Chap. 6 de son Livre des Onguens* : « savoir, s'il se trouve » d'autres remédes dont l'application » cause pareillement la salivation? » A quoi il répond, que oui; mais » que ce ne sont pourtant pas des » remédes dénués de Mercure, par » exemple, les suffumigations ». Le second expose beaucoup plus nettement & la matiere des fumigations, & la maniere de les employer. « Il y » a (dit-il dans son *Traité de la Vérole*, » *Chap.* 9.) certains Praticiens, qui, » dans le traitement des Vérolés, se » servent, au lieu d'emplâtres mercu- » riels, des parsums de Cinnabre, lesquels sont composés de vif-argent & » de soufre, & qui par-là font quel- » quefois des cures admirables ».

premiers des fumigations.

Au reste, personne n'a mieux décrit

Nicolas Massa les a aussi bien décrites qu'aucun.

cette méthode que NICOLAS MASSA, qui, dans le *cinquiéme Livre* de son Traité *du Mal de Naples*, s'est attaché uniquement à donner différentes formules de parfums, à proposer des manieres particulieres de parfumer, & à relever les merveilleux avantages de la suffumigation. Il prétend néanmoins, & avec raison, que *cette maniere de traiter la Vérole avec les parfums de Cinnabre, n'est point une invention des Modernes*; mais qu'on l'a prise des Anciens par voie d'analogie, parce que *quelques-uns d'eux s'en servoient dans la Galle rebelle.*

Depuis MASSA, de tous les Auteurs qui ont traité de la Maladie Vénérienne, à peine y en a-t-il eu un seul de réputation qui n'ait fait mention expresse des fumigations. Il est du moins constant que PIERRE-ANDRÉ MATTHIOLE en a traité spécialement dans son *Opuscule de la Vérole*, en 1535; ainsi que JÉRÔME FRACASTOR, *au troisiéme Livre des Maladies contagieuses*, Chap. 10, en 1546; VIDUS VIDIUS, *de la Curation en général*, Part. 2, Sect. 2, Liv. III, Chap. 14, en 1550; AUGIER FERRIER, *de la Vérole*, Liv. 1, Chap. 10

& 14, en 1557; GUILLAUME RONDELET, *du Mal de Naples* sur la fin, & GABRIEL FALLOPPE, *du Mal François*, Chap. 69 & 75, en 1560; LÉONARD BOTAL, *de la Maladie Vénérienne*, Chapitre 24, en 1563; ALEXANDRE-TRAJAN PETRONIO, *de la Vérole*, Liv. VI, Chap. 18 & 21, en 1565; GEORGE DORDON, *de la Curation du Mal Vénérien*, Traité 3, en 1568; JÉRÔME MERCURIAL, *de la Vérole*, Chapitre 6, en 1587; LUCAS GHINI, *du Mal de Naples*, en 1589; JÉRÔME CAPIVACCIO, *de la Maladie Vénérienne*, en 1590; AUREL MINADOUS, *de la Virulence Vérolique*, en 1596; HERCULE SAXONIA, *de la Vérole*, Chap. 39, en 1597; ALEXANDRE MASSARIAS, dans sa *Pratique de Médecine*, Liv. VI, en 1598; ANDRÉ CÉSALPIN, dans son *Traité de la Médecine*, Liv. IV, Chap. 8, en 1602; EUSTACHE RUDIUS, *de la Maladie Vénérienne*, Chap. 13, en 1604, sans parler des autres moins célébres, que je n'ai ni le loisir, ni la volonté de citer ici chacun en particulier.

Deux sortes de fumigations.

En général, il y avoit deux sortes de fumigations, les unes bénignes,

& les autres malignes, ſuivant la qualité des drogues, dont elles étoient compoſées. Les premieres l'étoient de matieres graſſes & huileuſes, capables de rendre beaucoup de fumée, étant jettées ſur les charbons, ou de ranimer les eſprits par la douceur des odeurs. On faiſoit grand cas pour l'une ou pour l'autre de ces deux qualités. 1°. Entre les Réſines & les Gommes, de l'Encens, de l'Oliban, du Maſtich, de l'Aloès, de la Myrrhe, du Styrax, du Benjoin, de l'Opopanax, du Succin, du Sandarach des Arabes, autrement de la Gomme de Genèvrier, de la Gomme Animé, de la Gomme de Lierre, du Ladanum, de la Gomme Ammoniac, &c. 2°. Entre les Aromates, de la Canelle, de la Noix Muſcade, du Macis, du Géroſle, du Spica Nard, de la Noix de Galle Muſquée, de Schénanthe, des Bayes de Laurier & de Genièvre, des feuilles de Marjolaine, &c. 3°. Parmi les Bois naturellement gras, du Bois d'Aloès, du Bois de Genièvre, du Bois de Pin, du Buis, de tous les Santaux, &c.

Quant aux dernieres, elles différoient des premieres, en ce qu'outre les matieres, dont on vient de parler, elles contenoient encore d'autres drogues, qui étoient des poisons, comme le Sandarach des Grecs ou l'Arsenic rouge, & l'Orpiment ou Réagal, autrement l'Arsenic jaune ou Citrin (*a*); ou bien, qui passoient dans ce tems-là pour des poisons, comme le Cinnabre factice ou artificiel. Je sais que dans la suite la Chymie nous ayant procuré diverses préparations mercurielles, certains Praticiens se sont avisés d'ajouter à ces parfums, le Précipité rouge, le Turbith minéral, & même le Sublimé corrosif, dont la qualité âcre & vénéneuse n'est que trop connue; mais du moins une si folle témérité a-t-elle été fort rare. Du reste, pour exciter une fumée plus forte & plus odorante, supposé qu'on n'employât pas à la fois toutes les matieres ci-dessus mentionnées, on mêloit pour

---

(*a*) C'est ainsi qu'autrefois on employoit dans les parfums, l'Arsenic & l'Orpiment, pour purifier l'air des maisons pestiférées; & même plusieurs personnes les recommandent encore aujourd'hui pour cet usage. Voyez FRANÇOIS RANCHIN, *Traité de la Peste*, *Part.* 3, *Chap.* 16.

le moins ensemble les plus grasses & les plus odoriférantes, comme l'Encens, le Mastich, l'Aloès hépatique, la Gomme de Genèvrier, le Styrax sec, le Ladanum, le Succin, la Noix Muscade, &c.

Leur préparation.

Quand on avoit choisi les drogues, par rapport à la Maladie ou aux indications, on les piloit séparément pour les réduire en poudre très-fine. Ensuite on les mêloit ensemble pour les employer de deux façons; 1°. en forme de poudre, dont on répandoit quelques pincées sur les charbons; ce qui néanmoins étoit rare, parce que la poudre étant trop séche, n'entretenoit point le feu, & ne fumoit pas assez long-tems. 2°. En forme de pastilles, de trochisques, de tablettes, &c. Pour cet effet, on incorporoit les matieres avec la Térébenthine ou le Styrax liquide, & l'on mettoit une ou deux pastilles sur les charhons ardens.

La maniere de s'en servir.

Ensuite, toutes les fois qu'on jugeoit à propos d'employer les suffumigations, on commençoit par saigner le malade, & par faire usage des altérans & des purgatifs, pour tempérer les humeurs. Après quoi l'on échauffoit un cabinet bien clos pour servir d'étuve, où l'on dressoit une espéce de pavillon, nommé communément l'*Archet*. C'étoit-là qu'on plaçoit le malade nud, ou en camisole, assis ou debout, la tête couverte ou découverte, suivant ses forces. On mettoit à ses pieds un réchaud plein de braise, & par un trou fait exprès, on y jettoit à diverses reprises quelques trochisques ou tablettes de parfum ; en sorte que le malade demeuroit exposé depuis les pieds qu'à la tête, à la fumée qui s'en exhaloit, jusqu'à ce qu'il suât abondamment. Si par hasard on voyoit que que le malade fût prêt à se trouver mal, on tâchoit de prévenir la défaillance dont il étoit menacé, en lui faisant mettre la bouche à un trou pratiqué à cette intention, ou respirer un air pur & frais, par un tuyau, dont le bout sortoit en dehors.

On tenoit le malade plus ou moins long tems sous l'Archet, selon le degré du mal, la violence des symptômes, & l'état des forces. FALLOPPE raconte, dans son *Traité de la Vérole*, Chap. 72, que de son tems on faisoit le plus souvent durer la fumigation *pendant une heure entiere ; ou une demi-heure, ou pendant un quart ou trois quarts d'heure, ſelon que le malade pouvoit le ſouffrir.* Mais je crois qu'une ſi grande patience étoit fort rare, & il me paroît abſolument impoſſible de l'entendre des ſuffumigations, qu'on appelloit malignes. Le malade n'étoit pas plutôt tiré de-là, qu'on le mettoit dans un lit baſſiné, & on le couvroit bien, pour le faire ſuer abondamment durant une heure ou deux. Après quoi l'ayant eſſuyé, on lui donnoit un verre de vin à boire, & au bout de deux heures on lui ſervoit à manger.

Leur maniere d'agir.

On pratiquoit d'ordinaire ces ſortes de fumigations tous les jours, ou ſeulement de trois en trois, ou de quatre en quatre jours, eu égard à la violence de la maladie, ou à l'état des forces : & on les réitéroit ſix, ſept, huit à neuf fois, juſqu'à ce que la ſalivation ou le flux de ventre parût, ou que les ſymptômes de la maladie diſparuſſent entiérement. Enfin, l'on procuroit, par ce moyen, une évacuation différente dans les différens ſujets, mais triple dans la plupart, au rapport de FALLOPPE, *à l'endroit déja cité*, Chap. 70. Car, 1°, *les fumigations*, dit cet Auteur, *lâchoient le ventre, comme feroit un purgatif*. 2°. *Elles évacuoient presque toujours par la voie des poumons & du gosier*, c'est-à-dire, par les crachats & la salivation, *& cela communément pendant sept ou huit jours*, dans l'espace desquels le malade *crachoit un plein bassin chaque jour; ce qui alloit à six ou à dix livres*. 3°. *Elles excitoient une sueur des plus abondantes*.

Précautions qu'il faut y apporter.

Les plus anciens Médecins avouoient, 1°. « que cette maniere de traiter la » Vérole, pouvoit être nuisible aux » parties nobles ; que même les ma- » lades tomboient souvent dans des » récidives, & dans de fâcheuses ma- » ladies compliquées avec le Mal Vé- » nérien, comme l'Asthme, la Toux, » l'Hydropisie & le Marasme : qu'ainsi » l'on ne devoit s'en servir que dans » des Véroles invétérées & rebelles à » tout autre reméde, & pour des per- » sonnes d'une forte complexion, en » observant exactement la constitu- » tion de l'air, & les autres choses » non-naturelles ».

2°. C'est pour cela qu'ils avertissoient « d'éviter cette pratique dans

» les ſujets Aſthmatiques, ou Hecti-
» ques, ou Fébricitans, dans leſquels
» la bile prédomine, ou qui ſont d'un
» tempérament naturellement foible
» ou affoibli par la Maladie ».

3°. Ils ordonnoient en conſéquence « de préparer avant tout, le ma-
» lade, en cas qu'on voulût le traiter
» par les fumigations, avec la même
» attention que ſi c'étoit pour lui
» donner les frictions, en le pur-
» geant doucement, en fortifiant ſon
» eſtomac, en le ſaignant, s'il le
» falloit, en lui appliquant les ven-
» touſes, & en faiſant uſage des cor-
» diaux, tant intérieurement qu'ex-
» térieurement, tels que ſont les con-
» fections préparées avec les pierres
» précieuſes, & les épithèmes ».

Eloges des fumigations.

Mais en employant ces précautions, ils atteſtent que beaucoup de malades, à qui non-ſeulement la décoction de Guaiac, mais même les frictions mercurielles n'avoient ſervi de rien, ont été guéris par les fumigations.

C'eſt ainſi que NICOLAS MASSA dit dans ſon *Traité du Mal de Naples*, Liv. V, Chap. 2; « avoir guéri
» entr'autres avec les ſuffumigations,

» deux perſonnes, à qui les autres » remédes n'avoient rien fait, qui » avoient paſſé pluſieurs fois par les » frictions, ſans aucune ſalivation, » & qui étoient encore jeunes. Il ne » diſcontinua point les fumigations » jusqu'à la réſolution de toutes les » tumeurs; ayant toujours égard à la » force du tempérament ». Le même Auteur raconte *à l'endroit cité*, Ch. 3; « que ſouvent il n'a pû guérir cer- » tains Vérolés par le moyen des fric- » tions, & qu'un jour voyant que les » onctions qu'il avoit faites, avoient » été ſans effet, il paſſa aux fumiga- » tions. Parmi ces malades (continue- » t-il) il y avoit un jeune homme, » âgé de vingt ans, nommé DOMI- » NIQUE DE CONFINIO DE SAINT » PIERRE, à qui pluſieurs Empi- » riques, Barbiers & Femmelettes » avoient inutilement donné quantité » de frictions. Son Mal, bien loin de » guérir, étoit au contraire devenu » d'une ſi grande malignité, que tout » le goſier & le palais étoient infec- » tés d'ulcères d'un mauvais caractere, » qui l'empêchoient de parler. Il ne » pouvoit manger ni boire qu'avec » une extrême difficulté. Il étoit

» obligé de rester couché dans son
» lit, ayant les bras & les jambes con-
» vulsivement retirés, de façon que
» pour ses besoins, deux domestiques
» le portoient ; & quand il vouloit
» manger, il falloit que quelqu'un lui
» mît son manger dans la bouche. Ou-
» tre cela, son corps étoit couvert
» d'ulcères & de tumeurs dures, ac-
» compagnées de douleurs aux join-
» tures, qui ne lui permettoient guère
» de dormir, & causoient une af-
» freuse consomption de tout le corps.
» Ce qu'il y avoit de plus fâcheux,
» c'est qu'avec tous ces accidens, il
» avoit toujours la fièvre. Et comme
» ma mere (ajoute MASSA) me prioit
» souvent de tâcher de le guérir, s'il
» y avoit moyen; je l'entrepris. Après
» lui avoir laissé le tems de reprendre
» des forces, je commençai par lui
» frotter les jointures des jambes &
» des bras ; cependant, quoique je
» lui eusse donné plusieurs frictions,
» les ulcères ne se consolidoient point,
» & les tumeurs ne pouvoient se ré-
» soudre. C'est pourquoi je me dé-
» terminai à en procurer la résolution
» au moyen des fumigations. Voici
» comme je m'y pris : le soir je frot-

» tois les jointures, & le matin je le » parfumois sous l'Archet. Je conti- » nuai ainsi durant plusieurs jours, » & les ulcères se trouvoient presque » consolidés; mais les forces étant » abattues, je le laissai en repos pen- » dant un mois & demi, avec de » bonnes nourritures & un bon régi- » me. Ensuite je recommençai à le » frotter & à le parfumer, comme » j'ai déja dit, & cela s'étant exécuté » durant quinze jours de suite, il fut » guéri ».

C'est ainsi que GUILLAUME RONDELET se glorifie, *à la fin* de son *Traité du Mal de Naples*, d'avoir guéri par le moyen des fumigations « un » ulcère Vérolique du nez, que ni » les Médecins d'Italie, ni ceux de la » Cour, ni ceux de Montpellier, n'a- » voient pu guérir ». Il s'applaudit au même endroit « au sujet d'un » Gentilhomme, qui avoit été pen- » dant six mois à Lyon, entre les » mains des Médecins & des Chirur- » giens, sans qu'aucun reméde joint » à la diète, eût pû le guérir, & qu'il » délivra d'un ulcère en quatre jours » de suffumigation; en sorte qu'avant » d'arriver chez lui, où il n'y avoit

» que pour quatre jours de chemin » il se trouva parfaitement guéri ».

Enfin, c'est ainsi que GABRIEL FALLOPPE, *au Chap.* 69 de son *Traité de la Maladie Vénérienne*, rapporte que dans une ophthalmie Vérolique, avec inflammation de la conjonctive & & exulcération de la cornée. « Il se » servit souvent de cautères, de dé» coctions & d'autres remédes; mais » en vain, puisque les symptômes per» sistoient dans leur force; qu'ainsi il » en étoit venu aux fumigations, & » que ses malades en avoient été » guéris ». Il avoue bonnement au même endroit, qu'entr'autres, « un » Notaire fut le premier qui lui donna » inutilement bien de la peine, mal» gré tous ses remédes, & qu'une » femme guérit ensuite par la fumiga» tion ».

Leur condamnation.

Mais enfin les fumigations, pour être efficaces, devoient contenir beaucoup d'Arsenic, tant rouge que jaune, & même il y en avoit d'assez malavisés, ou plutôt d'assez fous, pour oser y ajouter un peu de Précipité rouge, de Turbith minéral, ou de Sublimé corrosif. Il ne faut donc pas s'étonner, 1°. si cette pratique étoit souvent meurtriere, non-seulement pour les vieillards, & les personnes foibles, cakectiques, poumoniques, valétudinaires ; mais même pour les jeunes gens, & les personnes robustes, fortes & les mieux constituées, dont les viscères étoient vigoureux, les poumons sains, & le cerveau en bon état.

2°. Si les Médecins qui l'approuvoient le plus, & qui en vantoient les heureux succès, n'en ont pas nié eux-mêmes les risques. « Le traite» ment de la Vérole (dit MASSA, » à l'endroit déja cité) par la voie » des fumigations, n'est pas tellement » sûr qu'il n'y ait rien à craindre. » C'est un remede (dit RONDELET, au même endroit allégué ci dessus,) » qui demande de la vigueur, parce » qu'il est fort dangereux. La fumi» gation (dit FALLOPPE à l'endroit » déja cité,) n'est que trop souvent » sujette à de fâcheux inconvéniens, » & un tel traitement n'est pas trop » sûr. C'est pourquoi j'ai toujours » jugé à propos de l'éviter autant qu'il » est possible ; car il est très mauvais » & mortel à quelques-uns.

3°. Si presque tous les autres Auteurs l'ont condamné beaucoup plus ouvertement. C'eſt ainſi que JEAN BENOÎT atteſte très-affirmativement, *au Chap.* 4 de ſon *Traité de la Vérole* : « que les ſuffumigations des empiriques ſont des poiſons très-puiſſans, » dont-il a vu lui-même que la fumée » avoit fait périr un fameux peintre » de Bologne, & tomber une femme » en apopléxie ». C'eſt ainſi que BENOÎT VICTORI, dans ſon *Traité de la Maladie Vénérienne*, Chap. 7, penſe « qu'il faut éviter la fumigation, » comme un ennemi mortel ; attendu » qu'il s'en exhale des vapeurs véné- » neuſes, qui entrant par la bouche » dans les poumons, où elles ſéjour- » nent, ôtent la reſpiration par leur » qualité aſtringente, & étranglent » tout-à coup le patient. Ces mêmes » vapeurs pénetrent pareillement par » le nez juſqu'au cerveau, & bou- » chent tellement les organes de la » faculté animale, que pluſieurs en » perdent le ſentiment & le mouve- » ment ; ce qui les fait très-aiſément » tomber en épilepſie & en apoplé- » xie, en convulſion & en para- » lyſie ». C'eſt ainſi qu'AUGIER FERRIER dit, dans ſon *Traité de la Vérole*,

Vérole, Liv. I, Chap. 14, « que » la fumigation eſt un très-mauvais » reméde, dont la plupart des Mé» decins prudens & habiles n'ont ja» mais oſé ſe ſervir pour tout le » corps ». C'eſt ainſi qu'ANTOINE-MUSA BRASSAVOLE, dans ſon *Livre de la Maladie Vénérienne*, raconte « qu'il a vu un homme que la fu» mée qui lui montoit à la tête, fit » tomber d'abord en apopléxie, & in» continent après tout roide mort. » Voilà pourquoi il ne veut point » que les malades ſoient parfumés, » qu'ils ne mettent la tête hors de » l'archet ». C'eſt ainſi qu'ALEXANDRE-TRAJAN PETRONIO conſeille, dans ſon *Traité de la Vérole*, Liv. VI, Chap. 20, « de ne jamais employer » les parfums, que la Maladie ne » ſoit invétérée, qu'il n'y ait point » d'autre reſſource, que le Mal ne » ſoit preſque déſeſpéré, & qu'enfin » le malade, à force de ſouffrir, ne » ſe ſoucie plus de vivre ou de mou» rir : car dans un danger ſi preſſant, » il faut encore mieux eſſayer cette » voie, que de n'y rien faire ». C'eſt ainſi qu'EPHIPHANE FERDINAND, dans ſes *cent Hiſtoires*, *Obſervat.* 17, enſeigne « que la méthode des fumigations, avec leſquelles les Empyriques chaſſent la Vérole, eſt plus dangereuſe que celle des frictions ; que par conſéquent il n'en faut uſer que très-rarement, & dans le cas d'une néceſſité preſſante, lorſqu'on aura épuiſé toutes ſortes de moyens ſans réuſſite ». Enfin, c'eſt ainſi que ZACUTUS LUSITANUS aſſure, dans ſes *Hiſtoires de Pratique*, Liv. II, Chap. 1, « que les fumigations ſont ſuſpectes, & que pluſieurs ſont morts dans leur application actuelle ; que par conſéquent il ne faut s'en ſervir, que quand tout le reſte eſt inutile, parce qu'alors il vaut mieux dans une maladie déſeſpérée uſer de quelque reméde, que de n'en faire aucun ».

Leur réformation.

Dans cette contrariété d'opinions ſoutenues de part & d'autre par de graves Auteurs, les plus ſages Médecins ont bien compris qu'il falloit tenir un certain milieu, ſans ſe laiſſer prévenir pour une mauvaiſe pratique, par les éloges des uns, ni détourner d'une bonne, par les blâmes des autres. C'eſt pourquoi, tout bien examiné, & après avoir peſé des deux côtés les heureux & les malheureux succès du remède, on jugea d'un commun consentement, dont la principale gloire est due à RONDELET, qu'il étoit dans les régles de la plus saine Thérapeutique :

I. D'exclure absolument des parfums, non-seulement le Sublimé corrosif; mais aussi l'Arsenic & l'Orpiment, parce que la qualité vénéneuse de l'un & de l'autre étoit avérée. C'est bien fait, à mon avis; cependant j'observerai ici que le parfum d'Orpiment est proposé & approuvé pour l'Asthme, & toutes les autres maladies du poumon, par GALIEN, dans son *Traité des Remédes aisés*, Liv. 1, Chap. 9; par AVICENNE, *Liv. II, Traité* 2, *Chap.* 49; par RONDELET, dans son *Traité des Médicamens externes, au Chapitre du Parfum*; par THÉODORE DE MAYERNE, dans sa *Pratique*, Traité 4, Chap. 6; & par un Médecin de Nîmes, anonyme, dont les observations se trouvent à la fin de celles de LAZARE RIVIERE, *Observat.* 2.

II. De réserver uniquement le Cinnabre mercuriel, que l'on savoit par expérience servir efficacement à la guériſon de la Maladie Vénérienne, ſans aucun inconvénient. CATANÉE & MASSA avoient déja bien ſenti l'utilité du Cinnabre, employé ſeul en parfum.

III. De renoncer à ce fatras de remédes qu'on y ajoutoit ſous le nom de *Correctifs*, vu qu'il n'y avoit plus rien de vénéneux dans les parfums.

IV. De ne mêler par conſéquent avec le Cinnabre, que certaines choſes, propres à rendre ſur le feu beaucoup de fumée, & à corriger par leur agréable odeur la puanteur du Cinnabre.

V. De prendre ces ſortes de choſes, non au haſard ou pour la parade, mais ſuivant les indications ; par exemple, s'il falloit faire ſuer, du Benjoin, du Styrax rouge & Calamite, de la Noix Muſcade, de l'Ambre jaune, &c. pour ouvrir les pores ; & s'il falloit guérir des ulcères, de la Myrrhe, du Maſtich, de l'Oliban, de l'Opopanax, du Ladanum, du Bois d'Aloès, du Bois de Genèvrier, &c, pour deſſécher & déterger.

VI. De réitérer pour la plupart les parfums tous les jours, pendant un certain tems, ſelon les forces des malades, & l'opiniâtreté de la maladie, jusqu'à la salivation; mais si le malade ne pouvoit, à cause de sa foiblesse, en supporter l'usage sans interruption, de ne les employer que par intervalles, comme c'étoit depuis long-tems la coutume dans l'administration des frictions.

VII. De purger même avec un purgatif doux, de trois en trois fumigations, les malades qui seroient d'une complexion délicate, pour rabattre la violence de la salivation, en détournant l'humeur du gosier vers les intestins; ce que nous avons remarqué avoir été depuis long-tems en usage dans les frictions mercurielle.

C'est ainsi que la méthode des fumigations, rappellée aux Loix de la Médecine Pratique, devint plus sûre; ce qui la mit en peu de tems si en vogue, qu'elle approcha le plus de la méthode des frictions; mais pourtant d'assez loin, dès qu'on eût reconnu, par l'expérience, qui est la vraie pierre de touche de la vertu des remédes:

Frictions préférables aux fumigations, quoique réformées.

1°. Que la premiere étoit bien moins efficace que la seconde, attendu que les malades guéris par cette voie, *récidivoient souvent*, suivant le témoignage

Raisons de préférence.

de MASSA ; & que *rarement ſe trouvoit-il des Vérolés*, au rapport de BRASSAVOLE, *qui fuſſent entiérement guéris par la fumigation ; mais qu'ils retomboient preſque tous, quoique les uns plutôt, & les autres plus tard.*

2°. Que la fumigation étoit beaucoup moins univerſelle, puiſqu'elle ne convenoit qu'à des jeunes gens, ou qu'à des perſonnes robuſtes & vigoureuſes, qui avoient les poumons ſains, un fort tempérament, les viſcères en bon état, & un âge encore floriſſant, au lieu que les frictions étant adminiſtrées ſuivant les régles de l'art, conviennent également à preſque tous les malades, de tout ſexe, de tout âge, de tout tempérament.

3°. Qu'elle étoit beaucoup moins ſûre, parce que la fumée qui s'exhaloit du Cinnabre, nuiſoit d'ordinaire aux poumons, accabloit le cerveau, faiſoit du mal aux yeux, précipitoit la chûte des dents, & excitoit tout au moins des ſueurs ou des diarrhées très-conſidérables ; inconvéniens qui arrivent rarement dans les frictions.

4°. Enfin, qu'elle étoit bien moins commode, parce que les malades enfermés à l'étroit dans l'archet, comme dans un cachot, y avoient à soutenir le poids d'une chaleur brûlante, & que ne respirant qu'un air enflammé, ils étoient inondés de sueur : que du-moins elle n'étoit en aucune façon plus commode ; & en effet, sans m'étendre ici sur les prérogatives connues des frictions, on ne peut pas nier qu'il ne faille de part & d'autre dévorer les mêmes ennuis, les mêmes dégoûts, les mêmes incommodités de préparation, de curation, de crachement, de flux de ventre.

Fumigations rejettées.

Faut-il donc s'étonner si la méthode des frictions a tenu bon, tandis que la méthode des fumigations a été rejettée ? La premiere étant sûre, efficace, parfaite, est devenue de jour en jour plus agréable, plus commune, plus usitée. Que dis-je ? elle est de toutes les méthodes la plus agréable, la plus commune, la plus usitée, & la seule qui soit en usage aujourd'hui : au lieu que la derniere étant négligée, employée plus rarement de jour en jour, diffamée par son inefficacité, par ses dangers, & même par la seule infection du cachot, est tombée peu à peu dans un tel oubli, que lorsque la premiere Edition de cet Ouvrage parut en 1736, j'ose assurer que, depuis quatre-vingts ans, à peine y avoit-il eu un seul malade, du moins en France, qui se fût fait traiter par les fumigations. Ce qu'il y a de certain, c'est qu'alors il n'y avoit pas un Médecin en France, qui traitât la Vérole par cette méthode.

CHAPITRE IX.

Comment & avec quel succès les fumigations mercurielles ont été employées depuis peu pour guérir la Vérole ?

Nouveau, Fumigateur qui en impose au Peuple crédule.

LA méthode des fumigations étoit depuis long-tems hors d'usage, comme nous avons dit dans le Chapitre précédent, lorsqu'un nommé CHARBONNIER, qui avoit été ci-devant Huissier du Parlement d'Aix en Provence, vint à Paris, où se rend tout ce qu'il y a de Charlatans au monde. Je ne sais pas trop par quel hasard, & sous quel Maître, un homme qui n'avoit pas la moindre teinture de Médecine, a pu connoître la vertu & l'usage des fumigations, qu'on ne pratiquoit plus il y avoit long-tems : mais il est constant qu'il en avoit fait auparavant quelques expériences en Provence, quoiqu'avec moins de succès qu'il ne disoit. Il ne fut pas plutôt arrivé, qu'il se mit à publier qu'il avoit trouvé une méthode de guérir la Vérole, toute nouvelle, courte, facile, efficace, sans danger, sans aucun inconvénient ; à se vanter d'avoir guéri quantité de personnes ; à produire des témoins, qui s'offroient de plein gré, soit qu'il les eût guéris, ou plutôt qu'il les eût gagnés pour le préconiser, comme font tous les jours les Charlatans ; à remplir de ses magnifiques promesses, tout les quartiers de Paris ; à attirer dans son parti *une séquelle de joueurs d'instrumens, de gueux, de farceurs, de coquins & d'autres gens semblables* ; enfin, à profiter de la stupidité du vulgaire, qui est par-tout sottement crédule & avide de nouveautés, sur-tout à Paris, pour se mettre bien dans l'esprit de plusieurs.

Il étoit de l'intérêt de l'Etat qu'on sût à quoi s'en tenir sur la vertu des fumigations, pour ne pas livrer la vie des Citoyens aux attentats d'un

Epreuves des fumigations par ordre des Magistrats.

Charlatan, ſi elles étoient nuiſibles, ni rejetter mal-à-propos un reméde, qui étant manié par des mains habiles, pourroit avoir ſon utilité, au cas qu'elles fuſſent profitables. C'eſt pourquoi les Magiſtrats jugerent qu'il falloit s'aſſûrer des effets du reméde, par des épreuves réitérées publiquement, en préſence des Médecins députés de la Faculté de Paris, à laquelle il appartenoit d'en décider, pour en être témoins oculaires & véridiques, & en même tems juges équitables des avantages qui pourroient en réſulter.

La premiere épreuve ſe fit à l'Hôtel Royal des Invalides, en préſence du Médecin & du Chirurgien qui y ſont prépoſés pour prendre ſoin des Infirmeries. Je me ſouviens bien que le Médecin releva beaucoup les heureux ſuccès de ce premier eſſai, comme s'ils avoient démontré l'excellence des fumigations ; mais je me ſouviens auſſi que le Chirurgien lui fit pluſieurs objections, qui en rabattoient beaucoup, & qui ne paroiſſoient pas aiſées à réfuter. Quoi qu'il en ſoit, on dit que les Actes dépoſitaires du fait ont diſparu, ou qu'ils reſtent cachés ; ce qui fait qu'on ne peut pas juger à laquelle des deux parties ils ſont favorables, & juſqu'à quel point ils le ſont : auſſi n'en eſt-il pas beſoin.

Des autres expériences, dont l'événement eſt connu de tout le monde : la *premiere* fut faite à Biceſtre, en préſence des Médecins députés de la Faculté de Paris, mais qui n'y ont aſſiſté que deux fois, ſavoir, une premiere fois pour porter leur jugement touchant le degré du Mal, au commencement, & une ſeconde fois pour décider de la guériſon, quand le traitement fut achevé : ce qui fut cauſe qu'ils ne purent avoir connoiſſance des remédes employés dans l'intervalle, & des effets des remédes, ni des récidives qui arriverent à quelques-uns de ces malades, après la derniere viſite.

La *ſeconde* épreuve fut faite dans le même Hôtel, ſur douze autres hommes, en préſence de pluſieurs autres Médecins, députés pareillement de la Faculté de Paris, leſquels viſiterent les malades pluſieurs fois chaque ſemaine, pour veiller à l'adminiſtration des fumigations, & examiner la ſuite des effets qui en proviendroient ; & même, pour rendre la chose plus claire, ils firent séparer les convalescens de la compagnie des autres, durant quelques mois, dans la vue de s'assûrer par-là, s'ils demeurerent tout ce tems-là exempts de rechûte.

La *troisiéme* épreuve s'y fit dans le même tems sur douze femmes avec les mêmes précautions, c'est-à-dire, qu'on les visitoit plusieurs fois dans le cours du traitement, & qu'après le traitement complet, on les tenoit pendant quelques mois séparées de tout commerce, afin de pouvoir constater la récidive, si par hasard il en survenoit quelqu'une. J'ai lu avec attention les Actes de tout ce qui s'est passé dans ces trois épreuves, & j'en ai recueilli fidèlement tous les articles.

La *quatriéme* épreuve a été faite sur différens malades, qui, pour se guérir de la Vérole, ont passé par la fumigation, soit de leur propre mouvement, soit à la sollicitation d'autrui. L'extrait que nous donnerons du succès de ces diverses expériences, mettra en état de juger avec plus de certitude, quel compte on doit tenir de la méthode des fumigations.

Mais auparavant il eſt bon de remarquer que la façon de parfumer de notre fumigateur, étoit très-expéditive. Il couvroit le malade tout habillé, comme il étoit, avec les couvertures qu'il trouvoit ſous ſa main, mettant à ſes pieds un réchaud plein de braiſe, ſur laquelle il jettoit quelques pincées d'une poudre fine qui rendoit beaucoup de fumée. Dans le commencement, lorſqu'il étoit en Provence, il laiſſoit les yeux & la bouche de ſes malades, expoſés à la fumée; mais il avoit grand tort; car il eſt arrivé de là plus d'une fois, que leurs yeux étoient attaqués d'une fâcheuſe Ophthalmie, & que quelques dents leur tomboient. C'eſt pourquoi s'étant mieux inſtruit par l'expérience, il mettoit toujours, à Paris, un bandeau ou un mouchoir ſur la bouche & ſur les yeux, de peur que la fumée ne portât préjudice à la cornée ou aux dents. Par ce moyen, l'unique voie qui fut ouverte à la fumée, étoit les narines, par où elle entroit avec l'air dans l'inſpiration, & dont elle irritoit ſi vivement, dans la plupart, la membrane

Méthode du nouveau Fumigateur.

interne, qui eſt nerveuſe, qu'elle excitoit des éternuemens forts & fréquens.

La durée de ſes ſuffumigations n'étoit point réglée; mais il la varioit différemment ſelon les forces, ou la patience des malades : rarement pourtant paſſoit-elle quatre minutes, & rarement alloit-elle à moins de deux. C'étoit ſa coutume, mais pas toujours, après chaque fumigation, de débarraſſer le malade des couvertures qui l'enveloppoient, & des mouchoirs qui lui couvroient la bouche & les yeux, & de le mettre dans un lit bien baſſiné, pour le faire ſuer plus abondamment, ſi la ſueur vouloit venir. Du reſte, le malade pendant tout le tems du traitement, étoit libre ſur la qualité & la quantité du manger, ſans être aſtreint à aucune diète.

Il avoit grand ſoin de cacher la couleur, la nature & la préparation de la poudre myſtérieuſe qu'il employoit, pour donner plus de poids à ſon prétendu ſecret. Il avouoit qu'il le tiroit du mercure, mais par une opération longue & difficile, & par un mélange de pluſieurs autres matieres. Cependant je jurerois bien que ce n'étoit uniquement que du Mercure réduit en poudre par une opération très-facile, c'eſt-à-dire, éteint avec quelque addition de parties ſulphureuſes, afin que ſous cette forme il s'envolât plus aiſément en fumée. Ces ſortes de préparations que tout le monde connoît, ſont au nombre de trois; ſavoir, le Mercure éteint avec la Térébenthine, & réduit en poudre noire; l'Æthiops minéral tiré du Mercure, & préparé avec le Soufre commun par le moyen du feu, ou par la ſeule trituration; enfin, le Cinnabre qu'on tire du Mercure, mêlé & ſublimé avec le Soufre commun, & qui l'emporte ſur les autres par la fineſſe de ſes parties. Je ne doute point qu'il n'ajoutât à ſa préparation mercurielle, quelle qu'elle fût, quelque parfum pris de Réſines ou des Gommes, pour en corriger l'odeur déſagréable; je m'étonne ſeulement qu'aucun des aſſiſtans n'ait ſenti ce parfum. Au reſte, il importe peu que l'on y ait fait une pareille addition ou non, puiſque la qualité anti-Vénérienne de la fumigation, qui eſt la principale choſe, ne devenoit pas meilleure en y ajoutant ces matieres odoriférantes, ni pire en les retranchant.

Conséquences des épreuves faites en 1737 & 1738.

I. Il s'ensuit donc de la *premiere* épreuve :

1°. Que de douze malades, dont le plus âgé n'avoit que quarante-trois ans, la plupart étoient atteints d'une Vérole légere, & pour ainsi dire du premier degré, puisque les principaux symptômes de leur maladie, étoient des chancres au gland, des crêtes à l'anus, & quelques pustules dispersées sur l'habitude du corps.

2°. Que de ce nombre de malades, les Médecins n'en ont regardé que quatre comme guéris, de la guérison complette desquels on n'a pas pû néanmoins s'assûrer avec assez de certitude, puisque l'on n'a réitéré aucune perquisition à ce sujet, après une trève de quelques mois.

3°. Qu'on en compte trois, dont le Mal n'a point été guéri, & que par cette raison, l'on a cru assez mal-à-propos attaqués d'une autre Maladie que de la Vérole, quoique dans le commencement on en eût jugé autrement.

4°. Qu'il y en eut trois autres, en qui il resta des signes très-certains de

Vérole, quoiqu'ils eussent été, comme on a dit, atteints d'un mal assez léger dans le commencement.

5°. Enfin, qu'il en est mort deux dans le cours du traitement, quoiqu'ils fussent très-peu malades dans le commencement.

II. Il s'ensuit de la *seconde* épreuve :

1°. Que les douze malades, dont le plus âgé avoit quarante-cinq ans, étoient atteints d'une Vérole légere, qui passoit à peine le premier degré ; puisqu'elle étoit indiquée uniquement par des pustules, par des tumeurs des glandes inguinales, par des poireaux, par des chancres au prépuce & au gland, &c, sans ulcère du nez ou du palais, sans aucune carie des os, & sans aucune hyperostose.

2°. Que des douze, il n'y en a eu qu'un, qui n'a pas pû absolument supporter la fumigation, à cause d'un danger éminent de suffocation ; qu'à l'égard de tous les autres, on a réitéré les fumigations au moins huit, neuf & dix fois ; & même jusqu'à seize fois à l'égard de deux.

3°. Que le cours du traitement a été pour le moins de trente-neuf jours ; c'est-à-dire, depuis le 12 de Juin 1737.

jusqu'au 20 du mois de Juillet suivant ; & même plus long par rapport aux deux derniers malades.

4°. Que la curation a été difficile & laborieuse dans la plupart ; puisque la plupart ont souffert des sueurs, des diarrhées & la salivation.

5°. Que de dix malades parfumés, (car on n'en comptoit pas davantage, attendu qu'un des douze n'avoit pu supporter la fumigation, & qu'un autre s'étoit enfui de l'Hôpital) qui furent séparés pendant environ quatre mois, depuis le 15 de Septembre 1737, jusqu'au 7 du mois de Janvier suivant ; il est dit que cinq se trouverent quittes de tous accidens, & regardés comme guéris.

6°. Qu'un des dix est mort, quoique jeune & d'une forte complexion, & qu'il ne fût pas bien malade dans le commencement ; mais qui avoit souffert seize fumigations. Or, il est constant par l'ouverture du cadavre, qu'il est mort d'une inflammation & d'un abscès au lobe droit des poumons, avec une inflammation & une extravasation de sang au côté gauche du cervelet. Je sais bien que les Médecins jugerent que ce malade étoit mort d'une fièvre maligne, & qu'il ne falloit point attribuer sa mort aux fumigations : mais je sais aussi, à n'en point douter, que les Chirurgiens de l'Hôpital, qui étoient présens, penserent tout autrement, & à mon avis, ils avoient raison : car ne diroit-on pas que cette fièvre maligne & mortelle, qui est survenue subitement au malade parfumé jusqu'à seize fois, est venue tout exprès pour tirer le fumigateur d'intrigue.

7°. Qu'il y a lieu de soupçonner que le nommé SALLIN, qui fait le dixiéme, est mort dans le cours du traitement, puisqu'il se trouvoit dangereusement malade dans les visites précédentes du 22 Octobre & du 19 Novembre 1737, & qu'on n'en a fait aucune mention dans la derniere visite du 7 Janvier 1738, qui étoit décisive.

8°. Qu'il est resté dans les autres, des symptômes de Vérole manifestes & pathognomoniques, qui étoient une preuve que la cause du Mal n'étoit point du tout emportée, y compris le dixiéme, supposé qu'il n'en soit pas mort, quoiqu'il eût été seize fois parfumé.

III. Il s'enſuit de la *troiſiéme* épreuve :

1°. Que toutes les douze malades choiſies pour cette épreuve, avoient une Vérole légere, & qui paroît avoir été du premier degré, puiſqu'elles n'avoient point d'autres ſymptômes que des puſtules, des poireaux, des fics, des condylômes, des gonorrhées, des bubons, des rhagades, &c.

2°. Que dans l'eſpace de quarante jours; ſavoir, depuis le 6 de Juin 1737, juſqu'au 15 du mois de Juillet ſuivant, qu'on ceſſa les fumigations, toutes ces femmes ont été parfumées neuf à dix fois ; & même une, entr'autres, treize fois, à l'exception de trois qui ne l'ont été que huit fois.

3°. Que dans toutes, la curation a été laborieuſe & difficile, avec une ſalivation abondante, une grande ulcération de la bouche, une fâcheuſe diarrhée; & ce qu'il y a eu de particulier dans pluſieurs, avec une douleur conſidérable d'eſtomac, des nauſées dans deux; des épreintes & de cruelles tranchées dans deux autres.

4°. Que les onze femmes qui reſtoient, (attendu que la douziéme avoit obtenu ſon congé) furent ſéparées durant environ quatre mois, depuis le 15 de Septembre 1737, jusqu'au 7 du mois de Janvier suivant, qu'elles furent visitées pour la derniere fois.

5°. Que pendant cet intervalle les poireaux, les excroissances, les crêtes, les fics, qui occupoient le fondement & les parties naturelles dès le commencement de la curation, furent plusieurs fois coupés, & même brûlés par l'application des caustiques; & cela en cachette par l'ordre du fumigateur, qui n'agissoit pas de bonne foi; mais que nonobstant la continuation des fumigations, ces mêmes accidens reparurent bien vîte, ou que le Mal empira.

6°. Que dans le traitement même il a paru dans la plupart, de nouveaux symptômes Véroliques, comme des crêtes au fondement, & ailleurs, de nouveaux poireaux aux nymphes, de nouvelles excroissances charnues, des bubons & des pustules; de-sorte que la plupart devenoient plus malades, en passant par le reméde.

7°. Que de toutes les parfumées, il n'y en a eu que deux au plus, qui ayent été parfaitement guéries, si cependant on doit les croire parfaitement guéries ; attendu que depuis huit mois elles avoient une gonorrhée toujours coulante, qui ne s'étoit pas encore arrêtée.

8°. Que les dix autres ont ressenti tout de même qu'auparavant les atteintes de la Vérole, manifestée par les poireaux, les crêtes, les excroissances & les pustules, qui ayant été plusieurs fois coupés & brûlés par l'application des caustiques, ont repoussé incontinent.

9°. Que le fumigateur ne laissa pas de s'applaudir dans tout le cours du traitement, de se vanter que toutes ses malades étoient guéries, & même de les présenter aux Médecins chacune en particulier, plus effrontément que si elles l'avoient réellement été, tandis qu'elles portoient encore toutes des marques caractéristiques de cette terrible maladie ; preuve convaincante de son ignorance ou de son impudence, ou pour mieux dire, de son ignorance & de son impudence tout ensemble, qui sont les deux qualités propres de la Charlatanerie.

IV. Il s'ensuit de la *quatriéme* épreuve :

1°. Que de trois malades, dont le premier & le ſecond étoient âgés de trente-cinq ans, & le troiſiéme de quarante-cinq, il n'y en avoit aucun dont le Mal fût fort conſidérable; puiſque dans chacun des trois il n'étoit indiqué que par les ſymptômes propres d'une Vérole légere.

2°. Que la durée du traitement fut de trente-quatre jours dans le premier, de trente dans le ſecond, de vingt-ſept dans le troiſiéme; & qu'ainſi elle ne fut pas plus courte dans chacun, que dans ceux à qui l'on adminiſtre les frictions, ſi même elle ne fut pas plus longue.

3°. Que dans le ſecond & le troiſiéme, la ſalivation fut auſſi abondante & auſſi laborieuſe, qu'elle a coutume d'être dans les frictions mercurielles les plus complettes.

4°. Que dans ces trois malades la Vérole éluda tellement l'efficacité des fumigations, que bien loin qu'aucun en ait retiré le moindre avantage, il eſt encore ſurvenu à chacun de nouveaux ſymptômes Vénériens.

5°. Que même la choſe a très-mal tourné à l'égard du premier, vu qu'il eſt mort d'une Phthiſie cauſée par les ſuffumigations, maladie à laquelle il n'avoit jamais été ſujet.

Ainſi, en récapitulant ce que nous avons dit, le réſultat de toutes les épreuves ſe réduit aux conſéquences ſuivantes :

Réſultat de toutes les expériences.

Premiérement, que parmi trente-ſept malades, ſur qui l'on a fait l'expérience des fumigations, il ne s'en eſt trouvé aucun qui fût infecté d'une Vérole bien conſidérable; mais que la plupart n'avoient que des affections cutanées, qu'on ſait que les fumigations ſont capables de détruire, ſans pourtant déraciner la cauſe de la Maladie.

Secondement, que chacun de ces malades, en paſſant par la fumigation, a ſubi un traitement auſſi long, auſſi difficile, auſſi laborieux pour le moins, qu'a coutume d'être la curation de la Vérole par la voie des frictions mercurielles, s'il n'eſt pas même plus long, plus difficile, plus laborieux.

Troiſiémement, que par cette méthode, il en eſt mort au moins quatre, c'eſt-à-dire, un de neuf, à peu de choſe près; ſavoir, deux dans le premier

premier eſſai, un dans le ſecond, & un dans le quatriéme, quoiqu'ils ne fuſſent tous que légérement atteints de la Maladie Vénérienne, & qu'ils fuſſent à la fleur de leur âge, & d'une forte complexion.

Quatriémement, que de ces trente-ſept malades qui ont été parfumés, il y en a eu au moins vingt-deux, c'eſt-à-dire, plus de la moitié, qui l'ont été inutilement, puiſqu'ils n'en ont tiré aucun fruit, que du moins ils n'ont point été du tout guéris.

Cinquiémement, que de ces trente-ſept, il y en a eu tout au plus onze, c'eſt-à-dire, à peu près le tiers, qui ont été regardés comme guéris; mais dont quelques-uns ont récidivé peu de tems après, quoiqu'ils ne ſe fuſſent point expoſés aux riſques d'une nouvelle contagion, s'étant abſtenus ſoigneuſement de tout commerce avec les femmes, comme ils l'ont proteſté avec les plus grands ſermens.

Méthode des fumigations nullement comparable à la méthode des frictions.

Maintenant qu'on compare ceci avec ce qui a coûtume d'arriver dans les frictions mercurielles, & j'oſe aſſurer que par la méthode des frictions, pourvu qu'elles ſoient adminiſtrées dans les régles, c'eſt-à-dire, de la maniere que nous dirons dans la ſuite, de trente-ſept malades, qui ſeroient dans un état ſemblable à celui des malades, dont il a été parlé ci deſſus, il n'en mourroit pas un, & que tous généralement ſe trouveroient parfaitement guéris ſans danger de rechûte; & cela par un traitement, qui loin d'être plus long ou plus laborieux, eſt plus court, plus facile, plus commode : ſur quoi je ſuis bien ſûr que toutes les perſonnes qui ſont au fait de cette derniere méthode, ſe rangeront de mon avis. D'où il paroît évidemment, qu'à juger les deux méthodes par la confrontation des ſuccès dans un cas tout ſemblable, la méthode des fumigations n'eſt nullement comparable à celle des frictions.

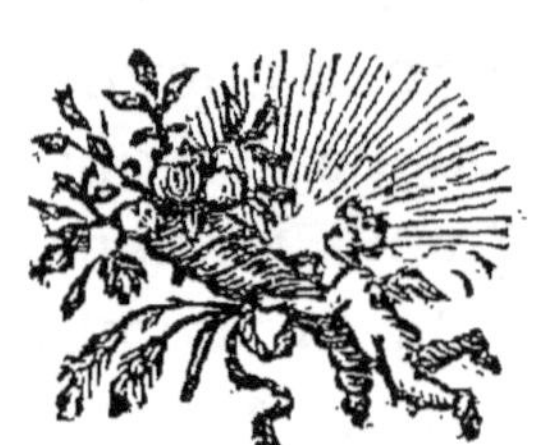

CHAPITRE X.

De la vertu du Mercure, & des préparations mercurielles, & de la cause de cette vertu.

L'EXPÉRIENCE a appris que le Mercure, soit qu'on le donne *intérieurement* (*a*), après l'avoir préparé par la Chymie, & en avoir fait des poudres, dont on peut user sans danger, soit qu'on l'applique *extérieurement* en forme de frictions, après l'avoir éteint & mêlé avec de la graisse, produit plusieurs effets différens qu'on n'auroit jamais devinés, à ce que je crois, par le seul raisonnement.

Effets du Mercure dans le corps humain.

1°. Il attenue, il brise, il fond le sang & toutes les parties du sang, &, par ce moyen, il remédie efficacement à l'épaississement, tant de la partie rouge, que de la partie lymphatique du sang.

(*a*) FERNEL savoit bien que le Mercure donné en friction, excitoit la salivation; mais il ne savoit pas que pris intérieurement, il produisoit le même effet. *De la curation de la Vérole*, Chap. 7.

2°. Il parcourt tous les vaiſſeaux du corps, ſanguins, lymphatiques, ſecrétoires, excrétoires, juſqu'aux plus petits ; il débarraſſe ceux qui ſont engorgés, il ouvre ceux qui ſont obſtrués, & il rétablit par conſéquent dans tous la liberté de la circulation.

3°. Il rend le battement du cœur & des artères plus grand, plus fort, plus plein, & en même tems plus mol, plus égal, plus réglé ; en ſorte que toutes les diaſtoles & toutes les ſyſtoles, ſont reſpectivement uniformes pour la grandeur, pour la durée, pour la viteſſe, pour l'intervalle, &c.

4°. Il augmente la ſécrétion des humeurs qui ſe ſéparent d'avec le ſang, principalement des humeurs ſéreuſes ou lymphatiques, comme de l'urine, de la ſueur, de la lymphe ſtomachale & inteſtinale, de la ſalive, &c.

5°. Il exerce ſa principale action dans la bouche, dont le dedans devient chaud, rouge, douloureux, plein de boutons éryſipélateux, de gerſures ulcéreuſes, de phlyctaines rongeantes, & de petits ulcères, dont le fond eſt plein d'une matiere blanchâtre, d'où vient un écoulement abondant d'une ſalive épaiſſe, viſqueuſe, limpide, & ſemblable au blanc-d'œuf : c'eſt ce qu'on nomme *ſalivation*.

6°. A meſure que cette ſalivation augmente, toutes les autres ſécrétions diminuent & ſont ſupprimées, ſans en excepter même l'urine & la tranſpiration, qui ſeroient certainement plus abondantes, s'il y avoit moins de ſalivation, ou qu'il n'y en eût point.

7°. Quelquefois le Mercure, quoiqu'employé d'une maniere convenable & à la doſe requiſe, ne produit que peu ou point de ſalivation, & n'affecte que peu ou point l'intérieur de la bouche : mais cela eſt rare; & alors toutes les autres ſécrétions, ou pour le moins, une ou deux autres ſécrétions, ſont ordinairement plus abondantes, & ſuppléent au défaut de la ſalivation.

8°. Ainſi, ſoit que la ſalivation vienne, ou qu'elle manque, le Mercure duement adminiſtré réſout, dans l'eſpace d'un mois, les tumeurs des parties, les ganglions, le *nodus*, les tubercules, les exoſtoſes & les hypéroſtoſes ; diſſipe les douleurs de rhumatiſme, de goutte & de ſciatique, cauſées par le Virus Vérolique; guérit les puſtules, les rhagades & les ulcères de la peau; arrête la carie des os, & procure la génération du calus; enfin purifie le ſang de tout Virus Vérolique : ce qui eſt le principal objet qu'on ſe propoſe.

On peut les expliquer par la connoiſſance que l'on a des qualités du Mercure.

Ce ſont-là des effets véritablement merveilleux, qu'on n'avoit jamais vûs dans la Médecine, & qu'on n'auroit pas dû, ce ſemble, attendre d'un corps ſans goût & ſans odeur, tel que le Mercure. Je crois néanmoins qu'il ne ſera pas difficile de les expliquer méchaniquement, ſi l'on conſidere avec attention les propriétés ſuivantes du Mercure, établies par l'expérience.

I. Le Mercure eſt une ſubſtance métallique, fluide, mobile, peſante, capable d'être diviſée en gouttes d'une petiteſſe indéterminable, par les forces qui le preſſent, le briſent & l'atténuent.

II. Chaque goutte ſéparée de Mercure, affecte naturellement la figure ronde; & plus chacune de ces gouttes eſt petite, plus auſſi eſt-elle ronde, ou du moins plus approche-t-elle de la figure ronde.

III. Ces gouttes ne peuvent ſe mêler preſque avec aucune liqueur, & ſur-tout avec le ſang : d'où vient qu'on appelle ordinairement le Mercure *une eau qui ne mouille point.*

IV. En récompenſe, elles ſe joignent très-facilement enſemble, & ſe réuniſſent en de plus groſſes gouttes, ſi elles ſe touchent intimement entre elles ſeulement dans un point ; mais ces nouvelles gouttes peuvent aiſément ſe diviſer derechef en des gouttes plus petites, par quelque cauſe que ce ſoit.

V. De quelque petiteſſe qu'on ſuppoſe ces gouttes de Mercure, elles ſont toujours environ quatorze fois plus peſantes, ſpécifiquement, qu'un pareil volume d'eau, & par conſéquent de ſang.

Ces propoſitions ſont comme autant de vérités, qui doivent ſervir à expliquer l'activité du Mercure. 1°. Par quelles voies, & en quelle quantité le Mercure entre dans le ſang ? 2°. Par quelle propriété, y étant une fois entré, il corrige les engorgemens des vaiſſeaux & le vice du ſang, en circulant ? 3°. Pourquoi, en altérant le ſang, il ſe porte vers la tête comme par choix ? Pourquoi il produit dans la bouche des ulcères fétides ? Et pourquoi il procure une salivation abondante & continuelle ?

Premiérement. Comme le Mercure s'employe en deux manieres, extérieurement en onguent, & intérieurement en poudre ou en pilules ; il y a aussi deux voies par où il entre dans le corps.

Par quelles voies le Mercure, appliqué en friction, pénètre dans le corps.

I. Le Mercure donné en frictions, peut aisément pénétrer en dedans. Nous avons vu plus haut (*a*) que toute la peau est percée d'une infinité de pores, qui, comme autant de conduits excrétoires, donnent issue aux écoulemens qui sortent sans cesse du corps vivant, & qui, comme autant d'entonnoirs, peuvent, par un mouvement contraire, donner entrée aux liquides qui sont appliqués à la surface du corps, pourvu qu'ils soient pressés par une force supérieure. Les petites gouttes de l'onguent mercuriel peuvent donc entrer facilement par ces pores, d'où elles peuvent ensuite, étant poussées par celles qui suivent immédiatement, pénétrer dans

(*a*) Chap. III de ce Livre.

les vaisseaux sanguins capillaires, qui sont répandus en grand nombre dans la peau; ou (ce qui paroît plus conforme à l'économie animale) s'insinuer dans les vaisseaux lymphatiques, qui naissent des conduits excrétoires de la peau, & être portées avec la lymphe dans les veines.

Moyen de juger de la quantité de Mercure qui entre dans le corps par les frictions.

L'introduction du liniment mercuriel étant un effet *corrélatif*, qui dépend en même temps des dispositions de la peau qui doit recevoir le Mercure, & de celles du Mercure qui doit être reçu, il est nécessaire de faire attention aux unes & aux autres de ces dispositions, pour pouvoir juger sûrement de la quantité du Mercure qui doit s'introduire dans le corps, & de la vitesse avec laquelle elle doit s'introduire.

Du côté de la peau on doit faire attention, 1°. à l'étendue de la partie sur laquelle se font les frictions : car plus cette partie est étendue, plus elle présente de pores au Mercure qui doit entrer.

2°. A la ténuité de la peau : car plus elle est mince, plus ses pores sont grands & nombreux.

3°. A la propreté de la peau : car

plus elle eſt nette, plus ſes pores ſont libres.

4°. Enfin, à la chaleur de la partie : car plus la peau eſt raréfiée par la chaleur, plus ſes pores ſont ouverts.

Du côté du Mercure, il faut conſidérer, 1°. la quantité de Mercure qui entre dans l'onguent, & celle de l'onguent qu'on employe : car plus il y aura de Mercure ou d'onguent, plus il entrera, à choſes égales, de gouttes mercurielles dans le corps.

2°. La mobilité du Mercure qui eſt dans l'onguent : car le Mercure eſt d'autant plus propre à pénétrer, qu'il eſt plus pur & plus exempt de parties de plomb.

3°. Le degré de mouvement qui le pouſſe en-dedans : car il en entre davantage, à proportion que l'on frotte avec plus de force & plus longtems.

4°. Enfin, le ſéjour qu'il fait ſur la partie où il eſt appliqué : car plus on a ſoin de ne le pas eſſuyer, plus il entre de Mercure, le reſte étant ſuppoſé égal.

Toutes ces diſpoſitions de la peau

& du Mercure, peuvent varier & se combiner en tant de manieres, qu'il ne faut pas s'étonner s'il en résulte des effets si différens, & si une grande quantité d'onguent n'opere rien dans un sujet, tandis qu'une très-petite quantité excite dans un autre une copieuse & surprenante salivation : ce que j'ai voulu remarquer, afin qu'on juge avec combien de précautions les Médecins les plus expérimentés doivent administrer un reméde, dont les effets peuvent varier par tant de causes si différentes.

Par quelles voies le Mercure pris intérieurement passe dans le sang.

II. Le Mercure pris intérieurement, en poudre ou en pilules, ne manque pas de routes pour entrer dans le sang. Ces routes, que tout le monde connoît, sont les vaisseaux chylifères, qui transportant des premieres voies dans le sang, la partie la plus pure & la plus douce des alimens, y transmettent en même tems les particules mercurielles qui s'y trouvent mêlées.

Comment on doit juger de la quantité qui entre par ces voies.

La quantité de Mercure, qui est introduite de cette maniere, dépend, comme dans le cas précédent, de la disposition des vaisseaux qui reçoivent le Mercure, & de celle du Mercure même qui eſt reçu. Ainſi cette quantité ſera plus ou moins grande, d'un côté ; 1°. Suivant le nombre de vaiſſeaux chylifères ; 2°. Suivant la grandeur de leur calibre ; 3°. Suivant la force & la fréquence de leurs oſcillations : & de l'autre côté ; 1°. Suivant la quantité des parties mercurielles ; 2°. Suivant leur petiteſſe ; 3°. Suivant leur facilité à ſe mouvoir ; 4°. Suivant le degré d'impulſion qu'elles reçoivent de la contraction des tuniques des inteſtins.

C'eſt donc en faiſant attention à la combinaiſon différente de ces diſpoſitions, tant des veines lactées que du Mercure, qu'on doit eſtimer la qualité de Mercure qui peut entrer par-là dans le corps.

Le Mercure pris intérieurement, paſſe en moindre quantité dans le ſang, qu'étant appliqué au-dehors.

On regardera peut-être comme un paradoxe, ſi j'avance que le Mercure pris intérieurement, paſſe en moindre quantité & avec plus de peine dans le ſang, que ſi on l'applique au-dehors en forme d'onguent. Cependant rien n'eſt plus certain ni plus conforme à l'expérience. On trouvera même, ſi l'on y fait bien attention, que rien n'eſt plus d'accord avec la raiſon : car il y a pluſieurs obſtacles qui s'oppoſent à l'entrée des parties mercurielles, de la cavité des inteſtins, dans les vaiſſeaux chylifères; au lieu que rien n'empêche le Mercure appliqué en frictions, de pénétrer librement les pores de la peau.

1°. Les parties mercurielles ne peuvent ſe mêler avec le chyle, & ſont beaucoup plus peſantes. Ainſi, comme elles ſe précipitent en bas, elles ne ſauroient enfiler aiſément les veines lactées, ſituées à la face ſupérieure ou latérale des inteſtins, d'où leur chûte les écarte; ni celles qui ſont placées à la face inférieure, parce qu'elles ſont affaiſſées par la trop grande peſanteur du Mercure. De là vient que le Mercure crud, avalé juſqu'à la doſe de pluſieurs livres, n'excite jamais de ſalivation; & que l'Æthiops minéral, donné en grande doſe, principalement s'il eſt préparé ſans feu, n'en excite que peu, & encore très-rarement.

2°. La plupart des préparations mercurielles ſont purgatives. Ainſi, en accélérant, par leur irritation, le mouvement périſtaltique des inteſtins, elles ſont néceſſairement pouſſées en-bas avec tant de précipitation, qu'elles n'ont pas le tems de s'insinuer abondamment dans les vaisseaux du chyle : de-là vient que le Mercure doux n'excite ordinairement que peu de salivation.

La Panacée est de toutes les préparations mercurielles la plus capable de se mêler avec le sang : elle est la plus légere, elle n'a aucune vertu purgative, & par conséquent elle doit passer dans le sang en plus grande quantité qu'aucune autre, & causer une salivation plus copieuse : aussi est-elle le plus en usage. Sa vertu néanmoins n'approche pas de celle de l'onguent mercuriel. En effet, demi-once de Mercure appliquée en onguent, fait plus saliver, & fait saliver avec moins d'irritation, qu'une pareille quantité de Mercure réduite en Panacée, & donnée en plusieurs doses. Cette différence entre l'usage intérieur & l'usage extérieur du même reméde, a de quoi surprendre, & n'a pas été encore assez observée, à ce que je crois.

Secondement. Par quelque voie que les particules mercurielles pénètrent dans le corps, elles sont bientôt portées au cœur par les veines ou les vaiſſeaux lymphatiques, & delà étant pouſſées dans les artères & diſtribuées dans les parties par la circulation, elles commencent d'agir de la maniere qui ſuit.

Effets primitifs du Mercure.

I. Etant agitées par la contraction & la dilatation du cœur & des artères, elles ſont tellement mêlées & confondues avec le ſang, qu'elles ſe diſtribuent uniformément avec lui juſques dans les plus petits rameaux artériels, & dans toutes les parties où ces rameaux vont ſe répandre.

II. Les parties de térébenthine & de graiſſe étant fondues, par la chaleur du ſang, le Mercure reprend ſon état naturel, & forme une infinité de petites gouttes rondes, liſſes & ſemblables à de la roſée; de la même façon qu'on le voit ſe révivifier lorſqu'on fait fondre l'onguent mercuriel à une chaleur douce.

III. Les préparations mercurielles ſe débarraſſant des pointes ſalines dont elles ſont armées, reprennent pareillement leur premiere forme; mais plus difficilement, plus lentement, & moins parfaitement que les gouttes de l'onguent (*a*) ; parce qu'el-

(*a*) De-là il paroît clairement que le Mercure ne fait jamais mieux son effet, que quand ses particules imperceptibles s'insinuent dans les vaisseaux, légérement embarrassées dans peu de graisse, & par-là en état de se réduire sans peine en gouttelettes trés-subtiles, parfaitement rondes, qui circulent librement dans le sang comme une rosée des plus fines. Je laisse donc à Messieurs les Chymistes à examiner, pourquoi ils tourmentent inutilement les molécules du Mercure par tant de tortures, dissolution, calcination, précipitation, sublimation, &c ; pourquoi ils les embarrassent de tant de parties sulphureuses, dans leurs préparations de Cinnabre ; pourquoi ils les impregnent & les arment de tant de sels caustiques & pernicieux, dans leurs précipités & leurs sublimés ; en un mot, pourquoi ils les marient avec tant de chaux âcres de métaux, dans leurs Précipités de Vénus, Solaires & autres ; dans l'intention de faire perdre aux particules mercurielles leur forme naturelle, d'où dépend toute la vertu du remède, & qui est la cause singuliere, pour ne pas dire unique, des effets du Mercure. Ce qu'il y a de vrai, c'est que par ce moyen, si l'on ne compose pas des drogues qui approchent du poison, ce qui est bien à craindre, on fait au moins des remédes beaucoup moins efficaces pour la curation de la Vérole, vu que ces sortes d'additions sont autant d'obstacles à l'efficacité naturelle des parties mercurielles.

les sont plus intimement pénétrées de ces pointes salines.

IV. Les gouttes mercurielles mêlées avec le sang qui est poussé dans l'aorte par la contraction du cœur, en sortent avec la même vitesse que lui ; mais comme elles sont quatorze fois plus pesantes que les gouttes de sang de même volume, la quantité de leur mouvement est aussi quatorze fois plus grande.

V. Les gouttes de Mercure & de sang de même volume & de même surface, perdent, à mesure qu'elles circulent, une partie du mouvement qu'elles ont reçu d'abord ; & comme leur superficie est égale, par la supposition, elles en perdent également. Mais les quantités de mouvement étant inégales des deux côtés, si l'on ôte de part & d'autre les quantités égales qu'il s'en perd, il arrivera que la raison de la quantité de mouvement qui restera dans les gouttes mercurielles, par rapport à celle qui doit rester dans les gouttes de sang, augmentera successivement à chaque instant. Ainsi la vitesse des gouttes mercurielles, qui d'abord étoit la même que celle des gouttes de sang, doit augmenter de même à chaque instant.

VI. Cette différence entre la vitesse des gouttes de Mercure & celle des gouttes de sang, ne peut jamais être plus grande que lorsque les gouttes de sang se meuvent avec le plus de lenteur, comme dans les derniers vaisseaux capillaires, où il est certain que le sang circule très-lentement.

VII. Ainsi le choc des gouttes de Mercure, qui, dans le premier instant & dans le tronc de l'aorte, n'étoit que quatorze fois plus grand que celui des gouttes de sang d'un pareil volume, pendant que leur vitesse étoit la même, se trouvera plus de cent fois plus grand dans les derniers rameaux des artères capillaires, par la raison que la vitesse des gouttes mercurielles, qui a moins diminué proportionnellement à chaque instant que celle des gouttes égales de sang, se trouvera là beaucoup plus grande que la vitesse de ces gouttes.

VIII. Les gouttes mercurielles agissent, à la maniere d'un corps solide, sur tout ce qu'elles rencontrent dans le cours de la circulation, & par conféquent avec d'autant plus de force que leur maffe eft plus grande. C'eft pourquoi, à proportion que plufieurs petites gouttes réunies enfemble formeront de plus groffes gouttes, elles poufferont plus violemment tout ce qui s'oppofera à leur paffage.

On peut tirer de-là les conféquences fuivantes.

Effets fecondaires.

I. Que les gouttes mercurielles, en circulant avec les humeurs, pénétreront, à raifon de leur divifibilité, jufques dans les plus petits vaiffeaux, de quelque genre qu'ils foient.

II. Qu'elles pénétreront auffi dans les vaiffeaux obftrués où le fang ne fauroit pénetrer; pourvu que la réfiftance que ces vaiffeaux oppoferont, foit inférieure à la force que le Mercure a par-deffus le fang.

III. Que fi quelque vaiffeau obftrué oppofe une trop grande réfiftance, plufieurs gouttes de Mercure, qui fe feront arrêtées à l'entrée de ce vaiffeau, s'étant réunies en une feule, agiront plus fortement fur l'obftacle qui leur réfifte, & fe feront enfin paffage.

IV. Que les obstacles qui s'opposoient au cours du sang, étant par ce moyen forcés ou dissipés, tous les vaisseaux du corps, même les plus petits, laisseront un passage libre.

V. Que le sang, la lymphe, les humeurs récrémentitielles & excrémentitielles, si elles sont trop épaisses & trop visqueuses, seront brisées & atténuées par la pesanteur des gouttes de Mercure, & par la vitesse avec laquelle elles se meuvent, principalement dans les vaisseaux capillaires; & qu'ainsi toutes les liqueurs recouvreront peu-à-peu leur fluidité naturelle.

VI. Que par ce moyen, l'épaississement vicieux du sang, de la lymphe, des humeurs récrémentitielles & excrémentitielles, sera sûrement, efficacement & promptement corrigé.

VII. Que les gouttes mercurielles heurtant fortement les tuniques des vaisseaux, en accéléreront & en augmenteront les oscillations, & rendront le pouls plus grand & plus prompt.

VIII. Qu'ainsi toutes les liqueurs, étant devenues plus fluides, & étant poussées plus fortement par les oscillations des vaisseaux, circuleront avec plus de rapidité, de facilité & de liberté ; & par conséquent qu'il n'y aura plus d'engorgement dans aucun vaisseau.

IX. Que le sang étant brisé & atténué par la séparation de ses molécules, qui occuperont un plus grand espace, sera raréfié plus ou moins, à proportion de son épaississement, ou de l'efficacité des gouttes mercurielles.

X. Qu'ainsi le pouls deviendra ; 1°. plus grand & plus plein ; parce que le sang étant plus raréfié, les artères seront plus remplies & plus dilatées : 2°. plus fréquent, plus égal & mieux réglé ; parce que tous les vaisseaux étant débarrassés, & rétablis dans leurs oscillations ordinaires, laisseront au sang un chemin facile & égal.

XI. Que toutes les sécrétions deviendront plus abondantes ; 1°. Parce que les humeurs seront plus fluides ; 2°. Parce que tous les vaisseaux sécrétoires & excrétoires seront plus débarrassés ; 3°. Parce que le sang y abordera plus rapidement & plus fréquemment ; 4°. Parce qu'il y abordera avec plus de force.

XII. Qu'ainſi le Virus Vénérien, quel qu'il ſoit, en quelque quantité qu'on le ſuppoſe dans le corps, & en quelqu'endroit qu'il ſe trouve niché, étant atténué, diviſé & briſé par l'action réitérée des gouttes mercurielles, ſera déraciné, détruit, & chaſſé au-dehors par tous les conduits excrétoires.

XIII. Que tous les liquides ayant ainſi recouvré leur fluidité, les vaiſſeaux, les pores, les canaux excrétoires étant débouchés, l'oſcillation des fibres étant augmentée, la circulation des humeurs étant accélérée, & le Virus Vérolique étant détruit & chaſſé, c'eſt-à-dire, les cauſes antécédentes, conjointes, contenantes de la Maladie, étant détruites, les humeurs ne croupiront plus dans les parties ; & par conſéquent les douleurs rhumatiques, goutteuſes, rhumatiques-goutteuſes, ſeront diſſipées : les tumeurs contre nature, tant des parties molles que des parties oſſeuſes, ſeront réſoutes ; comme les ganglions, les *nodus*, les tumeurs gommeuſes, les méliceris, les athérômes, les ſtéatômes, les skirrhes, les exoſtoſes & les hypéroſtoſes : les eroſions & les ulcères des parties ſeront guéris; comme les différentes eſpèces de dartres, les puſtules, les ulcères, la carie : enfin, tous les ſymptômes de la Vérole diſparoîtront en peu de tems.

La vertu du Mercure eſt limitée.

Au reſte, ce que nous diſons des effets du Mercure, doit être pris avec quelque reſtriction : car l'action des gouttes mercurielles ſur le ſang, ſur les vaiſſeaux, & ſur les obſtacles qu'elles rencontrent, étant limitée, doit auſſi avoir un effet limité. Ainſi le Mercure peut bien emporter les obſtructions, diſſiper les engorgemens, & réſoudre les tumeurs, lorſque la matiere qui les forme eſt encore molle, & capable de céder : mais on n'en doit pas attendre le même ſuccès, quand elle eſt trop dure & trop compacte. D'où vient que les ganglions, les *nodus*, les skirrhes, les exoſtoſes & les hypéroſtoſes invétérées & trop dures, ſubſiſtent quelquefois après les frictions mercurielles, bien adminiſtrées, quoique le Virus Vénérien ſoit entiérement détruit.

Comment le Mercure excite la salivation.

Troisiémement. Il reste maintenant à rendre raison de la salivation, genre nouveau d'évacuation, & entiérement inconnu dans la Médecine avant l'usage du Mercure, qui seul la produit, mais qui ne la produit pas toujours; puisqu'on voit des malades qui ne peuvent jamais saliver, de quelque façon que l'on s'y prenne dans l'administration de ce remède. Ainsi, nous avons à résoudre deux difficultés opposées; l'une, pourquoi le Mercure excite ordinairement la salivation? L'autre, pourquoi il ne l'excite pas toujours?

I. Nous avons dit ci-dessus que le Mercure augmentoit toutes les sécrétions. Il augmente donc aussi celle de la salive. Mais cela seul ne suffit pas pour procurer une salivation, telle qu'elle arrive à ceux qui ont été frottés avec l'onguent mercuriel. Il faut encore que les causes suivantes y concourent.

Ainsi, 1°. entre les autres sécrétions, celles des humeurs lymphatiques; savoir, de la salive & de l'humeur stomachale & intestinale, doit être plus copieuse; parce que le sang étant attenué par le Mercure, se se résout presque tout en lymphe ou en humeur lymphatique.

2°. La sécrétion de la salive en particulier, doit être plus abondante que celle de l'humeur stomachale & intestinale ; parce que la salive étant évacuée par les crachats, à mesure qu'elle tombe dans la bouche, les vaisseaux sécrétoires & excrétoires des glandes salivales, se trouvent, par ce moyen, plus libres & plus ouverts que ceux de l'estomac & des intestins, lesquels sont pressés & embarrassés par une matiere qui s'y amasse & qui y séjourne, soit qu'elle ait été séparée auparavant par les glandes de ces parties, ou qu'elle y soit apportée d'ailleurs.

3°. Ainsi, tout considéré, la sécrétion de la salive doit être plus abondante que celle de toutes les autres humeurs, & produire un crachement fréquent & incommode, qui ne manque guère de survenir les premiers jours que l'on employe les frictions mercurielles, & qui est le prélude ordinaire de la salivation.

4° Cette salive abondante, qui aborde continuellement à la bouche par l'action du Mercure, & qui dans les Vérolés eſt virulente, au lieu que dans les perſonnes parfaitement ſaines, elle eſt preſque inſipide, venant à ſe gliſſer dans les petites ouvertures des vaiſſeaux muqueux, dont l'intérieur de la bouche eſt parſemé, communique à la mucoſité qu'ils renferment, une acrimonie vicieuſe par où cette mucoſité ronge inſenſiblement ſes propres réſervoirs. D'où vient que dans les endroits les plus fournis de ces ſortes de réſervoirs, comme les lèvres, le dedans des joues, les gencives, le palais, le fond du goſier, & ſur-tout les côtés de la langue, il y a d'abord chaleur, rougeur, tumeur, & enfin pluſieurs différens ulcères, qui, en s'étendant, rongent ces parties.

5°. La douleur qui accompagne toujours l'ulcération des parties, & qui augmente de tems en tems, par l'abord d'une ſalive plus âcre, par le mouvement de la langue, par la rencontre des dents, & par le frottement des alimens liquides ou ſolides, excite, par les loix de la ſympathie, des oſcillations plus fortes & plus promptes dans les vaiſſeaux, & dans les fibres des glandes ſalivales, parotides, maxillaires, ranines, &c. Ce qui fait couler un ruiſſeau continuel & abondant, d'une ſalive épaiſſe, gluante & limpide. C'eſt ainſi que le poivre mis ſur la langue, excite la ſalive, & que la fumée excite les larmes. C'eſt par-là que la ſalivation dure juſqu'à ce que les ulcères de la bouche ſoient guéris, ou d'eux-mêmes, ou par les remédes.

6°. A meſure que la ſalivation augmente, preſque toutes les autres ſécrétions diminuent néceſſairement, & même ſont quelquefois ſupprimées : car à meſure que le ſang fournit plus de ſalive, il eſt moins en état de fournir d'autres humeurs. J'en excepte ſeulement les ſécrétions de l'urine & de la tranſpiration, qui ne laiſſent pas néanmoins de ſouffrir ordinairement une diminution conſidérable.

Comment le Mercure n'excite pas toujours la ſalivation.

II. Il arrive rarement, mais cependant il arrive quelquefois, comme l'expérience l'apprend, que le Mercure, quoiqu'adminiſtré de la manière & à la doſe la plus convenable, ſemble être privé d'une partie de ſon action ; & que trompant l'attente des Médecins & des malades, il ne produit point d'ulcères dans la bouche, ou n'en produit que de légers, de superficiels, & en petit nombre, & n'excite point de salivation, ou n'en excite qu'une très-légere, qui ressemble plus à un crachement qu'à une véritable salivation. Il est surprenant qu'un reméde, dont les effets sont pour l'ordinaire si violens, demeure quelquefois si tranquille dans le corps. Cela doit venir, autant que j'en puis juger, de quelqu'une des causes suivantes.

1°. De ce que la peau est trop serrée, trop compacte, trop pleine de vaisseaux fort gonflés, & par conséquent trop peu pénétrable au Mercure, qui n'entre qu'en très-petite quantité.

2°. De ce que le sang est naturellement trop sec, & ne peut, malgré l'action du Mercure, fournir que fort peu de lymphe; ce qui ne sauroit entretenir la salivation.

3°. De ce que quelqu'autre évacuation; par exemple, la sueur, l'urine, les selles, &c, se trouve naturellement, par hasard, ou par l'action de quelque reméde, plus abondante qu'à l'ordinaire : d'où il arrive que la lymphe se portant d'un autre côté, où elle trouve une route plus libre &

plus facile, la salivation doit en être diminuée, & même supprimée.

4°. De ce que les glandes salivales se trouvent serrées, pressées, compactes, dures & skirrheuses, soit naturellement, soit par accident, & par conséquent ne laissent passer la lymphe salivale que difficilement & lentement.

5°. De ce que la salive qui arrose la bouche, est si épaisse, si grasse & si visqueuse, & ses sels si fort embarrassés par la qualité naturelle ou accidentelle du sang, qu'elle n'a aucune âcreté, même pendant l'action du Mercure; & par conséquent, qu'elle ne peut point ronger les vaisseaux muqueux de la bouche.

6°. De ce que les orifices de ces vaisseaux sont trop étroits pour s'imbiber du Virus contenu dans la salive, ou s'en imbibent en si petite quantité, que ces vaisseaux ne sauroient en être endommagés.

7°. De ce que la sympathie ordinaire entre l'intérieur de la bouche & les glandes salivales, manque dans ces sujets, ou se trouve trop foible: car, de cette maniere, l'irritation & l'exulcération de la bouche ne seront point ſuivies de ſalivation. Cette bizarrerie, que nous admettons dans les ſympathies, paroîtra peut-être étrange : mais il faut conſidérer que les ſympathies n'ont point de loix déterminées, & qu'elles varient dans les différens ſujets. D'où vient que le même émétique, la même fumée, le même ſternutatoire, &c, produiſent des effets ſi différens ſur l'eſtomac, les yeux, le nez des différens ſujets.

Le Mercure guérit parfaitement la Vérole, ſans ſalivation.

Au reſte, l'expérience, qui eſt au-deſſus de tous les raiſonnemens, a depuis long-tems appris aux Médecins, que le Mercure, lors même qu'il ne fait point ſaliver, produit néanmoins dans le ſang, pourvu qu'il y ſoit entré en ſuffiſante quantité, les mêmes effets que s'il avoit excité une ſalivation réguliere, & qu'il ne laiſſe pas d'extirper radicalement la Vérole *.

* Faut-il un aveu plus formel pour faire convenir que la ſalivation eſt un effet accidentel, qu'on doit faire en ſorte d'éviter, par tous les moyens poſſibles ? *Voyez*-le Parallele des différentes méthodes de traiter la Maladie Vénérienne, chez CAVELIER, rue Saint-Jacques, au Lys d'Or.

CHAPITRE XI.

De la Méthode la plus facile, la plus sûre, & la plus efficace de traiter le Mal Vénérien.

CE n'est pas assez d'avoir rapporté les diverses Méthodes employées jusqu'ici dans le traitement du Mal Vénérien, il faut encore examiner le mérite de chacune, &, après avoir pesé leurs avantages & leurs inconvéniens respectifs, marquer en peu de mots celle qui paroît être la meilleure & la plus sûre.

J'ai déja dit plus haut (*a*), que ces Méthodes étoient au nombre de trois; savoir, 1°. celle que les Médecins suivirent dans les premiers tems de la Maladie : 2°. L'usage des bois & des racines sudorifiques : 3°. L'usage du Mercure & des préparations mercurielles. Quant à la premiere Méthode, il n'en est pas seulement question : car je ne pense pas que personne croye aujourd'hui, qu'une Ma-

(*a*) Chapitre VI.

ladie aussi indomptable que la Vérole, & si fort au-dessus des remédes ordinaires, puisse céder à des remédes qui n'auroient pas la force de détruire une galle un peu considérable.

Il ne s'agit donc que de savoir laquelle des deux dernieres Méthodes est la meilleure? Si c'est l'usage des bois & des racines sudorifiques, ou celui du Mercure & des remédes mercuriels? Et, supposé que le Mercure l'emporte, il faudra encore examiner quelle est la meilleure maniere & la plus efficace d'employer le Mercure, & par conséquent celle qu'on doit préférer?

Lequel vaut le mieux, du Mercure, ou des Bois Sudorifiques?

Premiérement. Je ne m'étonne pas que dans le seiziéme siecle, les bois aient été communément préférés au Mercure. On étoit encore rempli alors des anciens préjugés contre ce minéral, & on ne connoissoit pas assez la vraie méthode de l'employer. C'est pourquoi on le donnoit, tantôt en trop petite quantité, & avec trop de lenteur; ce qui le rendoit ordinairement inutile: tantôt en trop grande dose, & avec trop de précipitation; ce qui avoit presque toujours des suites funestes. Ajoutez que le Guaiac, la Squine, la Salse-pareille, & le Sassafras étoient alors des remédes nouveaux, & extrêmement vantés, quoique sans beaucoup de fondement; & que la nouveauté a un attrait merveilleux pour la plûpart des hommes, qui tous se laissent entraîner par les applaudissemens publics.

Le Mercure a été autrefois condamné par plusieurs.

I. De-là, ces anciennes déclamations contre le Mercure, & ceux qui l'employoient; telles que nous les voyons dans GASPARD TORRELLA (*a*), en 1499; dans JEAN-BAPTISTE DE MONTÉ ou MONTANUS (*b*); en 1550; dans BENOÎT VICTORI (*c*), en 1551; dans JEAN FERNEL (*d*), en 1556; dans GABRIEL FALLOPPE (*e*), en 1560; dans DOMINIQUE LÉON (*f*), en 1562; dans BERNARDIN TOMI-

(*a*) Dialog. *De Dolore in Pudendagrâ.*

(*b*) Tract. *De Morbo Gallico.*

(*c*) Lib. *De Morbo Gallico*, Cap. 7.

(*d*) Dans tous ses Ouvrages, mais surtout dans celui qui a pour titre : *De Luis Venereæ Curatione*, aux Chapitres 6 & 7.

(*e*) Tract. *De Morbo Gallico*, Cap. 75.

(*f*) *Method. curandi Febres, Tumoresque præter naturam.*

MITANO (*a*), en 1563; dans JULIEN PAULMIER (*b*), en 1578; dans JEAN-BAPTISTE SILVATICUS (*c*), en 1590; dans AURELE MINADOUS (*d*), en 1596, &c.

Il a aussi été loué par plusieurs.

Cependant le Mercure ne manqua pas même en ce tems-là de Panégyristes. Tels furent JEAN BENOÎT (*e*), en 1510; JÉRÔME FRACASTOR (*f*), en 1530; JEAN PASCHALÉ (*g*), en 1534; PIERRE FERRY (*h*), en 1537; ANTOINE-MUSA BRASSAVOLE (*i*), en 1551; AUGIER FERRIER (*k*), en 1553; ANTOINE FRACANTIANO (*l*), en 1563; ALEXANDRE-TRAJAN PETRONIO (*m*), en 1565; PROSPER BORGARUCCIO (*n*), en 1566; MI-

(*a*) *De Morbo Gallico*, Lib. II, Cap. 13.
(*b*) Lib. *De Hydrargyro*, Cap. 6.
(*c*) *Controversiarum Medicar.* 34.
(*d*) Lib. *De Virulentiâ Venereâ*, Cap. 39.
(*e*) Lib. *De Morbo Gallico*, Cap. 4.
(*f*) *Syphilidos*, Liv. II, sur la fin.
(*g*) Lib. *De Morbo Gallico*, Cap. 6.
(*h*) *De Ligno Sancto*, Lib. 1, Cap. 6.
(*i*) Lib. *De Morbo Gallico.*
(*k*) Lib. 1. *De Pudendagrâ*, Cap. 11.
(*l*) Lib. *De Morbo Gallico.*
(*m*) *De Morbo Gallico*, Libro VI, Capite 7.
(*n*) *Methodi de Morbo Gallico*, Capite 13.

CHEL JEAN PASCHAL (*a*), en la même année, &c.

Mais je crois qu'il faut s'arrêter aux Auteurs suivans; savoir, à NICOLAS MASSA (*b*), qui, en 1532, assure que les onctions mercurielles, *quoique désapprouvées de plusieurs, sont néanmoins, quand on les employe avec les précautions & les attentions convenables, un reméde immanquable pour la Vérole;* à LÉONARD BOTAL (*c*), qui, en 1663, témoigne que *les remédes dûement préparés avec le Mercure, & dûement administrés, guérissent admirablement le Mal Vénérien, en chassant par la transpiration les humeurs subtiles, & qui sont près de la peau, & par la bouche & les selles, les humeurs visqueuses & cantonnées au-dedans, & cela avec une promptitude & un succès merveilleux:* à ANTOINE CHAUMETE, en 1564, qui, après avoir avancé (*d*), que *ceux qui condamnent si fort l'usage du Mercure,*

(*a*) Tract. *De Morbo Gallico.*
(*b*) *De Morbo Gallico*, Tract. 4, Cap. 1.
(*c*) *De Ratione Luis Venereæ curandæ*, Cap. 17.
(*d*) *Method. Morbi Venerei curandi*, Cap. 5.

ne l'ont jamais employé, ou ne l'ont pas employé comme il faut, ajoute que, pour lui, *il s'en est toujours bien trouvé*, & qu'il *a guéri, par ce reméde, grand nombre de gens de Véroles invétérées* : à GUILLAUME RONDELET (*a*), qui, en 1560, parle de cette sorte : *On voit assez, par ce qui a été dit, que le Mercure est le véritable Antidote & le meilleur reméde de la Vérole, puisque, de quelque façon qu'on l'employe, il guérit cette Maladie*; à AMBROISE PARÉ (*b*), qui, en 1575, dit que *la méthode des frictions est la plus utile & la plus assurée de toutes*, & qui ensuite (*c*) répéte ce que nous venons de citer de RONDELET ; savoir, que *le Mercure est le véritable Antidote de la Vérole, qu'étant donné à propos, il a une vertu admirable, & que, de quelque façon qu'on l'applique, il guérit cette Maladie, par la petitesse de ses parties, en desséchant, & en excitant des sueurs.*

Mais personne n'a plus vanté l'utilité du Mercure, qu'EPIPHANE FERDINAND, qui dit (*d*) avoir guéri, par

(*a*) *De Morbo Italico*, sur la fin.
(*b*) Liv. XIX, Chap. 9. de ses Œuvres.
(*c*) Chapitre 10.
(*d*) *Histor. sive Observ. & Cas. Hist.* 17.

l'usage de ce remède, cent cinquante Vérolés de tout âge & de tout sexe, de différent tempérament, & en différentes saisons de l'année, sans qu'il soit resté aucun symptôme. Il rapporte aussi (*a*) qu'un autre Médecin, nommé JEAN-LAURENT PROTOPATA, l'avoit assuré avec serment d'avoir guéri très-heureusement, par l'onguent mercuriel, plus de mille Vérolés : d'où il conclut qu'il faut rendre graces à Dieu, de ce qu'il a permis la découverte d'un remède si efficace contre une si grande Maladie.

Il est depuis long-tems préféré à l'usage des bois, conformément à l'expérience.

II. Mais, quoique le Mercure semble l'avoir emporté autrefois, tant pour le nombre que pour le poids des suffrages, il faut cependant avouer que durant tout le seiziéme siecle, cette question demeura fort indécise, & qu'elle fut agitée de part & d'autre par de fort habiles gens. On doit pardonner tant d'incertitude à un siecle dans lequel c'étoit un crime de s'éloigner tant soit peu des sentimens des Anciens, & de se servir d'un remède qu'ils avoient condamné. Mais enfin, dans le siecle dernier, l'expé-

(*a*) *Ibidem.*

rience dissipa les préjugés, & fit voir évidemment, par une infinité d'exemples, que les bois sudorifiques étoient incapables de guérir la Vérole confirmée; & qu'au contraire, le Mercure bien administré étoit un reméde immanquable & très-efficace. Ainsi, tous les Médecins, même ceux qui étoient le plus obstinément livrés aux opinions des Anciens, furent contraints, bon gré, malgré, de rendre hommage à la vérité, & d'avouer unanimement que pour détruire parfaitement toute sorte de Vérole, on doit toujours préférer le Mercure à l'usage des bois.

Et à la raison.

Ce sentiment est encore appuyé du raisonnement, qui, dans la Médecine, n'est rien lorsqu'il se trouve seul; mais qui étant accompagné de l'expérience, mérite toujours beaucoup d'attention. Car, 1°. comme les gouttes de décoction des bois, n'agissent pas sur le sang par leur pesanteur, parce qu'elle n'excéde presque pas celle des parties de sang, elles ne peuvent agir que par une autre qualité; savoir, par leur configuration particuliere, c'est-à-dire, qu'étant naturellement âcres, aromatiques, déterſives, & propres à fondre & à diſſiper les épaiſſiſſemens & les viſcoſités du ſang, elles corrigent & même détruiſent peu-à-peu le Virus Vérolique. Telle eſt, du conſentement de tout le monde, la ſeule maniere dont agit la décoction des bois. Mais de-là naiſſent pluſieurs inconvéniens : car les gouttes de la décoction doivent inſenſiblement ronger & miner les ſolides, & communiquer aux liquides une âcreté vicieuſe; d'où s'enſuit l'amaigriſſement extrême, l'exténuation & la conſomption de tout le corps; la chaleur, l'irritation & l'ulcération des poumons; l'ardeur, la phlogoſe & l'inflammation du foie & des autres viſcères; l'irritation & la phlogoſe des reins & de la veſſie, avec grande difficulté d'uriner; dans les femmes, des regles trop abondantes; enfin, toutes les incommodités qui ont coutume d'accompagner ou de ſuivre l'uſage des bois.

2°. Les gouttes de cette décoction ayant peu de force dans leur mouvement, à cauſe de leur peu de peſanteur, ne peuvent ſouvent pénétrer dans les vaiſſeaux ou dans les glandes engorgées, ni par conséquent, corriger l'humeur épaisse & vicieuse qui y croupit. De-là, un autre inconvénient encore plus considérable : c'est que si cette humeur, qui est infectée de longue main, vient par hazard, ou par la suite du tems, à se fondre & à rentrer dans le cours de la circulation, elle produit souvent une nouvelle Vérole aussi fâcheuse que la premiere, qui par-là ne se trouve point guérie.

Rien de semblable n'est à craindre de l'usage du Mercure : car, 1°. n'ayant aucune acrimonie, il ne sauroit, de lui-même, ni ronger les solides, ni communiquer d'âcreté aux liquides. Que si l'un ou l'autre de ces mauvais effets se rencontre quelquefois, ce n'est point le Mercure qui en est proprement la cause ; c'est uniquement la trop grande acrimonie ou la virulence des humeurs, qu'on n'a pas eu assez de soin de tempérer auparavant par des délayans & des adoucissans. On n'a en tout que deux choses à appréhender du Mercure ; savoir, que par son extrême pesanteur, il n'accable les viſcères trops mols, & que par la violence de ſon mouvement, il ne rompe les tuniques trop diſtendues des vaiſſeaux. Mais il eſt aiſé de prévenir ces deux accidens, en déſempliſſant auparavant les vaiſſeaux par la ſaignée, en relâchant la tenſion des ſolides, par l'uſage des émolliens, en donnant le Mercure à petites doſes & à pluſieurs fois, &c. Mais on parlera ailleurs de ces précautions.

2°. Le Mercure, par ſa peſanteur, & par la rapidité de ſon mouvement, ouvre, pénetre & parcourt les plus petits vaiſſeaux obſtrués & inacceſſibles au ſang; &, par ce moyen, il détruit radicalement le Virus Vénérien. Que s'il reſte quelques vaiſſeaux où il ne puiſſe pénétrer, tels que ceux des exoſtoſes fort dures, des tumeurs gommeuſes, des *Nodus*, &c; ce qui néanmoins arrive rarement, il ne faut pas compter qu'aucun autre reméde plus foible ſoit jamais en état de les déboucher; & par conſéquent, on doit les regarder comme des vaiſſeaux entiérement *oblitérés*, & l'humeur dont ils ſont farcis, comme une humeur qui ne pourra jamais se résoudre, & de laquelle on n'a à craindre aucune récidive.

Pourquoi le Guaiac fut autrefois si estimé, contre la Verole, dans l'Isle Espagnole?

III. On sera peut-être surpris que nous confondions indistinctement le Guaiac avec les autres bois, & que nous regardions maintenant comme incapable de guérir la Vérole, un reméde, qui autrefois, dans l'Isle Espagnole, a eu tant de vertu contre cette Maladie.

Mais, 1°. cette ancienne vertu du Guaiac n'est pas assez bien constatée. Je sais, à la vérité, que quelques Ecrivains (*a*) ont rapporté, que les Habitans de l'Isle Espagnole employoient avec succès le Guaiac pour la Vérole, & qu'ils enseignerent autrefois ce reméde aux Espagnols, qui s'en servirent heureusement. Mais il y a sujet de soupçonner que ces

---

(*a*) ANTOINE-MUSA BRASSAVOLE, *Respons. ad Quæst.* ALEXANDRI FONTANÆ.

ULRICH DE HUTTEN, *De Morbi Gallici Curatione per administrationem Ligni Guaiaci*, Cap. 6.

GONSALVE FERNANDEZ D'OVIEDO, *Histoire Générale & Naturelle des Indes Occidentales*, écrite en Espagnol, Livre X, Sect. 1, Chap. 2.

Ecrivains ont pris un adouciſſement du Mal pour une guériſon radicale (*a*); & c'eſt une faute dans laquelle ſont tombées auſſi autrefois pluſieurs perſonnes en Europe.

2°. Quand on avoueroit que le Guaiac guériſſoit autrefois efficacement la Vérole, que s'enſuivroit-il? Ce bois nouvellement coupé, & par conſéquent plein de ſuc, ne pouvoit-il pas avoir dans l'Iſle Eſpagnole une vertu qu'il ne conſerve pas en Europe, où il a perdu ſon ſuc, & où il eſt comme éventé? C'eſt ce que ſemble avoir ſenti celui, qui le premier introduiſit en Europe l'uſage du Guaiac. Sur quoi, on peut voir ce qu'en dit ULRICH DE HUTTEN (*b*).

3°. Ajoutez que la Vérole, qui en Europe ne céde point au Guaiac, pouvoit néanmoins lui céder dans l'Iſle Eſpagnole, où elle eſt naturellement plus douce & plus aiſée à guérir, ſuivant le témoignage de

(*a*) SYDENHAM témoigne, *Epiſtol. Reſponſoriâ* 2, que dans les Iſles Antilles on préféroit l'uſage du Mercure à celui du Guaiac.

(*b*) Dans l'endroit cité plus haut, Chapitre 6.

GONSALVE HERNANDEZ D'OVIEDO (a), & de FALLOPPE (b). On peut même, ſur ce fait, confirmer ce qu'ils diſent, par des exemples : car on ſait qu'en Europe même la Vérole eſt bien moins fâcheuſe & bien plus facile à guérir dans les pays méridionaux, que dans les pays ſeptentrionaux.

4°. Enfin, qu'eſt-il beſoin de tous ces raiſonnemens ? Ceux qui font cette objection, eſperent-ils qu'en alléguant un petit nombre d'expériences anciennes, mal aſſurées, ambiguës, & faites dans le nouveau monde, ils viendront à bout de rendre douteuſes une infinité d'expériences certaines, qui ſe font dans le tems préſent, qui ſe font chaque jour, qui ſe font parmi nous, & qui prouvent évidemment contre la vertu du Guaiac ?

Cas où le Guaiac eſt utile.

IV. Cependant, pour qu'il ne ſemble pas que je veuille ôter au Guaiac les louanges qu'il peut mériter, j'accorde volontiers, 1°. que ſa décoction, comme auſſi celle de Squine, de Salſe-pareille, de Saſ-

(a) Dans l'endroit qu'on vient de citer.
(b) Tract. *De Morbo Gallico*, Cap. 1.

ſafras, &c. eſt utile dans les Maladies Vénériennes, locales & commençantes, comme dans la Gonorrhée, les Poulains, les Chancres, & les Poireaux, dans leſquelles le Virus morbifique, qui eſt nouveau & en petite quantité, peut ordinairement être détruit par la décoction des bois. Il faut cependant uſer de précaution, pour ne pas l'employer témérairement dans des ſujets maigres, ſecs, défaits, bilieux, ou dans ceux qui ont déja le poumon, les reins ou la veſſie mal affectés.

2°. Que cette décoction, employée avec les mêmes précautions, eſt très-utile pour diſſiper les douleurs vérolique qui peuvent reſter après les frictions mercurielles, ſoit qu'on l'ordonne ſeule, ou coupée avec le lait de vache, ſuivant que le tempérament du malade eſt plus humide ou plus ſec, plus ſéreux ou plus ſalé.

3°. Enfin, qu'elle eſt quelquefois néceſſaire après les frictions dûement adminiſtrées, quand la Vérole ſe trouve compliquée avec les Ecrouelles ou avec le Scorbut, en telle ſorte que les ſymptômes dépendent de ces deux cauſes. Car le Mercure, qui détruit puiſſamment le Virus Vénérien, ne fait le plus ſouvent aucune impreſſion ſur le Virus Ecrouelleux ou Scorbutique, au lieu qu'ils cédent heureuſement tous deux à la décoction de Guaiac. C'eſt ainſi que j'ai vu des Vérolés attaqués en même tems de Scorbut ou d'Ecrouelles, n'avoir pû, malgré les frictions dûement administrées, recouvrer une ſanté parfaite, qu'après avoir uſé, durant un mois, d'une pure décoction, tantôt de Guaiac ſeul, tantôt de Guaiac & des autres bois, avec certaines plantes anti-écrouelleuſes, ou antiſcorbutiques.

Je crois que l'obſervation rapportée par M. BOERAAVE (*a*), regarde une Vérole écrouelleuſe. Ce grand homme, qui a ſi bien mérité de la Médecine par ſes excellens Ecrits, dignes de l'immortalité, parle d'un certain *Malade, qui ayant été abandonné des Médecins, dont les remédes lui avoient été inutiles, auſſi bien*

(*a*) Dans la Préface qu'il a miſe à la tête de l'Edition d'ALOYSIUS LUISINUS, faite à Leyde, en 1728.

que les frictions mercurielles, fut néanmoins parfaitement guéri, en usant de la décoction de Guaiac, suivant la méthode décrite par DE HUTTEN (*a*). Ce qui me fait soupçonner que la Vérole dont il s'agit, étoit écrouelleuse, c'est principalement *que*, comme raconte le même M. BOERHAAVE, *les os étoient tellement gâtés en divers endroits du corps, qu'il tomba une articulation d'un doigt de la main, & qu'on voyoit à la jambe plusieurs endroits cariés*. Car, quoique cette carie des os ne soit pas absolument propre à la Vérole écrouelleuse, on trouve néanmoins, par expérience, qu'elle s'y rencontre plus souvent que dans aucune autre. Ainsi, il me paroît que l'observation de cet habile homme, ne prouve nullement l'insuffisance du Mercure pour détruire la Vérole (ce qui seul est en question), mais uniquement son insuffisance pour guérir les écrouelles & la cachexie écrouelleuse; ce que personne ne révoque en doute.

(*a*) Dans le Livre intitulé : *De Morbi Gallici curatione per administrationem Ligni Guaiaci.*

Examen du sentiment de M. Boerhaave touchant la vertu du Mercure.

VI. Les autres objections que fait M. BOERHAAVE (*a*) contre la vertu du Mercure dans toute sorte de Vérole, sont considérables, quand ce ne seroit que par le nom de l'Auteur; mais elles ne sont pas sans replique. « Le Mercure (dit-il) mis en action » par la seule force vitale, guérit ce » Mal, en chassant, par son mouvement, le Virus Vénérien. C'est » pourquoi il ne peut rien, lorsque » ce Virus est fixé dans des endroits » qui sont presque hors de la portée » de l'action du cœur & des artères. » De-là vient que le Mercure ne guérit point la carie du *diploé*; mais » qu'il se répand dans ses cellules osseuses vuides de moëlle, & y demeure sans mouvement. De-là » vient aussi que quand le Virus infecte la moëlle des os, le Mercure » ne l'emporte qu'avec peine. Quant » aux Gonorrhées qui sont arrêtées » dans le seul tissu cellulaire de la » verge, lieu où la circulation des » humeurs ne se fait presque pas » sentir, le Mercure ne les guérit » jamais, tandis qu'en même tems il

(*a*) Dans la Préface que l'on vient de citer.

» détruit

» détruit entiérement la Vérole dominante. D'ailleurs il ne sauroit empêcher la chûte des os délicats qui ne sont revêtus que de simples membranes très-minces . . . . Mais il peut guérir parfaitement les Maladies Vénériennes, qui ont leur siége en des endroits où il se trouve des artères sanguines, séreuses, lymphatiques & autres, dans lesquelles la circulation des liquides se fait avec une vitesse convenable, & qui peuvent recevoir le Mercure dans leurs cavités, & le pousser fortement par leur contraction ». Jusqu'ici je n'ai fait que transcrire M. BOERHAAVE.

Mais, 1°. tant que les parties les plus éloignées du cœur vivent, c'est à-dire, tant que l'oscillation des solides & le mouvement des liquides, en quoi consiste la vie, s'y soutiennent, les particules mercurielles mêlées avec les liquides, & poussées par la même force, y sont mues avec plus de vitesse que les liquides eux-mêmes, & y agissent avec une force incomparablement plus grande que les parties des liquides d'un pareil volume, par les raisons que nous avons rapportées au Chapitre précédent,

& par conséquent, elles sont, pendant tout ce tems-là, très-capables de briser, d'atténuer & de dissoudre toutes les liqueurs croupissantes, épaissies & engorgées, dans quelqu'endroit du corps que ce soit, d'augmenter les oscillations des solides; en un mot, d'enlever jusqu'aux moindres restes du Virus, & de réparer ses mauvais effets lorsqu'il y a quelque moyen de les réparer. *Le Mercure peut donc*, préférablement à tout autre reméde, *détruire le Virus Vénérien* dans quelque partie qu'il soit fixé, pourvu que cette partie soit vivante, c'est-à-dire, pourvu que l'*action du cœur & des artères arrive* jusques-là.

2°. Que si, par la cessation du mouvement des solides & des liquides, une partie du corps vient à n'avoir absolument plus de vie, ou qu'elle ait été insensiblement rongée par la carie, ou consumée par un abscès, alors les particules mercurielles imperceptibles qui nagent dans les liqueurs, arrêtées dans cette partie, se réunissant ensemble, par le défaut d'impulsion, & tombant par leur propre poids, forment des gouttes visibles, comme on l'observe dans les cadavres des personnes qui sont mortes après beaucoup de frictions mercurielles. Aussi arrive-t-il souvent qu'après plusieurs frictions, le Mercure s'amasse dans les os cariés, ou bien dans les parties abscédées ou ulcérées. C'est ce que témoignent JEAN LANGIUS (*a*), JEAN FERNEL (*b*), GABRIEL FALLOPPE (*c*), & ALEXANDRE-TRAJAN PETRONIO (*d*). Ainsi, M. BOERHAAVE a raison de dire, que le Mercure *se répand dans les cellules du diploé carié, & y demeure sans mouvement.*

3°. On donne ordinairement au Mercure ainsi ramassé, une issue facile & nullement dangereuse, en emportant la carie, ou en ouvrant l'abscès. Mais l'expérience, qui a détrompé des anciennes erreurs sur la qualité prétendue vénéneuse du Mercure, a fait voir aussi depuis longtems, que quand même il resteroit dans le corps, il n'y produiroit au-

(*a*) *Epistolar.* Lib. I, *Epist.* 43.
(*b*) *De Luis Venereæ Curatione*, Cap. 7.
(*c*) Tract. *De Morbo Gallico*, Cap. 6.
(*d*) Lib. VI. *De Morbo Gallico*, Cap. I.

cun mauvais effet ; *car il est*, selon M. BOERHAAVE lui-même (*a*), *le moins âcre & le moins corrosif de tous les corps que l'on connoisse*; c'est pourquoi, suivant ALEXANDRE-TRAJAN PETRONIO (*b*), dont le sentiment est appuyé de l'expérience, *si après les frictions il reste du Mercure dans le corps, & que s'étant réuni il demeure fixé quelque part, il est aussi peu nuisible que le plomb qui se trouve arrêté dans quelque partie.*

4°. On ne sauroit faire un crime au Mercure, de ce qu'*il ne guérit pas la carie du diploé*; de ce qu'*il n'emporte qu'avec peine le Virus qui infecte la moëlle des os*; de ce qu'*il ne guérit jamais les Gonorrhées qui sont fixées au seul tissu cellulaire de la verge*: car, quoique ces symptômes dépendent du Virus Vénérien, ils en dépendent de telle sorte, qu'ils ne laissent pas de subsister malgré la destruction du Virus. Ainsi, il est nécessaire de les traiter plus long-tems ; il faut que les os cariés s'exfolient, & qu'il s'y forme un cal ; il faut que les ulcères

(*a*) Dans l'endroit cité.
(*b*) *De Morbo Gallico*, Lib. VI, Cap. 3.

des prostates, des vésicules séminaires, & du tissu cellulaire de la verge soient détergés & cicatrisés. C'est assez que le Mercure *détruise alors entiérement la Vérole dominante*, comme M. BOERHAAVE en convient. En effet, le Virus qui entretenoit les vices des solides, étant une fois anéanti, la carie & tous les ulcères qui subsisteront encore, & qui auparavant étoient Véroliques, & supérieurs aux remédes, doivent prendre un meilleur caractère, & céder enfin aux remédes ordinaires.

5°. On objecte, avec aussi peu de fondement, contre le Mercure, qu'*il n'empêche pas la chûte des os délicats & revêtus de simples membranes très-minces*; savoir, du *vomer* & des lames intérieures du nez: car, ou ces os sont gâtés & cariés dans toute leur substance (ce qui arrive presque toujours, à cause de leur délicatesse); & alors il est aussi impossible de les rétablir & d'empêcher leur chûte, que de rendre la vie à ce qui est mort; ainsi, on auroit tort d'exiger du Mercure ce qu'aucun reméde ne sauroit opérer, & qui est au-dessus des forces de la nature. Ou bien ces os ne ſont cariés que d'un côté (ce qui eſt très-rare) ; & alors la partie cariée s'étant ſéparée, le reſte peut quelquefois ſe conſerver, & le Mercure y contribuera auſſi ſûrement qu'aucun autre remède ; ainſi, rien ne diminue de ce côté-là ſon mérite.

Sentiment de M Boerhaave, réfuté par deux exemples.

VII. Pour confirmer ce qui vient d'être dit, je n'ai qu'à rapporter les deux hiſtoires ſuivantes. Si je le fais, ce n'eſt point du tout par vaine gloire, mais uniquement à deſſein de porter les perſonnes que l'autorité de M. BOERHAAVE ſeroit capable de ſéduire, à rendre plus de juſtice à l'efficacité du Mercure.

Le premier, d'un malade qui avoit l'os de la mâchoire ſupérieure carié, près des dents molaires du côté droit.

Premiere Hiſtoire. Un Gentilhomme Eſpagnol avoit gagné la Vérole dans ſon Pays ; & comme il voyoit que la choſe preſſoit, il s'étoit mis entre les mains d'un Chirurgien, qui lui avoit donné les frictions à Barcelone. Un an après, ſentant beaucoup de ſymptômes véroliques qui ſe renouvelloient, il partit pour Montpellier, où il eut recours à un Chirurgien qui le fit paſſer par le même remède, mais avec auſſi peu de ſuccès que la premiere fois. A dire vrai, il paroît que les deux Chirurgiens ne réussirent si mal, que parce que la carie qui se manifesta ensuite à l'os maxillaire, y ayant d'abord travaillé sourdement, étoit déja trop confirmée, pour céder à aucun reméde ; en sorte que le seul moyen de rappeller la partie à la vitalité, étoit l'exfoliation de l'os carié.

Le malade ainsi frustré par deux fois de son attente, & craignant tout pour lui, vint à Paris, comme à sa derniere ressource, en 1737. Il y consulta plusieurs Médecins de grande réputation, & voulut bien me demander aussi mon avis. A peine pouvoit-il marcher, tant il étoit exténué, maigre, défait. Il avoit une couleur livide, plombée ; du reste, l'esprit vif & gai ; sans parler des autres symptômes légers, tels que des douleurs de membres, des exostoses dures comme des pierres, &c. Il avoit toujours mal aux dents molaires de la mâchoire supérieure du côté droit. On y appercevoit à la racine une tumeur, qui rendoit le palais difforme du même côté, & qui étant pressée, laissoit suinter quelques gouttes de sanie, comme par autant de petites fiſtules. La narine droite ſentoit mauvais, & de tems en tems, il en découloit une mucoſité ſemblable à du pus, & même purulente.

Je ne doutai nullement qu'il n'y eût en lui des reſtes de Virus Vérolique; mais je fus bientôt convaincu, en ſondant la tumeur, que le côté droit de l'os maxillaire étoit dénué de ſon périoſte, & tout carié: que le mal de dents venoit de-là; que c'étoit-là ce qui entretenoit la tumeur opiniâtre du palais, & d'où la ſanie diſtilloit, ainſi que la mucoſité purulente; que le malade tiroit en ſe mouchant de la narine droite. Sur le champ, je lui ſignifiai que la choſe étoit ſérieuſe, & qu'il falloit paſſer pour la troiſiéme fois par les frictions, mais avec plus de ſoin, plus de précaution, & pendant plus long-tems.

J'avoue que le bain m'embarraſſoit d'abord. D'un côté, l'état du malade défait & preſque épuiſé par les remédes, demandoit une longue préparation; de l'autre, une carie trop long-tems négligée & fort dangereuſe, à raiſon du ſiége qu'elle occupoit, ne souffroit guère de retardement. Il arriva par hasard, que le malade, après une saignée & une légere purgation, se trouva hors d'état de supporter le bain. Ainsi notre unique ressource étoit l'onguent mercuriel; aussi l'employai-je sans hésiter, avec parties égales de Mercure & de graisse de porc, à la dose de deux ou trois gros, & de loin à loin, en laissant cinq, six ou sept jours d'intervalle, de peur d'excitet la salivation que je craignois infiniment à cause de la carie, qui auroit pu empirer par une phlogose ou inflammation accidentelle.

Je frottai de la sorte le malade, avec environ cinq onces d'onguent mercuriel, durant six mois de suite; depuis le mois d'Octobre 1737, jusqu'au dernier jour de Mars de l'année suivante; & pendant tout ce tems-là, je ne lui accordai pour toute nourriture, que du lait, que son estomac digéroit à merveille. A peine éprouva-t-il le plus léger crachement; il se tint pourtant toujours au lit bien chaudement & de bon gré, ne pouvant pas marcher. Du reste, il se levoit tous les jours, & s'entretenoit avec ses amis.

Dès le commencement des frictions, je jugeai à propos de lui arracher toutes les dents qui branloient du côté droit, afin de mieux découvrir l'os carié. On fit aussi dans la même vue une incision à la partie des gencives & du palais située sur la carie. On détacha ensuite de l'os maxillaire, plusieurs esquilles, qui formoient les alvéoles des dents arrachées; & l'on fut obligé dans le cours du traitement, de réitérer l'opération toutes les fois que quelque fragment d'os vouloit se détacher du reste; mais toujours avec dextérité, pour ne pas blesser l'os sain, ni causer d'hémorrhagie par la rupture de quelques vaisseaux.

Au bout de deux ou trois mois, à force d'enlever des esquilles, la chair des gencives & du palais sembla revenir peu-à-peu sur l'os qui restoit, & la mucosité du nez se montrer insensiblement moins purulente & moins fétide. Je crus néanmoins devoir insister opiniâtrement sur les frictions, parce que les exemples que j'avois du peu de ſuccès des traitemens précédens, me rendoient plus précautionné. Mais enfin voyant que tout alloit très-bien, qu'il ne reſtoit aucun ſigne de carie, & que mon malade, ſans douleur, avoit repris de l'embonpoint, je finis une curation que j'avois fait durer ſix mois. Après l'avoir eſſuyé & purgé pluſieurs fois, je lui conſeillai d'aller prendre l'air à la Campagne, dans un Village près de Paris.

Il le fit, & s'en trouva bien : car il y reprit des forces en peu de tems, par l'exercice. Il n'a plus, à la vérité, de dents molaires au côté droit de la mâchoire ſupérieure, & l'os maxillaire où elles tenoient, s'ouvre par une longue fente dans le ſinus de la mâchoire du même côté, d'où il arrive que quand la fente eſt ouverte, la voix devient auſſi-tôt rauque, & qu'il parle du nez : mais quand la fente eſt bouchée avec une petite éponge, la voix redevient, ſur le champ, claire & ſonore. Du reſte, il eſt fort, vigoureux, alerte, gros & gras ; de façon qu'il y a déja un an qu'il fait bien toutes ſes fonctions, & qu'il jouit d'une parfaite ſanté.

Le second, d'un autre malade, en qui l'os ethmoïde & la cloison du nez étoient atteints d'une carie considérable.

Seconde Histoire. Un jeune homme de qualité, avoit gagné la Vérole en Hollande ; & après bien des courses que je passe sous silence, il alla consulter M. BOERHAAVE. Il étoit tourmenté de douleurs vagues dans les membres ; une exostose douloureuse lui étoit survenue à la partie intérieure & inférieure du coude droit ; mais le plus grand mal étoit un ulcère malin, caché dans le fond du nez, avec carie des différentes appendices de l'os ethmoïde, dont il étoit déja tombé quelques esquilles.

M. BOERHAAVE lui prescrivit l'usage de la décoction de Guaiac avec la diete la plus exacte, suivant la méthode qu'il a proposée dans sa Préface de la troisiéme Edition du Livre intitulé *Aphrodisiacus*, qui est une compilation de plusieurs Auteurs, qui ont écrit sur les Maux Vénériens. Le Malade fit avec grand soin usage de cette boisson pendant les trois mois de Février, de Mars & d'Avril 1738, jusques-là qu'étant devenu maigre, pâle & défait, il n'avoit plus la force de marcher, de parler, ni de continuer le remede. Cependant les douleurs s'étoient dissipées, l'exostose avoit diminué, la puanteur du nez étoit plus supportable, & les narines jettoient moins de pus ; ce qui fit croire à M. BOERHAAVE que son malade étoit parfaitement guéri. C'est pourquoi il lui ordonna de reprendre peu-à-peu un train de vie ordinaire.

Au mois de Juin suivant, ce jeune homme vint à Paris, & se défiant de sa guérison, il me consulta au mois de Juillet. Je l'examinai par-tout avec toute l'exactitude possible. Il lui restoit au bras droit une grosseur qui étoit une suite de l'exostose précédente, & lui causoit une douleur sourde, quand on la comprimoit. Son nez sentoit très-mauvais, & rendoit tous les matins beaucoup de pus, mêlé avec la mucosité ; il étoit rouge & enflé, & pour peu qu'on y touchât, il lui faisoit mal. Il tomboit de tems en tems différentes esquilles d'osselets cariés : la partie cartilagineuse de la cloison du nez subsistoit toujours ; mais la partie osseuse, formée par l'os ethmoïde, s'étoit détachée par morceaux, étant consumée par la carie ; & le fond du nez, qui naturellement est séparé en deux, & rempli de part & d'autre par les sinus ethmoïdaux, étoit devenu une caverne vuide & commune.

Pouvoit-on balancer dans une chose si manifeste ? Aussi déclarai-je sur le champ au jeune homme qu'il n'étoit pas guéri : que ce qu'il y avoit de plus fâcheux, c'est que l'intérieur des narines étoit attaqué d'un ulcère malin, & d'une carie considérable ; & que par conséquent il falloit sans délai avoir recours aux frictions mercurielles, que je regardois comme le seul reméde efficace.

Comme il n'ignoroit pas son état présent, il se soumit à tout. Ayant donc commencé par la saignée & la purgation, j'insistai pendant un mois & demi sur l'usage des Apozèmes délayans, des Bains & des Eaux Minérales, afin de détremper le sang, de relâcher les parties, d'assouplir les vaisseaux, & d'humecter tout le corps. Enfin, le 15 de Septembre 1738, je lui fis d'abord une friction avec un onguent, composé de parties égales de mercure & de graisse de porc, & durant trois mois de suite, je répétai plusieurs fois les frictions à différens intervalles, en variant la dose, qui étoit de deux, de trois ou de quatre gros, suivant le cas. Je frottai ainsi à plusieurs reprises toutes les parties du corps, à l'exception de la poitrine & du bas-ventre; en sorte que dans cet espace de tems, j'employai huit onces d'Onguent Mercuriel.

Je ne voulus pas exciter la salivation, de peur que l'inflammation de la bouche ne se communiquât au nez, qui étoit déja assez maltraité. Mais pendant tout le traitement j'entretins un crachement abondant, & par-là des gersures légeres & superficielles dans l'intérieur de la bouche, principalement à la jonction des deux mâchoires; mais toujours sans inflammation, ou du moins avec une inflamtion très-légere.

Le malade se tint durant ces trois mois bien chaudement au lit, sans néanmoins interrompre ses occupations accoutumées; mais s'appliquant tous les jours à la Musique, à la danse, &c. Il ne vécut pendant ce tems-là que de potage ou de ris au jus, avec des œufs frais, sur-tout de lait ou de bouillie. Enfin, il avoit bien soin de déterger son ulcère du nez, en reniflant tous les jours une fois ou deux, une légere décoction de Bugle, de Véronique, de Verge d'Or, &c.

Au bout d'un mois & demi, une esquille d'os carié assez considérable tomba d'elle-même sans douleur, sans hémorrhagie; & depuis ce tems-là, tout alla mieux : l'écoulement du pus cessa ; le nez devint moins punais de jour en jour, moins enflé ; il recouvra sa couleur naturelle, & il se laissoit manier sans douleur.

Malgré tant de signes salutaires, craignant d'en être la dupe, je crus qu'au lieu de cesser les frictions, il falloit doubler le tems du traitement, afin que s'il y avoit encore du Mal caché quelque part, il guérit à la longue. Mais enfin, au bout de trois mois, sûr d'une guérison parfaite, je n'allai pas plus loin ; & ayant bien essuyé le malade, je le purgeai trois ou quatre fois. Après quoi je lui permis de sortir au mois de Décembre, mais bien vêtu, & en se précautionnant, comme le demandoient le traitement passé, & la rigueur de l'hyver présent.

Tout dénotoit une guérison complette. Je ne voulus pourtant pas m'y fier, tant parce qu'il pouvoit y avoir encore quelque mal invétéré, caché dans les recoins inaccessibles des narines, que parce que j'avois toujours devant les yeux l'exemple d'un homme beaucoup plus habile que moi, qui y avoit été trompé. C'est pourquoi j'engageai le jeune homme à demeurer plus long-tems avec moi, afin que si le Mal étoit réellement guéri, la réalité de la guérison fût pleinement constatée par la longueur du tems : sinon, qu'on pût du moins en venir à bout par une autre cure plus efficace. Il consentit volontiers à demeurer encore trois mois à Paris, jusqu'à ce qu'enfin se sentant parfaitement bien, & sans danger de récidive, il partit plein de joie pour son Pays.

Conséquences qu'on en doit tirer.

De ces deux Histoires, il s'ensuit, 1°. que par la méthode des frictions mercurielles, *on guérit bien le Mal Vénérien*, quoique *le malade ne soit pas pâle comme un mort*, quoiqu'*il ne soit pas entiérement exténué*, quoique *pendant le traitement il ne soit pas nourri d'alimens les moins gras*, quoiqu'*on ne fasse pas durer le traitement*, *jusqu'à ce que toutes les humeurs grasses soient réduites en eau & chassées du corps*, & *qu'ainsi le Virus Vérolique qui s'y trouve mêlé, soit parfaitement emporté*, contre ce qu'a pensé M. BOERHAAVE : car ni l'un ni l'autre de nos deux malades n'est *devenu pâle* ou *exténué* à la suite des frictions employées efficacement ; au contraire, le premier est devenu plus replet dans le reméde même. Durant tout le traitement on leur a donné à tous deux pour toute nourriture *du lait*, qui doit être compté parmi *les alimens gras* : on n'a remarqué ni dans l'un ni dans l'autre une assez grande fonte d'humeurs pour avoir pû *être réduites en eau* ; du moins il n'y a eu aucune purgation, ni urine, ni transpiration, ni crachement ; en un mot, aucune évacuation surnaturelle, *capable de les chasser & emporter parfaitement du corps infecté*. Et ce que je dis de ces deux malades, je le dis de mille autres qui ont été guéris par la même méthode & avec un pareil succès.

2°. Que les frictions mercurielles remédient plus sûrement que la décoction de Guaiac à la carie *des os les plus tendres, & qui ne sont recouverts que de membranes fines* ; & que si elles *ne ſauroient empêcher ces os tendres de tomber*, ce que ne ſauroit faire nonplus le Guaiac, lorſqu'ils ſont totalement gâtés, elles *laiſſent* du moins *étant duement adminiſtrées, tout le reſte en bon état, après avoir détaché par l'exfoliation, les oſſelets du nez & les eſquilles du palais* (a), contre l'opinion de M. BOERHAAVE. On le voit conſtamment par la lame de l'os de la mâchoire ſupérieure dans le premier malade, & par les appendices de l'os ethmoïde dans le ſecond, ainſi que par les oſſelets ſpongieux du nez, dont la carie confirmée a été réprimée efficacement par les ſeules frictions mercurielles (*b*).

Enfin, M. BOERHAAVE rend lui-

(*a*) C'eſt ainſi que M. BOERHAAVE parle de la Méthode de HUTTEN, touchant l'uſage de la décoction du Guaiac, qui n'a pourtant pas eu aſſez de vertu pour guérir le dernier malade.

(*b*) Voyez là-deſſus GUILLAUME FABRICE DE HILDEN, qui dans la *huitiéme Obſervation de la troiſiéme Centurie, & dans la quinziéme Obſervation de la ſixiéme Centurie*, rapporte qu'il a guéri très heureuſement par les onctions mercurielles, la carie de l'os maxillaire ſupérieur, après la chûte d'une eſquille de l'os carié.

même au Mercure un témoignage glorieux, & auquel nous souscrivons volontiers : car il avoue que *le Mercure peut guérir parfaitement les Maladies Vénériennes, qui ont leur siége en des endroits où il se trouve des artères sanguines, séreuses, lymphatiques & autres, dans lesquelles la circulation des liquides se fait avec une vitesse convenable, qui peuvent recevoir le Mercure dans leurs cavités, & le pousser fortement par leur contraction.* Or, dans tous les endroits du corps, *il se trouve des artères sanguines, séreuses & lymphatiques.* Dans toutes les artères, tandis qu'elles jouissent du mouvement vital, *la circulation des liquides se fait avec une vitesse convenable.* Toutes *reçoivent librement le Mercure dans leurs cavités, & le poussent fortement par leur contraction.* Il faut donc conclure, suivant M. BOERHAAVE, que *le Mercure peut guérir parfaitement les Maladies Vénériennes* dans tous les endroits du corps, tandis qu'ils jouissent de la vie ; & que par conséquent si le Mercure ne réussit pas toujours, comme cela arrive en effet quelquefois, ce n'est pas qu'il soit incapable par lui-même d'extirper la Vérole ;

mais c'eſt qu'il n'eſt pas également propre à détruire le Virus écrouelleux ou ſcorbutique, qui ſe trouve alors, l'un ou l'autre, compliqué avec cette Maladie, & qui, pour être détruit, a beſoin, outre le Mercure, de remédes propres & particuliers.

CHAPITRE XII.

Lequel eſt le meilleur de l'uſage intérieur, ou de l'uſage extérieur du Mercure? Et entre les manieres d'employer le Mercure extérieurement, quelle eſt la meilleure?

C'EST beaucoup d'avoir donné l'avantage au Mercure; mais ce n'eſt pas encore aſſez. Comme on peut l'employer en deux manières; ſavoir, *intérieurement* en pilules ou en poudre, & *extérieurement* en le faiſant pénétrer par les pores.

Premiérement. Il s'agit de décider laquelle de ces deux manieres eſt la plus avantageuſe? Cette nouvelle queſtion n'eſt pas moins importante que la précédente; mais elle eſt plus facile à réſoudre, & je crois qu'au jugement de tous les gens de bon sens, l'usage extérieur du Mercure doit l'emporter sur l'usage intérieur ; & cela par plusieurs raisons.

I. Parce que les préparations mercurielles, hérissées comme elles sont de pointes acides, attaquent, piquent, irritent, & par conséquent blessent & affoiblissent les tuniques de l'estomac. D'où vient que les personnes qui ont pris long-tems de ces sortes de préparations, ont ordinairement l'estomac malade.

II. Parce que les préparations mercurielles ne pénétrent dans le sang par les veines lactées, qu'en très-petite quantité, par rapport à la dose qu'on en donne, comme on a vu dans le Chapitre précédent, & par conséquent n'agissent que peu & foiblement sur le sang & sur le Virus qui y est mêlé.

III. Parce que les particules mercurielles qui passent dans le sang, étant pénétrées bien avant de pointes salines, ne s'en débarrassent & ne se révivifient qu'avec peine, lentement, & en petite quantité, suivant la doctrine expliquée au Chapitre précédent. Ainsi, elles sont bien moins en état d'atténuer le ſang, & de combattre le Virus ; puiſque, comme on a vu dans ce Chapitre, toute la vertu du Mercure, dépend de ſon extrême diviſibilité, & de la rondeur de ſes gouttes.

IV. Parce que ces particules mercurielles, tant qu'elles reſtent ſous la forme de poudre, ont une maſſe & & une figure déterminées, & qu'ainſi elles ne peuvent ni ſe réſoudre en corpuſcules extrêmement petits, pour pénétrer dans les vaiſſeaux les plus déliés, ni ſe réunir en groſſes gouttes, pour entraîner avec plus de force les engorgemens qui ſe rencontrent dans les grands vaiſſeaux. D'où il arrive qu'elles ne ſauroient avoir aucune priſe ſur le Virus Vérolique, caché dans les recoins du corps les plus profonds, ni en avoir aſſez ſur celui qui pourroit être plus fortement engagé dans les gros vaiſſeaux.

V. Parce que ces particules mercurielles armées de pointes, en circulant avec le ſang, piquottent & irritent les petits vaiſſeaux des parties molles. Ce qui produit une chaleur, une irritation, une phlogoſe, un éréthiſme dans les poumons, le cerveau, l'estomac, le foie, les reins, la vessie, & même dans la matrice aux femmes.

VI. Parce que ces mêmes particules, en découlant dans la bouche avec la salive, piquottent & irritent les parties ulcérées par les pointes salines dont elles sont hérissées ; & par-là les enflamment davantage. Ce qui produit une salivation laborieuse & violente, une phlogose & une inflammation de la bouche, des ulcères plus profonds & plus malins, enfin une douleur plus cuisante.

Ainsi, d'un côté, les préparations mercurielles, prises intérieurement, blessent l'estomac, nuisent en plusieurs manieres au poumon & aux autres viscères, & par conséquent leur usage a toujours quelque mauvaise suite. De l'autre côté, elles ne corrigent point entiérement le sang, ne détruisent point, comme il faut, le Virus lorsqu'il est enraciné, & par conséquent ne peuvent guérir la Vérole invétérée. C'est pourquoi il n'est pas étonnant qu'on leur préfere l'usage extérieur du Mercure, dont on n'a rien de semblable à craindre, & dont on a au contraire tout à espérer ;

rer; puisque par là le Mercure entre dans le sang, 1°. sans blesser l'estomac, 2°. par un chemin libre & facile, 3°. sous sa forme naturelle, 4°. exempt de toute acrimonie; & qu'ainsi il ne peut manquer d'opérer efficacement, & sans produire de lui-même aucun mauvais effet.

Dans quels cas conviennent les préparations mercurielles.

Loin d'ici donc ces imposteurs, qui avec leurs panacées, leurs précipités, leurs magistères, leurs pilules, leurs poudres, leurs secrets, leurs élixirs & leurs teintures mercurielles, osent promettre une cure radicale de la Vérole confirmée! Qu'ils cessent enfin de déshonorer la Médecine, & de rendre odieux, par l'abus détestable qu'ils en font, d'excellens remédes, qui étant bien appliqués, ont rendu & rendront encore la santé à beaucoup de gens. On voit par-là que je ne prétends pas condamner en aucune façon l'usage intérieur des préparations mercurielles. Au contraire, je les estime très-utiles; pourvu qu'on les emploie dans les maladies où elles sont propres, & avec la méthode convenable.

Dans les maladies où elles sont propres; savoir, 1°. dans les Maladies

Vénériennes commençantes & locales, comme la Gonorrhée, le Poulain, les Chancres, les Poireaux, &c; parce qu'on a sujet d'espérer qu'on pourra déraciner, par ces remédes, un Virus qui est en petite quantité & nouvellement transmis.

2°. Quand il s'agit, non de guérir une Vérole universelle & confirmée, mais d'en adoucir la violence, jusqu'à ce qu'on ait la commodité d'employer des remédes plus efficaces; & c'est ce que peuvent faire les préparations mercurielles.

Avec la méthode convenable; savoir, 1°. en s'abstenant des préparations qui opérent violemment, & par conséquent de presque tous les précipités mercuriels, d'autant qu'ils purgent excessivement par haut & par bas, bouleversent l'estomac, & souvent le rongent, produisent dans les solides des irritations convulsives, & causent aux liquides, en divers endroits du corps, des mouvemens irréguliers & toujours dangereux.

2°. En choisissant les préparations les plus douces, comme le *Mercure doux*, la *Panacée mercurielle*, l'*Æthiops minéral* préparé avec le feu.

Celles-ci agiſſent moins tumultueuſement, & par conſéquent moins dangereuſement que les premieres, mais n'agiſſent peut-être pas moins efficacement.

3°. En ne donnant pas même ces préparations douces à une trop grande doſe, trop long-tems, ou trop fréquemment, de crainte qu'elles ne nuiſent au poumon, à l'eſtomac, à la veſſie, à la matrice, &c; mais gardant en cela une modération conforme aux regles de l'Art, & proportionnée au tempérament, à l'état & aux forces du malade, à la nature & au degré de la maladie.

Au reſte, quelque précaution que l'on prenne, il ne faut point s'imaginer que, même dans les cas ci-deſſus mentionnés, l'uſage intérieur du Mercure puiſſe jamais égaler l'uſage extérieur; celui-ci étant toujours plus ſûr, plus efficace, & par conſéquent, le reſte ſuppoſé égal, toujours préférable, comme la raiſon & l'expérience le démontrent.

Secondement. A meſure que nous avançons, il ſe préſente des difficultés nouvelles. Le Mercure peut s'employer au-dehors de trois manieres,

Quelle eſt la meilleure maniere d'employer le Mercure au-dehors?

en parfums, en emplâtres ou en onguens?

en parfums, en cérats ou emplâtres, en linimens ou onguens : il faut encore décider quelle méthode est la plus aisée, la plus sûre, la plus efficace, & par conséquent la meilleure?

I. Il est clair, par ce qui a été dit ci dessus (a), que ce n'est pas celle des parfums, non seulement des parfums âcres, vénéneux & mortels; savoir, de réagal ou d'orpiment, qui sont avec raison condamnés de tout le monde, comme pernicieux, & qui depuis long-tems sont bannis de la Médecine; mais même, suivant le Chapitre IX, des parfums les plus doux, faits avec le cinnabre & l'encens, ou la résine, ou quelqu'autre gomme innocente; puisque les épreuves qui en ont été faites publiquement, ont si mal réussi. Mais de peur qu'on ne nous reproche d'avoir touché trop légérement cette matiere, nous en traiterons à fond dans le *Chapitre suivant*.

II. On doit porter le même jugement des cérats ou emplâtres mercuriels, suivant ce qui a été dit ci-dessus (b).

(a) Au Chap. VIII de ce Livre.
(b) Au Chap. VII.

Car, quoiqu'ils soient moins dangereux que les parfums, ils ont aussi peu de vertu, & n'excitent pas mieux la salivation ; d'autant que les particules mercurielles étant étroitement retenues par les parties grasses & épaisses des emplâtres, & n'étant point mises en mouvement par la friction, mais uniquement par la chaleur du corps, elles n'y entrent qu'en petite quantité & lentement. De plus, ces emplâtres incommodent les malades, &, soit par leur trop grande âcreté, soit par l'obstacle qu'ils mettent à la transpiration, ils les échauffent, & leur causent des démangeaisons, des boutons, des érysipeles, & même des cloux ; c'est pourquoi l'usage des emplâtres sur tout le corps, a cessé depuis long-tems. Aujourd'hui on se contente de les appliquer sur quelques endroits particuliers, dans la vue de résoudre des tumeurs skirrheuses, ou gommeuses, des exostoses, &c.

III. La seule méthode qui soit facile & efficace, est celle des linimens ou onguens. On y met la quantité de Mercure que l'on veut ; on les applique à la dose que l'on juge à propos ; on réitére les frictions suivant le besoin ; ils n'excitent point dans la peau de chaleur mordicante, mais tout au plus une chaleur douce & passagere ; les particules mercurielles y sont peu embarrassées, elles se dégagent aisément, & sont poussées bien avant par l'action du frottement, &c. Les onguens mercuriels sont donc préférables, & effectivement préférés depuis long-tems, aux parfums & aux emplâtres, non-seulement pour la cure de la Vérole confirmée & universelle ; mais encore pour celle de toutes les Maladies Vénériennes locales ; c'est-à-dire, de la Vérole particuliere & commençante.

Réfutation des raisons que M. *Mead* oppose à la méthode des Frictions.

Quoique cette question paroisse pleinement décidée par les suffrages unanimes des Médecins, & par des expériences sans replique, j'ai cru devoir examiner les objections que M. MEAD a faites par occasion contre les frictions mercurielles, dans le *troisiéme Traité de son explication méchanique des Poisons.*

Ce célébre Médecin de Londres, ce grand homme, dont le nom est si connu dans la République des Lettres, tant par ses excellens écrits que par ſes belles actions, me permettra de le réfuter en ami. Je tâcherai, pour illuſtrer la méthode des frictions, de l'engager à penſer plus équitablement de ſon mérite : car, comme rien ne contribue plus à aſſurer l'excellence d'un remede que l'approbation des Médecins célebres; auſſi n'y a-t-il rien qui nuiſe plus à ſa réputation, que de n'être pas goûté de quelques fameux Praticiens.

M. MEAD, après avoir expliqué la qualité vénéneuſe du Sublimé corroſif, & les différentes manieres de rabattre la force d'un poiſon ſi prompt, dit un mot en paſſant de l'uſage intérieur de quelques préparations mercurielles; & il ajoute qu'*on en conclut à juſte titre, que la méthode d'exciter la ſalivation, par ces médicamens internes, eſt la plus ſûre, attendu que tous les maux qu'ils cauſent, ſont pareillement produits par l'uſage extérieur du Mercure, mais à un bien plus haut degré.*

Et pour le prouver, il allégue les deux raiſons ſuivantes.

1°. « Parce que (dit-il) les globu- » les mercuriels, étant bien armés de » ſels dans les différentes préparations » dont nous uſons intérieurement,

» pénétrent aisément dans le fond des » organes sécrétoires, & que le sang » s'en débarrasse par son propre poids; » au lieu que dans toutes les onctions » mercurielles, nous ne sommes ja- » mais certains qu'il n'est point resté » de particules mercurielles considé- » rables, cachées dans les intersti- » ces des fibres & des cellules os- » seuses ».

2°. « Parce qu'en supputant la quan- » tité de Mercure requise pour exciter » la salivation, soit qu'on le donne » intérieurement, ou bien en friction, » il est évident que dans ce dernier » cas, la dose est infiniment plus forte » que dans le premier; & que par » conséquent les inconvéniens qui en » résultent, sont dans la même pro- » portion ».

Mais, à parler franchement, ces raisons sont bien foibles; car, 1°. M. MEAD fait un mérite aux préparations mercurielles, de ce qui les fait justement blâmer de tous les autres Médecins; c'est-à-dire, de ce qu'elles irritent les organes sécrétoires par les sels âcres dont elles sont remplies. En effet, elles produisent d'ordinaire par leur irritation des spasmes

& des éréthiſmes : d'où il arrive que la circulation du ſang eſt tantôt arrêtée, tantôt accélérée ; & que la ſécrétion des humeurs eſt tantôt plus, tantôt moins abondante, avec un danger éminent de phlogoſe, d'inflammation, d'abſcès, &c, du moins ſans aucun avantage pour les malades ; puiſqu'on ſait par expérience que c'eſt un moyen trop lent & trop peu efficace d'attaquer & de détruire le Virus Vérolique. Au contraire, les gouttes de Mercure crud, qui ſe mêlent avec le ſang, au moyen des frictions, ſont incapables de produire de pareils déſordres dans le corps humain ; mais parcourant tous les vaiſſeaux ſans fracas, elles atténuent & entraînent efficacement avec elles le Virus, en quelque recoin qu'il ſe trouve cantonné, & qui plus eſt, très-paiſiblement. C'eſt pourquoi, s'il eſt permis de comparer les eſpèces de ſalivation, qu'on procure par ces deux différentes méthodes, avec les évacuations qu'excitent les différens purgatifs, il paroît que la ſalivation que procurent les préparations mercurielles priſes intérieurement, reſſemble parfaitement à la purgation cauſée par un reméde âcre & violent ; laquelle eſt un peu abondante, laborieuſe, incommode, accompagnée d'épreintes, & jamais ſans danger d'inflammation ou d'exulcération : au lieu que la ſalivation qu'excitent les frictions mercurielles, eſt toute ſemblable à l'évacuation qu'un purgatif délayant & benin procure doucement, ſans tranchées, quoiqu'abondamment, & avec un ſoulagement manifeſte du malade.

2°. Mais le même Auteur objecte, que *dans toutes les onctions mercurielles, nous ne ſommes jamais ſûrs qu'il ne ſoit point reſté des particules de Mercure conſidérables cachées* dans quelque coin. Je le crois ; je ſuis même très-aſſuré qu'après les frictions il reſte pluſieurs gouttes de Mercure dans le ſang. Et ainſi il eſt du devoir d'un Médecin ſage d'évacuer promptement, par des purgations répétées, autant qu'il ſera poſſible, ces reſtes de Mercure, en avertiſſant les malades de ſe garantir du froid pendant long-tems. Or, pourvu que ces précautions ayent été obſervées ſuivant les regles de l'Art, je ne penſe pas qu'il y ait rien à craindre, n'ayant jamais vu ni entendu dire que les frictions ayent fait du tort à aucun malade, s'il a été purgé plusieurs fois avant que de sortir, & si quand il sort, il sait se précautionner. D'ailleurs, s'il y avoit du risque de ce côté-là, y en auroit-il moins pour ceux à qui l'on a donné intérieurement des préparations mercurielles ? puisque dans cette derniere méthode, ainsi que dans celle des frictions, une grande quantité de Mercure est retenue dans le sang pendant quelque tems.

3°. Quant à ce qu'on ajoute, que *des particules* ou plutôt des gouttes *de Mercure, restent cachées dans les interstices des fibres & des cellules osseuses*, ce qui *gâte les os & les rend cariés*, je soutiens que cela ne peut jamais arriver, tant que les os sont sains & entiers, tant que les vaisseaux font leurs oscillations naturelles, tant que les humeurs peuvent circuler à l'ordinaire à travers la substance des os & celle des autres parties. Mais j'avoue en même-tems que cela arrive fréquemment dans les os cariés, & qui plus est, dans les parties molles abscédées; ce qui ne fait pas plus contre les frictions, que contre l'usage des préparations mercurielles. En effet, dans l'une & dans l'autre méthode, lorsque le sang ou la lymphe s'épanche des vaisseaux rompus dans les os cariés ou dans les parties creusées, les gouttelettes de Mercure qui s'y trouvent confondues, doivent se réunir en peu de tems, pour former de plus grosses gouttes. Bien plus, le Mercure se révivifiant par ce moyen, doit se fixer opiniâtrément par son propre poids dans les os cariés ou dans les parties abscédées, tandis que ce qu'il y a de plus ténu & de plus subtil dans les humeurs croupissantes, s'exhale insensiblement, ou est repris par les vaisseaux lymphatiques : mais du reste il s'y fixe sans causer du désordre, de même qu'une bale de plomb, comme M. MEAD lui-même raconte l'avoir appris par sa propre expérience, *ayant trouvé au périnée d'un pendu, qu'il disséqua, un assez gros volume de Mercure, sans aucun signe d'érosion dans la partie.* Aussi a-t-on observé que le Mercure ramassé de la sorte depuis long-tems dans une partie, y demeure caché tant que le malade eſt en vie, s'il ne ſauroit guérir, ou s'il guérit, juſqu'à ce qu'une lame de l'os carié venant à ſe détacher par l'exfoliation, ou l'abſcès de la partie ſuppurée venant à s'ouvrir, donne iſſue au Mercure conjointement avec le pus. Mais dans ces deux cas, il ſeroit également abſurde de rejetter la cauſe de la carie ou de l'abſcès ſur le Mercure révivifié; puiſqu'au contraire, il eſt clair, par ce qui vient d'être dit, que l'abſcès ou la carie qui a précédé, a donné lieu au Mercure de ſe révivifier.

4°. Pour ce qui concerne le dernier point de l'objection; ſavoir, que *la quantité de Mercure* qui fait ſaliver par les frictions, *ſurpaſſe infiniment celle* qui excite la ſalivation par l'uſage intérieur des préparations mercurielles, la réponſe ſera fort courte.

C'eſt que les quantités de Mercure qu'on employe dans ces deux méthodes, étant comparées enſemble, ne font pas une différence ſi conſidérable, ſuppoſé qu'il y en ait. Il eſt plutôt conſtant, qu'à la réſerve des préparations mercurielles trop fortes, comme le Turbith minéral, les Précipités verd ou rouge, &c, qui, donnés à petite dose, procurent ordinairement la salivation, mais une salivation peu abondante, laborieuse, inflammatoire, inefficace; il ne faut guère moins de Mercure, s'il n'en faut pas même quelquefois davantage, pour faire saliver, par le moyen des autres préparations douces, comme la Panacée, les Mercures doux, &c, dont l'usage est plus sûr, que pour produire le même effet par l'onguent mercuriel. On ne sauroit pourtant rien décider de positif là-dessus, attendu que dans l'une & dans l'autre méthode, tantôt une petite quantité de Mercure suffit pour exciter la salivation, & tantôt une grande quantité de ce minéral ne suffit pas.

Au reste, quand on accorderoit qu'il faut plus de Mercure pour faire saliver par les frictions, elles n'en seroient, à mon avis, que plus estimables. Et en effet, si l'on veut extirper parfaitement la Vérole, le but qu'on doit se proposer, c'est de transmettre dans le sang, avec le moins de risque & de douleur qu'il est possible, une très-grande quantité de Mercure; puisque c'en est le reméde spécifique. Or, pour détruire radicalement le Virus, les frictions ne sont-elles pas la voie la plus assurée, la plus facile & la moins dangereuse? & par conséquent n'ai-je pas raison de dire que la méthode des frictions est préférable à toute autre?

Regles à observer dans l'usage des frictions.

VI. Il paroît donc évidemment que les raisons qu'on allégue pour combattre les frictions, sont en pure perte, & qu'il ne nous reste plus qu'à donner la maniere de bien préparer & administrer l'onguent mercuriel. Pour bien réussir dans la préparation & l'administration de cet onguent, on doit observer les regles suivantes.

1°. De choisir du Mercure bien pur, bien exempt de tout mêlange, &, s'il est possible, révivifié du cinnabre, afin qu'il se divise plus aisément en molécules d'une petitesse extrême.

2°. De l'éteindre, dans un mortier de bronze, avec de la salive, ou tout au plus avec quelques gouttes de Térébenthine, afin que ses parties moins embarrassées reprennent plus promptement leur premiere forme.

3°. De le mêler avec de la graisse

de porc fraîche, insipide, point âcre & point rance; de crainte qu'elle ne brûle la peau, comme il arrive quelquefois, ou qu'elle n'excite, à la racine des poils, des boutons accompagnés de démangeaison.

4°. D'appliquer l'onguent mercuriel devant un feu bien allumé, & de faire auparavant, sur la partie des frictions séches, jusqu'à ce qu'elle devienne rouge, afin que les pores soient plus ouverts, & qu'ils reçoivent plus de Mercure.

5°. D'étendre & d'appliquer l'onguent en frottant, & non pas d'en enduire les corps avec un pinceau, & pour cela de se servir d'un onguent, qui, au lieu d'être liquide, soit un peu épais, afin que les particules mercurielles, excitées par le mouvement & par la chaleur du frottement, pénétrent plus profondément.

6°. De continuer chaque friction jusqu'à ce que l'onguent paroisse sécher sur la peau où l'on frotte, & qu'il coule difficilement sous la main de celui qui frotte.

7°. De ne point souffrir que le malade se donne les frictions lui-même, comme le veulent quelques-uns ; mais de les lui faire donner par des ſerviteurs propres à cet exercice, qui frotteront plus fortement & plus long-tems : & de les faire donner les mains nues & ſans gants, afin d'exciter plus de chaleur. Je ſais que celui qui les donne, riſque d'avoir lui même la ſalivation, s'il les adminiſtre en un ſeul jour à pluſieurs malades ; mais ſi ce n'eſt qu'à un ſeul, il n'a rien à craindre, principalement ſi après chaque friction, il a ſoin de ſe bien laver les mains.

8°. De couvrir la partie frottée avec des linges chauds, afin que l'onguent ne ſoit point emporté ; & de faire mettre le malade, après chaque friction, dans un lit chaud, où il demeurera une heure ou une demi-heure, afin que la chaleur faſſe mieux pénétrer le Mercure.

9°. Quelques-uns, après chaque friction, eſſuyent l'onguent qui reſte ſur la partie, pour que ſon odeur ne découvre pas le genre de reméde qu'on employe. A la bonne heure, qu'on en agiſſe ainſi quand un malade a de fortes raiſons pour ne pas faire connoître qu'on le traite de la Vérole, & qu'il eſt obligé de paroître tous les jours devant ses amis ou ses parens. Mais alors il faut, 1°. employer davantage d'onguent à chaque friction; 2°. frotter un peu plus long-tems chaque fois, jusqu'à ce que l'onguent paroisse se dessécher entiérement, afin de compenser, par ces deux moyens, ce qui se perd de l'efficacité du reméde quand on essuye aussi tôt l'onguent.

Lequel est le meilleur d'exciter la salivation, ou de ne la pas exciter?

Troisiémement. Il reste une derniere question; savoir, s'il faut procurer une salivation copieuse par des onctions abondantes, fréquentes, quotidiennes? Ou s'il faut au contraire ne les donner que légeres, & de loin en loin, afin que la salivation ne vienne point, ou qu'elle soit très-modique? Chacune de ces deux opinions a été soutenue il y a déja long-tems, & l'est encore aujourd'hui, par de fort habiles gens. Cependant il sera aisé de décider la question, si l'on fait attention à ce que nous avons dit dans les Chapitres précédens.

I. Que, pourvu qu'on soit assuré qu'il est entré dans le corps une suffisante quantité de Mercure, la salivation n'est point absolument nécessaire pour détruire la Vérole; comme nous l'avons prouvé ci-dessus (*a*), contre ce que plusieurs ont cru autrefois, & ce que quelques-uns croyent encore aujourd'hui.

II. Que néanmoins la salivation est la voie la plus sûre & la plus aisée pour évacuer la plus grande partie du Virus caché dans le sang ; & qu'ainsi lorsqu'elle vient à manquer, elle a besoin d'être suppléée par d'autres évacuations, soit naturelles, comme la sueur ou l'urine ; soit artificielles, comme les selles, afin de procurer une issue au Virus.

III. Bien plus, que la salivation est une regle assurée pour juger, tant de la quantité du Mercure qui est entrée dans le corps, que de l'action qu'il exerce sur le sang ; &, en conséquence, pour savoir ménager plus sûrement le reméde, suivant la nature ou l'ancienneté de la maladie.

IV. Qu'ainsi rien ne s'y opposant d'ailleurs, la salivation paroît être nécessaire, soit pour donner au Virus une issue facile, soit pour faire connoître au Médecin ce qu'il a fait, & ce qui lui reste à faire, afin qu'il ne combatte

(*a*) Au Chapitre X.

pas cette maladie à l'aveugle & sans regle.

V. Que la salivation est sur-tout nécessaire, lorsque la Vérole est considérable, ancienne, invétérée, que le Virus a pénétré profondément, & qu'il occupe beaucoup de parties. Car alors le reméde doit être proportionné à la grandeur du mal que l'on veut déraciner & détruire.

VI. Que cependant il faut toujours ménager prudemment la salivation, & s'il est besoin, la modérer par des purgatifs; en sorte que les ulcères de la bouche ne soient ni en grand nombre, ni profonds, & que le malade ne rende chaque jour qu'une ou deux livres de salive. Car à quoi bon tourmenter, consumer & épuiser indiscrettement de pauvres malades, par les ennuis, les veilles & les souffrances d'une salivation cruelle, accablante, & toujours dangereuse, si en leur épargnant tous ces maux, on peut les guérir aussi sûrement?

VII. Qu'il faut même éviter exprès la salivation, en donnant les frictions à petites doses, & de loin en loin, ou, si elle survient, l'arrêter par des purgatifs, lorsque le malade eſt menacé de Phthiſie, ou ſujet au Mal-Caduc; lorſque les gencives ſont attaquées du Scorbut; lorſque le cou & les environs du cou ſont chargés de glandes écrouelleuſes; lorſqu'une femme eſt enceinte; lorſque la foibleſſe du malade le met hors d'état de ſoutenir la ſalivation, &c. Mais cela ſera expliqué ailleurs plus amplement.

CHAPITRE XIII.

Laquelle des deux méthodes eſt la plus ſûre, de celle des Fumigations, ou de celle des Frictions?

Si l'on en juge par le ſuccès, les fumigations ne ſont pas comparables aux frictions.

NOUS avons prouvé ci-deſſus, au *Chapitre IX*, que de trente-ſept malades à qui le Fumigateur donna lui même les fumigations, 1°. chacun avoit eſſuyé un traitement auſſi long, auſſi difficile, auſſi laborieux, qu'a coutume d'être celui qui ſe fait par la méthode des frictions. 2°. Qu'il en étoit mort au moins quatre, c'eſt-à-dire, environ la neuviéme partie. 3°. Que vingt-deux, c'eſt à dire, plus de la moitié n'avoient point été guéris.

4°. Qu'onze ſeulement, c'eſt-à-dire, environ le tiers, avoient été regardés comme guéris, dont néanmoins quelques-uns ont ſouffert peu de tems après de nouveaux ſymptômes de Vérole, preuves certaines que le Mal n'avoit été qu'aſſoupi, & non détruit.

D'où nous avons conclu avec fondement, que la méthode des fumigations n'étoit nullement comparable à la méthode des frictions, puiſqu'on a reconnu par expérience que de trente-ſept malades, qui ſe trouveront dans le même cas, il n'en meurt pas un, ſi on les fait paſſer par les frictions, ſuivant les regles de l'Art : qu'ils guériſſent tous parfaitement & ſans danger de récidive : qu'enfin cette derniere ſorte de traitement n'eſt pas plus longue, plus difficile ou plus laborieuſe ; mais au contraire, plus courte, plus facile, plus commode.

Il eſt vrai que le Fumigateur a fait bien des fautes, qu'on ne doit pas imputer à la méthode des fumigations.

Mais je ne veux pas pouſſer la choſe plus loin, pour ne point abuſer de l'avantage que me donnent les fautes du Fumigateur ; car on ne doit pas imputer à la méthode des fumigations, les fautes du Fumigateur, qui n'entendoit rien en Médecine. D'abord, il ne préparoit point ſes malades ;

il ne les aſtreignoit à aucune diète ; il donnoit chaque fumigation à ſa fantaiſie & ſans diſcrétion ; il les laiſſoit courir où ils vouloient ; il n'examinoit point le progrès de la curation, & il aſſuroit que la plupart de ſes malades étoient guéris, lorſqu'ils ne l'étoient point du tout ; il ne ſe ſoucioit point de prévenir les accidens, & il n'en connoiſſoit pas le moyen, en appliquant les fumigations plus fréquemment, ou plus rarement, plus ou moins long-tems, à une doſe plus ou moins forte, &c. Toutes précautions de ſi grande conſéquence, qu'il ne faut point s'étonner, ſi cela diminuoit beaucoup de la bonté du remède.

Et qu'on pourroit aiſément corriger.

Le traitement en ſeroit ſans doute plus efficace, plus ſûr, plus commode, entre les mains d'un Médecin habile, 1°. qui employeroit pour les fumigations la même préparation, qu'on a coutume d'employer pour les frictions ; 2°. qui preſcriroit aux malades un certain régime de vivre, ſuivant le tempérament & la violence de la maladie ou des ſymptômes ; 3°. qui dans le tems de la fumigation tiendroit ſes malades, non dans une étuve, comme c'étoit autrefois l'usage, mais dans une chambre modérément chaude, en les empêchant d'aller & de venir; 4°. qui modéreroit la fréquence & la durée des fumigations, la force & la dose des parfums, par raison, & non par conjecture, selon les forces, l'âge, la constitution des malades, le degré & la violence du Mal, la nature des symptômes apparens, &c; 5°. qui étant au fait de la Médecine, sauroit prévoir les accidens qui peuvent arriver dans le cours du traitement, ou remédier aux cas présens; 6°. enfin, qui ne cesseroit point l'usage des parfums, que tous les vestiges de la Maladie n'eussent disparu, à moins que la peur du danger présent ne le portât à agir autrement.

Ce seroit le moyen de rendre cette méthode plus sûre, plus efficace, plus commode, quoique toujours inférieure à celle des frictions.

Je ne disconviens point, que par ce moyen, la méthode des fumigations ne devînt plus sûre, plus efficace, plus commode, & conséquemment plus digne des éloges magnifiques qu'on lui donne. Je ne crois pourtant pas qu'elle en soit jamais véritablement digne. Car quand tout seroit administré le mieux du monde par un Médecin habile & parfaitement

ment entendu dans ce traitement, néanmoins je ne douterois nullement que la méthode des fumigations ne fût encore de beaucoup inférieure à la méthode des frictions. Ce n'est pas que le reméde soit différent, ni que la vertu du reméde soit différente, puisque c'est toujours du Mercure, & que l'action des particules mercurielles sur le Virus Vérolique & sur les humeurs qui en sont infectées, est égale de part & d'autre : mais c'est qu'il se rencontre bien d'autres *différences* importantes, qui font que la méthode des frictions est sûre, efficace, décisive; & qu'au contraire la méthode des fumigations ne peut jamais être assez sûre, assez efficace, ni assez décisive.

Différences, & d'où elles se prennent.

La *premiere différence* se tire de la maniere différente dont le Mercure est transmis dans les vaisseaux.

1°. Le Mercure donné en friction pénetre dans les vaisseaux à travers la peau, qui est serrée, ferme, & capable de soutenir l'effort des parties mercurielles; au lieu que le Mercure donné en fumigation, se glisse dans les vaisseaux, par le moyen des poumons, dont la substance est mollasse, lâche, ténue, & peu propre à essuyer le choc des parties mercurielles. Ainsi, à choses égales, le Mercure donné en fumigation, agira sur les poumons avec plus de force, que le Mercure donné en friction n'agira sur la peau, à proportion que le tissu des poumons est plus mollasse que le tissu de la peau.

2°. Le Mercure donné en friction n'agit sur la peau qu'avec le degré de vitesse, que ses molécules peuvent acquérir par le mouvement des frictions, & qui est assez léger: au lieu que le Mercure donné en suffumigation agit sur les vésicules pulmonaires avec toute l'impétuosité que le feu imprime à ses molécules, & qui est beaucoup plus grande. Ainsi, à choses égales, la force du Mercure donné en suffumigation, sera plus grande sur les poumons, que la force du Mercure donné en friction ne le sera sur la peau, à proportion que la vitesse du premier surpasse la vitesse du second; ou s'il en faut croire LEIBNITZ & BERNOUILLI, touchant les forces vives, à proportion que le quarré de la vitesse du premier surpasse davantage le quarré de la vitesse du second.

3°. C'eſt pourquoi, ſi l'on péſe, comme il convient, l'inégalité des deux, le danger de rupture, de crevaſſe ou d'éroſion, dont le Mercure donné en ſuffumigation menace les poumons, ſe trouvera beaucoup plus éminent que le danger de même genre, dont le Mercure donné en friction menace la peau, tant par rapport à la molleſſe des poumons comparée à la molleſſe de la peau, que par rapport à la viteſſe des molécules du Mercure donné en parfum, comparée à la viteſſe des molécules de Mercure donné en friction.

4°. Il ne faut donc pas s'étonner, ſi les fumigations ſont ordinairement mortelles, non-ſeulement aux poumoniques, aux aſthmatiques, aux cakectiques, aux hémoptyſiques, &c. qui ont le poumon vicié, & à qui elles ſont interdites par cette raiſon; mais même aux gens robuſtes & forts, qui par l'uſage des ſuffumigations ont ſouvent contracté des maux incurables, comme on l'a vu ci-deſſus dans deux malades.

5°. Ainſi, que ceux qui ont intérêt, faſſent bien attention qu'il y a trois voies pour introduire le Mercure dans le corps humain ; ſavoir, la peau pour les frictions ; l'eſtomac pour la déglutition ; les poumons pour la ſuffumigation : que c'eſt une faute grave, de choiſir la voie de l'eſtomac, & de faire avaler des préparations mercurielles, l'expérience nous ayant appris que cela dérange & ruine l'eſtomac : que la faute eſt encore plus grave, d'oſer introduire le Mercure, par la voie des poumons, au moyen de la ſuffumigation, parce que c'eſt une partie mollaſſe, d'un rézeau lâche, moins capable que l'eſtomac, de ſupporter l'impétuoſité du Mercure, mais en même tems plus noble & plus néceſſaire à la vie : que par conſéquent l'unique parti à prendre pour un homme ſage, c'eſt de ne choiſir que la peau, pour l'introduction du Mercure, parce qu'il n'y a rien à craindre de ce côté là ; & que quand même il y auroit quelque petit dérangement à craindre de la part des frictions, on ne courroit aucun riſque.

La *ſeconde différence* ſe prend de la différente impétuoſité avec laquelle les particules mercurielles ſe précipitent dans la maſſe du ſang.

1°. Dans les frictions, les particules mercurielles pénétrent dans les vaiſſeaux plus lentement que dans les fumigations, comme on l'a vu ci-deſſus. Par conſéquent, elles font irruption dans le ſang avec moins d'impétuoſité.

2°. Dans les frictions, les particules mercurielles étant entrées dans les embouchures des veines capillaires, ſoit ſanguines, ſoit lymphatiques, qui rampent dans le tiſſu de la peau, paſſent ſucceſſivement dans de plus gros troncs, juſqu'à ce qu'enfin elles parviennent au cœur, en ſe mêlant peu-à-peu & également avec le ſang. Au contraire, dans la fumigation, ces mêmes particules mercurielles étant reçues dans les gros rameaux des veines ſanguines ou lymphatiques, qui ſe diſtribuent dans les poumons, ſe portent plus rapidement au cœur, confondues inégalement par pelotons avec le ſang.

3°. Dans les frictions, il eſt aiſé, ſuivant le beſoin, ou de rabattre la fougue du Mercure, en ôtant le linge qui en eſt imbu, & en eſſuyant la peau qui a été frottée d'onguent; ou de maintenir l'effort du Mercure, en laiſſant le linge ſur la peau ſans l'eſſuyer:

mais dans les fumigations on n'a aucune ressource, de façon que ce qui est fait, est fait, & qu'il n'y a pas moyen de reculer.

4°. Ainsi, pour récapituler en deux mots les raisons alléguées ci-dessus, on voit que l'effort des particules mercurielles sur le sang dans les frictions, doit toujours être paisible, égal, uniforme, constant & obéissant; au contraire, dans les fumigations, tumultueux, turbulent, précipité, inégal, inconstant, désobéissant, incapable d'être soumis à aucune regle, & capable de causer des éréthismes & des désordres fréquens. D'où il est aisé de juger laquelle des deux méthodes l'emporte sur l'autre; & en effet, s'il est des occasions où il faille *se hâter lentement*, c'est certainement dans l'usage du Mercure, qui a plus besoin de frein que d'éperon.

5°. Ces dernieres paroles me fournissent à propos une comparaison pour développer ma pensée. Le Médecin à frictions ressemble assez à un cavalier bien monté, qui a un cheval vigoureux, mais doux, & aussi obéissant à l'éperon qu'à la bride, dont par conséquent il n'y a rien à appréhender, à moins qu'il ne tombe en défaut par l'imprudence ou la négligence de celui qui le monte; au lieu que le Fumigateur ressemble à un cavalier monté sur un cheval fier, bondissant, brutal, emporté, dont il y a beaucoup à se défier.

On voit clairement par ces deux premieres différences, à combien de dangers est exposée la méthode des fumigations, puisque l'on y a toujours à appréhender, 1°. que cela ne cause au poumon une rupture, une érosion, une ulcération, une phlogose, une inflammation, une suppuration, un abscès, &c; 2°. que le Mercure se précipitant dans le sang avec trop d'impétuosité, ne s'allume, n'irrite les solides, & ne bouleverse les liquides, n'attire des dépôts inflammatoires, la fièvre, &c.

La *troisiéme différence* se tire de la différente efficacité, avec laquelle les particules mercurielles mêlées dans le sang, attaquent le Virus Vérolique.

L'efficacité des parties mercurielles sur le Virus Vérolique, dépend, à choses égales, tant de la quantité que de l'action du Mercure introduit dans le sang; c'est pourquoi il faut examiner séparément ces deux choses.

I. Dans la fumigation les molécules mercurielles 1°. sont plus ténues. 2°. Elles sont poussées d'un mouvement plus rapide. 3°. Elles traversent la substance des poumons, qui est plus lâche & plus aisée à pénétrer. Par ces trois raisons elles doivent donc, à choses égales, entrer en plus grande quantité dans les fumigations que dans les frictions.

Au contraire, 1°. les frictions sont pour le moins six fois plus longues que les fumigations. 2°. Tant que durent les frictions, les particules mercurielles s'enfoncent continuellement dans la peau. Il n'en est pas ainsi dans la fumigation, où ces particules ne peuvent entrer dans les vaisseaux du poumon que par l'inspiration, & non par l'expiration; ce qui fait que le tems utile de la fumigation est deux fois plus court. 3°. Dans les frictions, il entre du Mercure par les pores de la peau, à proportion de ce qu'il y en a dans l'onguent : au lieu que dans la fumigation, la plus grande partie du Mercure se perd en l'air, sans entrer dans le poumon; & l'on peut dire avec vérité qu'*elle s'en va en fumée*. 4°. Le Mercure qui reste dans la peau ou dans le linge après la friction, s'introduit peu-à-peu, mais sans interruption, par les pores : au lieu que dans la fumigation il n'y a plus rien à espérer du Mercure qui s'est une fois exhalé. Par ces quatre raisons, les particules mercurielles doivent donc, à choses égales, s'introduire en plus grand nombre dans les frictions que dans les fumigations.

Je ne crois pas, à la vérité, qu'on puisse peser géométriquement les avantages & les désavantages de part & d'autre, & par conséquent, décider à coup sûr, par laquelle des deux méthodes il entre réellement plus de Mercure : cependant je conjecture que les frictions ont en cela l'avantage, parce que dans cette derniere méthode, il se rencontre plusieurs moyens abrégés, qui contribuent beaucoup à une plus abondante introduction de Mercure ; ce qui me fait soupçonner que d'un gros ou d'un gros & demi de Mercure donné en friction, il passe beaucoup plus de particules mercurielles dans le sang, qu'il n'y en passe de la même dose de Mercure donné en parfum.

II. La force & l'action du Mercure sur le sang & sur le Virus Vénérien, dont le sang est infecté, dépend toute entiere, comme on l'a prouvé plus haut au *Chapitre X*, 1°. du degré d'activité, avec lequel les molécules mercurielles entraînées par la circulation brisent & atténuent les globules du sang. 2°. De la rondeur des petites gouttes de Mercure, qui fait que toutes les gouttes d'égale surface étant très-compactes & très-pesantes, conservent d'autant plus longtems le mouvement qui leur a été une fois imprimé, & heurtent d'autant plus fortement les globules du sang qui roulent avec plus de lenteur. 3°. De la fluidité des gouttes de Mercure répandues dans le sang, qui fait qu'au moindre frottement elles se divisent en plusieurs gouttelettes rondes, qui vont toujours en diminuant de grosseur; ce qui est bien important toutes les fois qu'il faut parcourir les vaisseaux les plus étroits, où il pourroit y avoir un peu de Virus Vénérien caché : fluidité qui fait aussi qu'en s'unissant elles forment d'autres gouttes pareillement rondes, & toujours de plus grosses en plus grosses, toutes les fois qu'il faut heurter avec plus de force contre les obſtacles qui ſe préſentent.

Or, pour en revenir au fait dont il eſt queſtion, 1°. les particules mercurielles fournies au ſang par la ſuffumigation, ſont plus ténues, plus ſubtiles, & conſéquemment plus légeres que celles qui lui ſont fournies par la friction. Ainſi, à choſes égales, elles doivent attaquer d'autant plus foiblement les globules du ſang vicié qu'elles rencontrent.

2°. Les petites gouttes de Mercure renfermées dans l'onguent, ne ſont pas plutôt entrées dans les vaiſſeaux, au moyen de la friction, qu'elles ſe débarraſſent des parties ſulphureuſes que la chaleur du ſang fait fondre, pour reprendre incontinent leur forme naturelle; & cela n'eſt pas étonnant, puiſqu'on a reconnu par expérience que les parties mercurielles ſe révivifient d'elles mêmes dans l'onguent à une chaleur bien moins conſidérable. Par conſéquent, les gouttes de Mercure introduites dans le ſang, doivent recouvrer promptement leur rondeur, & par-là toute leur efficacité. Au contraire, les particules mercurielles qui s'insinuent dans les vaisseaux par la suffumigation, gardent plus opiniâtrément la forme du cinnabre, sous laquelle elles sont cachées, attendu qu'on ne sauroit guère la leur faire quitter qu'en y ajoutant de la chaux vive, ou de la limaille de fer. Ainsi, ces sortes de particules doivent, je ne dis pas recouvrer la rondeur propre des gouttes de Mercure vif, mais retenir la figure anguleuse des molécules de cinnabre, & par conséquent attaquer d'autant plus foiblement les globules du sang, à travers lesquels elle se meuvent.

3°. Les parties de Mercure introduites par la friction, reprenant très-promptement leur fluidité & leur forme naturelle, peuvent, suivant l'occasion, se diviser en gouttelettes d'une petitesse indéfinie, pour parcourir les vaisseaux les plus déliés, & s'unir en de plus grosses gouttes, pour emporter les obstacles considérables qui pourroient s'opposer à leur passage. Elles doivent donc exercer toute la force qu'on peut attendre du Mercure : au contraire, les particules mercurielles entrées par la voie de la suffumigation, ne recouvrant ni leur rondeur, ni leur fluidité, ne sauroient avoir ni l'un ni l'autre avantage, ni posséder, par conséquent, une grande efficacité.

Il est donc évident, pour reprendre le tout en peu de mots, 1°. que les particules mercurielles entrent dans le sang en plus petite quantité, par la suffumigation; 2°. que celles qui y entrent, sont plus subtiles & plus légeres; 3°. que dans le sang elles n'acquierent presque jamais la figure ronde, qui est la plus efficace de toutes; 4°. que par conséquent, le défaut de fluidité les rend absolument incapables de se diviser en gouttelettes, ou de former de plus grosses gouttes. De ces quatre raisons, il s'ensuit que les particules mercurielles introduites par la suffumigation, n'ont pas autant de pouvoir sur le sang & sur le Virus Vénérien qui est dans le sang, que les particules de même nature qui s'y insinuent par la friction.

Cette troisiéme différence montre clairement que les fumigations doivent être pour l'ordinaire, à choses égales, moins efficaces que les frictions.

La *quatriéme & derniere différence*

ſe tire de la différente vertu qu'ont les particules mercurielles, données en parfum ou en friction, contre les ulcères véroliques qui rongent la peau.

1°. Dans la fumigation, les particules de cinnabre qui s'exhalent toutes brûlantes, venant à tomber ſur les petits ulcères de la peau, deſſéchent & brûlent, comme feroient de légers cautères, la mucoſité qui les entoure, & la chair mollaſſe, qui croiſſant dans le fond, les empêche de ſe cicatriſer; ou les rongent par leur acrimonie, comme feroient de doux cathérétiques; au lieu que dans les frictions, les particules de Mercure vif qu'on frotte ſur les ulcères, ne ſauroient produire un tel effet, vu qu'elles ſont abſolument ſans chaleur & ſans âcreté.

2°. Dans la ſuffumigation, les particules des eſpèces qu'on ajoute au cinnabre, comme la myrrhe, l'encens, le maſtich, la gomme animé, &c, en s'évaporant, corrigent, nettoient, ménent à cicatrice les ulcères par leur vertu déterſive, ſarcotique & épulotique : effets qu'on attendroit vainement dans les frictions, de la part de la graiſſe de porc, qui ſert à éteindre le Mercure pour la compoſition de l'onguent, parce qu'elle eſt incapable de déterger & de cicatriſer les ulcères.

3°. Les fumigations doivent donc, par ces deux raiſons, avoir beaucoup plus de force que les frictions, pour déterger, deſſécher, cicatriſer tous les ulcères Vénériens : & en effet, on ſait par expérience que les chancres des parties génitales, tant des hommes que des femmes, & les puſtules qui ſont répandues ſur la peau, diſparoiſſent d'ordinaire en peu de jours, au moyen de deux ou trois fumigations ; au lieu que pour les guérir, il auroit fallu, & plus de frictions, & plus de tems.

4°. Mais cette vertu particuliere des fumigations, qui en impoſe à bien des gens, & qui a donné plus d'une fois lieu de triompher, aboutit enfin aſſez ſouvent à l'opprobre du Fumigateur & des fumigations. Le Vulgaire ignorant s'imagine, ainſi que le Fumigateur lui-même, qui eſt auſſi ſot que le Vulgaire, que la cauſe de la maladie eſt détruite, dès qu'il voit que quelques-uns des ſymptômes ont diſparu. De-là viennent ces félicitations réciproques ſur un heureux rétabliſſement ; de-là ces magnifiques éloges qu'on fait par-tout de la bonté du reméde. Mais cette joie ſe convertit bientôt en deuil, & ces vains triomphes en déshonneur, à la vue de nouveaux accidens vénériens, qui démontrent que la Maladie étoit mal guérie.

5°. Il ne faut pas aller chercher bien loin la cauſe d'un ſuccès ſi frivole. C'eſt que le cinnabre, qui pris en parfum, remédie pour l'ordinaire efficacement aux chancres, agit tout différemment ſur le ſang & ſur le Virus Vénérien, dont le ſang eſt infecté, quand une fois il eſt entré dans les vaiſſeaux ; c'eſt-à-dire, qu'il n'agit ſur le ſang & ſur le Virus que lâchement, foiblement, & d'une maniere inefficace, qui peut bien rabattre & adoucir pour un tems la cauſe de la maladie, mais non pas la détruire totalement. On ne doit donc pas être ſurpris ſi la plupart des malades qui ſe vantoient d'être guéris par la méthode des fumigations, & que le Fumigateur citoit comme des témoins fidèles de ſon excellence, récidivent peu de tems après ſans nouvelle contagion, & si sentant leur second état pire que le premier, ils maudissent à la fin & le Fumigateur & les fumigations.

Ainsi, cette quatriéme différence montre assez clairement que les fumigations, quelque vertu qu'on leur suppose contre certains vices de la peau qui dépendent de la Vérole, ne guérissent pas pour cela radicalement la Maladie; mais qu'elles opérent d'ordinaire une cure trompeuse, passagere, & uniquement palliative.

Mais en voilà assez sur ce sujet : car je me flatte d'avoir prouvé ce qui étoit en question, d'autant plus sûrement, que les raisonnemens tirés de la nature même du reméde & de sa maniere d'agir, s'accordent merveilleusement avec les expériences ci-dessus mentionnées. Il suffit de les rapprocher pour s'en convaincre.

La méthode des fumigations est absolument à rejetter.

Loin donc de la Médecine une pareille méthode. Aussi les bons connoisseurs ne s'aviseront-ils jamais de la mettre en parallele avec la méthode des frictions, qui est sûre, qui emporte à la fois la cause & les symptômes de la Vérole; en un mot, qui guérit radicalement la Maladie, pourvu qu'on l'adminiſtre dans les regles. Que ſi l'on juge néanmoins devoir retenir encore l'uſage des fumigations dans la Médecine Pratique, on ne doit jamais les employer comme un remède univerſel, mais comme un reméde topique, & uniquement pour les affections cutanées.

Ou uniquement à réserver pour les Maladies de la peau.

Savoir, I. pour les puſtules rongeantes du viſage, & les chancres malins des parties génitales, tant des hommes que des femmes.

II. Pour l'ophthalmie rebelle, inflammatoire, ulcéreuſe (*a*).

III. Pour la chûte des cheveux dans les perſonnes qualifiées (*b*), qu'on en veut garantir. Cet accident vénérien, qui étoit autrefois fréquent, eſt devenu rare il y a déja long-tems.

IV. Pour les ulcères calleux, fétides, malins, de la bouche ou du nez, avec carie des os, leſquels proviennent d'une Vérole invétérée. Cependant dans ces ſortes d'ulcères, s'il en faut croire M. BOERHAAVE (*c*), les

(*a*) GABRIEL FALLOPPE, dans ſon Traité *de la Vérole*, Chap. 69.

(*b*) Le même, au même endroit.

(*c*) Opérations de Chymie, *Part.* 3, *Opérat.* 202.

suffumigations *s'employent avec un succès peu marqué & souvent malheureux.*

V. Pour les douleurs insupportables des membres, les tumeurs gommeuses, les ganglions, les exostoses, les hypérostoses, &c.

Au reste, dans ces cas-là même, le Médecin doit faire une sérieuse attention à l'âge, au tempérament, aux forces & à la situation des malades, afin de ne commettre aucun excès en employant les fumigations. Il doit sur-tout être attentif aux précautions suivantes.

Précautions qu'il y faut apporter, en cas qu'on les employe.

1°. De ne point se servir d'autres parfums que du cinnabre, en y mêlant suivant les cas parties égales, soit de détersifs, comme le styrax, l'oliban, le ladanum, la gomme animé, &c; soit de dessiccatifs & d'épulotiques ou cicatrisans, comme la myrrhe, le mastich, l'ambre jaune, la gomme de genèvrier, &c.

2°. De ne point réitérer les fumigations, du moins dans le commencement, sans avoir laissé reposer les malades, de peur de causer du désordre par trop de précipitation; ni employer plus d'un gros pour chacune, en allant par degrés, s'il le faut, jusqu'à deux gros, & au-delà.

3°. De régler le tems de chaque suffumigation, suivant les forces & le tempérament des malades ; mais principalement suivant la nature & l'opiniâtreté des symptômes, en sorte qu'il dure rarement plus d'un quart d'heure, & moins d'un demi-quart d'heure.

4°. De conduire avec un entonnoir sur les parties affectées, le parfum raisonnablement chaud, en le détournant soigneusement du visage, des yeux, de la bouche, du nez & des organes vitaux, à moins qu'il n'y ait du mal au palais, au nez, aux yeux; auquel cas il faudra *se hâter lentement*, le donnant à petite dose, & de loin en loin.

5°. De ne jamais mettre en usage les fumigations, à moins qu'il ne faille aller au-devant d'un danger pressant, ou d'une difformité insigne, par une voie plus abrégée que n'est la méthode des frictions bien administrées ; si, par exemple, des pustules malignes rongent la face ; si des chancres du gland, du frein ou du prépuce, calleux ou enflammés, sont près de causer un phimosis ou un paraphimoſis conſidérable ; ſi la conjonctive ou la cornée eſt menacée de ſuppuration ou de gangrène ; s'il faut arrêter ſur le champ une chûte de cheveux déshonorante ; s'il eſt à craindre que la voûte cariée des os du palais ou du nez ne tombe à la longue ; enfin, ſi les douleurs des membres, ou des exoſtoſes, tourmentent les malades au point de les empêcher de dormir, & de prendre aucun repos.

6°. En un mot, de tenir pour certain que cette maniere de traiter les accidens vénériens, quelque heureuſe qu'elle ſoit, eſt toujours trompeuſe & jamais déciſive ; & par conſéquent, d'avoir bien ſoin d'employer au plutôt la méthode des frictions pour déraciner la cauſe de la maladie, en avertiſſant les malades, que s'ils n'y prennent garde, cette ſorte de cure palliative les expoſe à un grand danger ; vu qu'il eſt à craindre que le Virus Vérolique repouſſé des parties affectées, ne ſe jette à la fin ſur quelques viſcères nobles.

DISSERTATION

Sur l'Origine, la Dénomination, la Nature, & la Curation des Maladies Veneriennes à la Chine.

DES l'année 1736, que mon Livre parut pour la premiere fois, j'avois oui dire à un Jésuite nouvellement revenu de la Chine, où il avoit prêché la Foi pendant trente ans, que le Mal Venérien étoit non-seulement connu, mais même assez commun à Péquin. De-là, je compris dans le moment, combien il seroit avantageux pour la Médecine de déterier ce que pensoit de l'origine, de la nature & du traitement de la Vérole, une Nation telle que la Nation Chinoise, qui de tous tems avoit cultivé les Arts & les Sciences, & qui vivant sous un climat très-éloigné, devoit avoir des opinions qui lui étoient propres.

C'est ce qui m'engagea à chercher tous les moyens de pouvoir connoître, avec quelque certitude quelle étoit sur ces différens points, l'opinion des plus habiles Médecins Chinois. Mais il me fut aisé de juger, que l'unique moyen d'apprendre ce que je souhaitois, c'étoit de m'en informer aux Révérends Peres Jésuites, qui sont les seuls des Européens qui séjournent à Péquin, & qui y séjournent depuis long-tems; & au cas qu'ils n'en sussent rien, comme je le prévoyois bien, de les prier de s'en informer aux Médecins du Pays. Je savois bien que ces Religieux ne s'étudioient tous qu'à convertir les Chinois à la Foi; & que c'étoit-là le comble de leurs vœux, & le seul but de tous leurs travaux. Mais je savois en même tems qu'ils ne laissoient pas de cultiver les Belles-Lettres & les autres Sciences, pour s'acquérir l'estime des Chinois, qui en font cas, & de s'appliquer à apprendre la Langue des Chinois, pour obtenir leur confiance & leur amitié, se rendant à l'exemple de S. Paul, foibles avec les foibles, & Chinois avec les Chinois, afin de les gagner à JESUS-CHRIST, & de les sauver.

J'ai donc pris l'unique voie qu'il y avoit à prendre, & il y a trois ans, que par l'entremise d'un ami, j'envoyai à Péquin, au Révérend Pere PIERRE FOUREAU, Jésuite, homme savant, diligent & officieux, un état des questions sur lesquelles je desirois d'être éclairci, en le conjurant de s'en informer non-seulement aux plus habiles Médecins Chinois de sa connoissance, mais aussi au Révérend Pere LOUIS PARENNIN, qui est tout à la fois le plus ancien & le plus savant des Jésuites, qui demeurent à Péquin.

Je reçus derniérement une réponse obligeante de ce Religieux, mais trop tard, pour que je pusse l'insérer en son lieu dans mon Ouvrage; & quand même elle m'auroit été remise plutôt, elle étoit trop longue pour y être insérée. Du reste, elle satisfait pleinement à toutes mes demandes, & ne me laisse presque rien à desirer: car on y trouve non-seulement ce que les Médecins Chinois pensent sur l'origine de la Maladie Vénérienne, quels noms ils lui donnent, & combien ils en reconnoissent d'espèces; mais ce qui est plus important, quelles sont les principales formules des remédes qu'ils employent le plus ordinairement pour la guérir.

Le

Le R. P. FOUREAU ajoute qu'ignorant abſolument ce qu'on lui demandoit, il a conſulté un Médecin Chinois de ſes amis, habile & expérimenté; que lui ayant expoſé tous ſes doutes & toutes ſes demandes en Langue Chinoiſe, il a interprété fidellement en François les réponſes que ce Médecin lui avoit données par écrit ſur chaque article, & que dans la crainte de ſe tromper, il en a ſouvent conféré avec lui, afin d'être plus ſûr d'avoir bien pris ſa penſée. Auſſi m'a-t-il envoyé, pour m'en convaincre, la diſſertation de ce Médecin, écrite en Chinois, que je garde, que je crois être l'unique diſſertation Chinoiſe, qui ſoit en Europe, *ſur le Mal Vénérien*, & que j'ai penſé faire graver, pour la communiquer aux Curieux.

L'extrême fidélité avec laquelle ce Religieux a bien voulu s'acquitter de ſa commiſſion, a donné lieu à deux inconvéniens; mais il y a trouvé un remede ſûr & facile. Le *premier*, c'eſt qu'en tranſcrivant les formules Chinoiſes des remédes, il a marqué les poids de toutes les drogues qui y entrent, ſuivant la maniere de peſer, uſitée à la Chine; mais en même-tems il a indiqué la proportion de ces poids par rapport aux nôtres; d'où il eſt aiſé de réduire les poids Chinois exprimés dans les formules, aux poids dont nous nous ſervons en Europe. Le *ſecond*, c'eſt qu'il a exprimé preſque toutes les drogues par des noms purement Chinois; & en effet, comment auroit pû faire autrement, un homme qui n'étant point verſé dans la matiere médicale, ne ſavoit point les noms Grecs ou Latins de ces drogues, & qui n'étoit pas même aſſuré ſi toutes ces drogues ſe trouvoient en Europe. Mais il a fourni le moyen de ſuppléer à ce qu'il n'étoit pas en état de faire lui-même, en faiſant des paquets ſéparés de chaque drogue, où il a mis les noms Chinois, & qu'il m'a envoyés bien enfermés dans une boîte, afin que je puſſe examiner ces drogues chacune en particulier, les rapporter à leurs claſſes, & leur donner les noms qui leur feroient propres.

Rien ne pouvoit être mieux penſé. La boîte eſt arrivée à bon port; j'ai examiné les drogues qu'elle contenoit ; j'en ai fait la distinction ; & quand je me suis trouvé embarrassé, comme je l'ai été souvent, j'ai consulté Messieurs ANTOINE & BERNARD DE JUSSIEU, également habiles en Botanique & en Matiere Médicale. Ainsi j'espere que ces formules Chinoises, dont les noms & les poids nous paroissent barbares, ne rebuteront pas le Lecteur, parce qu'elles seront exprimées à notre maniere, c'est-à-dire, en des termes usités parmi nous, & selon notre façon de peser.

Mais en voulant traiter ce sujet, avec une certaine exactitude, la matiere s'est tellement accrue, que pour y donner quelque ordre, j'ai cru qu'il falloit partager cette dissertation en six articles, dont le *premier* renfermera les demandes que j'avois envoyées à Péquin. Le *second*, les réponses qui m'ont été envoyées. Le *troisiéme*, l'explication des remédes & des formules de médecine, exposées dans l'article second. Le *quatriéme*, des remarques sur la théorie des Maladies Vénériennes reçue parmi les Chinois. Le *cinquiéme*, des remarques sur le traitement que les Chinois employent pour la guérison de ces Maladies. Enfin, le *sixiéme*; un parallèle de notre façon de traiter ces Maladies avec celles de la Chine, afin de constater laquelle des deux est la plus efficace.

§. I.

Demandes adressées à un Jésuite, à Péquin, sur la fin de l'année 1737.

1°. Si la Vérole & les autres Maladies de cette espèce sont répandues à la Chine.

2°. Quel nom elles portent, & si ce nom est tiré de la Langue Chinoise, ou dérivé d'une Langue ou Nation étrangere?

3°. Quel remede on employe pour ces Maladies, dans le Royaume de la Chine? Si on les traite avec des plantes du pays, ou avec le Mercure?

4°. Dans le premier cas, quelles sont ces plantes spécifiques, & quelle est la maniere de les administrer?

5°. Dans le second cas, avec quelle méthode le Mercure y est employé, & quels effets il produit?

6°. Si ces Maladies sont réputées

par les Médecins Chinois, des Maladies du pays, & qui aient eu cours de tout tems; ou ſi ce ſont au contraire des Maladies cenſées nouvelles & étrangeres, dont l'origine ſoit récente, & qu'on ait reçues de quelque pays étranger?

7°. Quels ſont, dans la premiere ſuppoſition, les caracteres Chinois dont on ſe ſert pour les déſigner? S'ils ſont dérivés de quelque caractere primitif, qui dénote la Maladie en général, & s'ils en ſont dérivés avec la même analogie que tous les autres caracteres qui ſignifient les autres Maladies?

8°. Que ſi au contraire ces Maladies ſont nouvelles & étrangeres, d'où, en quel tems, & par qui cette contagion a été portée à la Chine, & ſi la violence de ces Maladies y augmente ou diminue?

9°. Si les Maladies Vénériennes s'y communiquent ſeulement par voie de contagion, & principalement par l'acte vénérien, comme en Europe; ou ſi elles s'engendrent d'elles-mêmes & indépendamment de toute contagion par le ſeul vice des cauſes non-naturelles, comme font parmi nous l'Asthme, la Jaunisse, la Colique Néphrétique?

10°. Quels sont les principaux symptômes de la Vérole à la Chine, & par quels noms ou caracteres Chinois ils sont désignés chacun en particulier?

11°. Enfin si la Vérole est plus commune, & même peut-être plus ancienne dans les Provinces de l'Empire qui sont plus méridionales, que dans les Provinces qui sont plus vers le septentrion?

§. II.

Réponses envoyées de Péquin, sur la fin de l'année 1739, à toutes mes demandes.

1°. Les Maladies Vénériennes sont répandues à la Chine tout comme en Europe.

2°. Elles y portent plusieurs noms différens (*a*), & tous ces noms sont

(*a*) Jusqu'ici l'on a traduit le commencement de la dissertation, presque mot pour mot; mais on n'en traduira la suite qu'en forme d'extrait, selon l'intention même de l'Auteur, attendu que cela est plus curieux qu'utile.

dérivés par analogie de la Langue Chinoiſe.

3°. On a coutume d'employer à la Chine, pour la guériſon de la Vérole, non-ſeulement quelques plantes du Pays, mais auſſi le Mercure.

4°. Il y a deux méthodes de guérir la Vérole chez les Chinois : l'une, qui attaque avec force la Maladie ; l'autre, qui chaſſe doucement le Virus par les ſueurs.

Dans le premier cas, ce ſont des pilules compoſées de différentes poudres & de farine de froment, dont on donne au malade deux fois le jour, le matin & le ſoir, plus ou moins long-tems, ſelon que le Mal eſt plus léger ou plus grave. Pendant ce tems-là, on lui défend les viandes chaudes, ſur-tout le mouton. L'uſage de ces pilules fait ordinairement mal aux dents, & procure une ſalivation abondante & très-fétide ; ce qui eſt la marque d'une prompte guériſon ; mais la Vérole ainſi guérie eſt ſujette à récidiver. Alors ils uſent d'un vin médicamenteux, efficace pour guérir la Vérole récidivée & invétérée, dont voici la formule.

Prenez du meilleur vin, 5 liv. (a). *Versez-le dans un plat, où vous mettrez un gros crapaut; & l'ayant couvert d'un autre plat, lutez-en les jointures d'argille, détrempée avec du sel marin, afin que rien ne puisse s'en exhaler. Faites bouillir le tout au bain-marie, pendant deux heures & demie ou trois heures, & ensuite laissez réfroidir la décoction toute la nuit.*

Le lendemain matin, on donnera au malade, couché dans son lit, autant de ce vin médiocrement chaud, qu'il en pourra boire sans s'enyvrer, afin qu'il sue, soit en hyver, soit en été. Le sur-lendemain matin, le malade en boira une moindre dose, c'est-à-dire, la moitié moins, & suera pareillement, à moins que la sueur de la veille n'ait été fort abondante: & ainsi de suite, en diminuant toujours

(a) La livre Chinoise vaut seize *Taëls*, qui pesent dix-huit onces de Paris; le Taël vaut dix *Mas*, & le Mas dix *Fens*; c'est-à-dire, que la Livre de la Chine vaut 18 onces de Paris; le Taël, 9 gros; le Mas, 64 grains & $\frac{4}{5}$ de grain; & le Fens, 6 grains & $\frac{12}{25}$ de grain.

de moitié, jusqu'à ce que le Virus soit épuisé, ayant bien soin d'avertir le malade de ne pas s'exposer à l'air durant huit jours, d'user de viandes légeres pendant une quinzaine de jours, & de s'abstenir du commerce des femmes l'espace de cent jours.

L'autre méthode de guérir la Vérole, en chassant peu à peu le venin, & qui est efficace pour cette maladie, soit récente, soit invétérée, quand même le malade tomberoit tout en pourriture, & qu'il souffriroit des douleurs dans les nerfs ou dans les os, consiste uniquement dans l'usage de quelques décoctions, où entrent la Fraxinelle, le Contrayerva, le Coing, le Chevrefeuille, la Régliſſe, la Squine, &c.

Quant aux ulcères vénériens rebelles, ont fait fondre une certaine quantité de cire blanche & de saindoux, à quoi l'on ajoute de l'encens, de la myrrhe, du camphre, &c, le tout réduit en poudre bien fine, & mêlé ensemble, pour en faire un emplâtre assez ferme, qu'on étend sur du gros papier ou sur un linge, & qu'on applique sur la partie ulcérée.

5°. A la Chine, le Mercure ne

s'employe jamais que préparé, pour le traitement de la Vérole. Voici la maniere dont on croit que se fait cette préparation. On met la quantité qu'on veut de Mercure dans un vaisseau couvert de son couvercle ; & après en avoir luté les jointures, on l'expose sur le feu pendant quelques jours. Quand le Mercure est une fois échauffé, il s'en éleve une vapeur qui s'attache au couvercle en forme de neige ; & c'est-là la matiere qu'on mêle avec les autres drogues, dans la plupart des remédes, contre le Mal Vénérien.

6°. Les Médecins Chinois croyent que la Vérole a été répandue de tout tems à la Chine. En effet, les Livres de Médecine, écrits en Langue Chinoise, & qui passent pour anciens, loin de faire mention du commencement de la Maladie Vénérienne, n'en parlent que comme d'une Maladie très-ancienne.

7°. Les Livres de Médecine, qui traitent de la Vérole, font une Classe ou un ordre de Livres à part parmi les Chinois.

8°. On ne sait pas encore si cette Maladie s'est relâchée ou non à la

Chine, parce que les Médecins Chinois ne ſont pas ſi au fait de l'hiſtoire des Maladies, que ceux d'Europe. Leur ſavoir aboutit principalement à connoître quelques anciennes expériences, & quelques formules de remédes. Les Livres de Médecine y ſont preſque tous anciens; il n'y en a aucun, ou que très-peu qui ſoient modernes. C'eſt pourquoi les Médecins connoiſſent d'ordinaire un peu mieux ce qui eſt ancien, ne ſachant preſque rien de tout ce qui eſt nouveau.

9°. Les Livres de Médecine, Chinois, enſeignent que la Vérole peut ſe gagner de trois façons; 1°. par l'acte vénérien, qui eſt la voie de communication la plus ordinaire; 2°. par la reſpiration de l'odeur infecte d'un malade; & ils prétendent que dans ces deux cas la Maladie ſe communique uniquement par contagion; mais avec cette différence, que dans le premier ce ſont les parties inférieures qui ſont les plus communément attaquées; & que dans le ſecond, ce ſont les parties ſupérieures, ſur-tout la tête & la face : ce qui, au reſte, ne change rien à la curation. 3°. En s'échauffant beaucoup dans un lieu humide, ou dans un tems pluvieux, & même quelquefois dans le tems que l'on sue. Car, disent-ils, les esprits aqueux introduits dans un corps échauffé, fermentent, & peuvent produire la Maladie Vénérienne; ce qui pourtant n'arrive pas toujours, vu que souvent cela ne cause qu'une jaunisse, ou une pesanteur de tout le corps, ou de la douleur, lorsqu'on rend l'urine. Ils ajoutent qu'on court risque de tomber dans les mêmes accidens, si l'on boit trop; parce que les esprits ardents de la boisson peuvent alors également causer la Maladie en fermentant dans le corps. Du reste ils ne veulent pas que dans cette troisiéme espéce de Vérole on employe jamais des remédes violens, de peur d'épuiser l'humeur radicale; ce qui pourroit procurer l'inappétence, le marasme & la mort même. Ainsi ils s'imaginent, que l'unique ressource qu'il y ait alors, c'est de provoquer un grand flux d'urine.

Le Médecin Chinois, que j'ai questionné, dit le Révérend Pere FOUREAU, m'assura très-affirmativement que cette troisiéme maniere de gagner le Mal Vénérien étoit assez fréquente dans les Provinces Méridionales de la Chine ; parce que le terrein y eſt plus bas, & l'air plus humide : mais qu'elle étoit plus rare dans les Provinces Septentrionales, où le ſol eſt plus élevé, & l'air plus ſec.

10°. Dans chacune de ces trois eſpéces de Vérole, quand le Mal eſt léger & récent, il ſe guérit aiſément, & ne produit aucun accident grave. Mais s'il eſt ancien & invétéré, il cauſe ſouvent la chûte des cheveux.

11°. Il y a lieu de conjecturer que la Vérole s'eſt répandue dans les Provinces Méridionales de la Chine, beaucoup plutôt que dans les Provinces Septentrionales : attendu qu'entre les autres dénominations de la Maladie Vénérienne, il y en a une qui veut dire *ulcère de Canton* ; ce qui marque, ou que cette Maladie a tiré autrefois ſa premiere origine de cette Province, ou que dans les tems reculés elle y étoit plus commune que dans les autres Provinces.

Je ne dois pas oublier, ajoute le Révérend Pere FOUREAU, que j'ai appris du Révérend Pere PARENNIN

& du Frere ROUSSET, qui de tous les Religieux qui séjournent à Péquin, sont ceux qui connoissent le mieux les Maladies, tant Européennes que Chinoises, que le Mal Vénérien est accompagné de symptômes plus doux à la Chine qu'en Europe : sans quoi il n'y avoit guère d'apparence que les Médecins Chinois réussissent jamais à le guérir ; parce que leurs remédes étoient trop foibles, n'étant pas même capables, le plus souvent, d'extirper radicalement les Maladies Vénériennes, qui leur sont propres, quoique légeres.

§. III.

Explication des drogues qui entrent dans les Formules Chinoises.

Les drogues, que le Révérend Pere FOUREAU a eu la bonté de m'envoyer de Péquin bien conditionnées, & dont j'ai reconnu la plus grande partie avec l'aide de Messieurs DE JUSSIEU, sont le Cachou Brut, la racine de Carote sauvage, la racine d'Aristoloche longue, la Salse-pareille, l'Orpiment, le Sang-dragon, le Méchoacan, les Fleurs de Genest, l'Encens, la Régliſſe, le Mercure ſublimé doux, les Sommités de Chevrefeuille, l'Ecaille inférieure de Tortue brûlée, les Capſules des ſemences d'une eſpéce d'Adatoda, des Coings, la Myrrhe, la Cire de la Chine, la racine de Dictame blanc ou Fraxinelle, la racine d'Impératoire, le Camphre, des dépouilles de Cigales, la racine de Contrayerva, la racine de Squine, le Saſſafras, des Larmes de Job, &c. Tout cela ſert à compoſer des pilules, des emplâtres & des décoctions. En voici un exemple :

Prenez du Mercure doux, un gros, 57 grains $\frac{3}{5}$.

Du Cachou, 2 gros, 50 grains $\frac{2}{5}$.

Des Fleurs de Geneſt torréfiées, & d'écaille de Tortue brûlée, de chacune demi-once, 36 grains.

Pilez ſéparément ces drogues, & réduiſez-les en une poudre très-fine.

Ajoutez-y de la Farine de Froment, 3 onces, 3 gros.

Mêlez le tout exactement, & en y verſant de l'eau commune,

pétrissez-le en une pâte molle ; dont vous ferez des pilules de la grosseur d'un pois.

La dose de ces pilules sera de 2 *gros*, 50 *grains* $\frac{2}{5}$, deux fois le jour, matin & soir, pendant six ou sept jours ; & même si la Maladie est grave, pendant onze ou douze jours. L'usage de ces pilules excite ordinairement la salivation, avec puanteur de bouche & douleur de dents.

§. IV.

Remarques sur la Théorie des Maladies Vénériennes, reçue parmi les Chinois.

Les Chinois sont persuadés que les Maladies Vénériennes ont été de tout tems répandues dans l'Empire de la Chine. Cependant il y a plusieurs raisons assez fortes qui semblent porter à croire qu'ils se trompent.

1°. La Vérole porte chez les Chinois six noms différens. Or, pourquoi tous ces différens noms pour une seule Maladie ; si ce n'est faute d'un nom propre & déterminé ? Et n'est-il pas apparent qu'on auroit trouvé ce nom propre, comme on a trouvé pour toutes les autres Maladies anciennes, si la Vérole avoit regné de tout tems à la Chine.

2°. Entre les différens noms Chinois donnés à la Vérole, il y en a un qui paroît indiquer assez manifestement la nouveauté du Mal, puisque ce nom signifie l'*Ulcère* ou *la Maladie du tems*.

3°. Les Livres de Médecine, Chinois, ne traitent point des Maladies Vénériennes dans la même classe qu'ils traitent des autres Maladies. D'où vient cette différence ? Les Médecins Chinois avouent qu'ils n'en savent point la raison : mais il me semble que cela vient de ce que, quand la Vérole commença à paroître, il y avoit déja long-tems qu'on avoit recueilli un corps complet de Maladies, auquel les Chinois, scrupuleux observateurs des anciennes pratiques, auroient appréhendé de rien ajouter. De-là est venue la coutume de faire une classe à part des Maladies Vénériennes.

Les Chinois prétendent que la Vérole eſt endémique & naturelle chez eux, & ils s'appuyent ſur les noms Chinois qu'elle porte. Pour moi, je croi être en état de prouver que ces noms là même montrent clairement deux choſes ; 1°. que la Vérole a paſſé des Provinces Méridionales de la Chine dans les Provinces Septentrionales ; 2°. que cette Maladie paroît même avoir été portée des pays étrangers dans les Provinces Méridionales.

Je ne ferois donc pas difficulté d'aſſurer non-ſeulement que la Vérole eſt une Maladie nouvelle à la Chine, mais encore qu'elle a été portée autrefois par les Portugais à Canton, & que delà elle s'eſt répandue par contagion dans les autres Provinces de l'Empire : car il n'eſt guère croyable qu'elle ſe ſoit engendrée d'elle même à Canton, par le ſeul vice ou par l'abus des choſes non-naturelles : il eſt bien plus naturel de penſer que les Portugais, étant les premiers des Européens qui aient abordé à Canton le plus fameux Port de la Chine & le centre de tout le Commerce Maritime, ils y auront communiqué la Vérole, comme il eſt certain qu'ils l'ont communiquée enſuite au Japon, qui eſt ſitué à l'Orient de la Chine, & où ils ont pénétré plus tard. Or, on ſait, & tous les Hiſtoriens Portugais en conviennent, que les Portugais aborderent pour la premiere fois au Port de Canton en 1517; c'eſt-à-dire, dans le tems que la Vérole regnoit déja par-tout en Europe, & conſéquemment en Portugal, & que la plupart, ſur tout les mariniers, les ſoldats, & autres gens ſemblables qui vivent dans la débauche, étoient infectés d'un Mal devenu ſi commun (*a*). D'ailleurs, les Chinois conſervent certaines opinions qu'ils ont appparemment empruntées des Européens, & par conſéquent des Portugais; 1°. que la Vérole ſe gagne par contagion, ou s'engendre

(*a*) MANUEL DE FARIA Y SOUSA. *Aſia Portugueſa*, Tom. 1, Part. 3, Cap. 6.
JOAÖ DE BARROS. *Aſia, dos feitos que os Portugueſes fizerao no deſcobrimento & conquiſta dos mares & terras do Oriente. Decada Terceira*, Liv. VI, Cap. 2.
FRAY ANTONIO DE SAN ROMAN, *Hiſtoria general de la India Oriental.* Liv. II, Cap. 15.

d'elle-même par le vice des choſes non-naturelles, principalement de l'air, comme nous avons vu qu'on le croyoit dans le commencement du regne de la Maladie Vénérienne en Europe. 2°. Que pour guérir la Vérole il faut employer ou le Mercure préparé en forme de pilules, ou des décoctions ſudorifiques, à peu près comme l'on ſait qu'on les employa d'abord en Europe. Je ne nie pas qu'à la rigueur l'un & l'autre n'ait pû leur venir à l'eſprit, ainſi qu'aux Européens : mais il n'y a guère d'apparence, moralement parlant, qu'une Nation, dont les Mœurs, les Loix, & les Coutumes ſont ſi différentes des nôtres, ait pû s'accorder en ce point ſi parfaitement avec nous ſans aucune communication.

Je vois bien qu'on peut m'objecter que les Chinois ne ſe ſont jamais plaints d'avoir été infectés de la Vérole par les Portugais, & qu'ils n'ont jamais appellé ce Mal la *Maladie Portugaiſe* ; ce qu'il ſemble qu'ils n'auroient pourtant pas manqué de faire, ſi nos conjectures étoient vraies, comme nous avons reconnu au *Cha-*

pitre II du premier Livre, qu'ont fait les Japonois, à qui il eſt conſtant que les Portugais ont tranſmis la Vérole.

Mais la réponſe eſt aiſée, ſi l'on fait attention au différent degré d'eſtime que les Portugais avoient autrefois à la Chine & au Japon. En effet, le bon accueil qu'ils reçurent au Japon, les engagea à s'y établir en grand nombre, & les y fit parvenir en peu de tems à une ſi haute puiſſance, que la plupart des Japonois qui regardoient avec admiration leurs nouveaux hôtes, ne purent s'empêcher de voir que ceux-ci étoient ſujets à une maladie inconnue qui ſe communiquoit facilement aux femmes qu'ils fréquentoient, & qu'ils appellerent pour cette raiſon, *Maladie Portugaiſe*, dès qu'elle eut commencé à devenir commune. Au contraire, les Chinois n'eurent pas plutôt obſervé que les Portugais qui étoient abordés en aſſez petit nombre, ſe comportoient licentieuſement & inſolemment, qu'ils firent une ſortie ſur eux, les tuerent ou les chaſſerent, comme des brigands indignes de toute hoſpitalité. Ainſi bien loin de s'informer des Maladies qui leur étoient propres, & dont ils avoient peut-être infecté quelques femmes Chinoises, ils ne se soucierent pas même de savoir leur nom ou leur patrie : d'où il est arrivé que le nouveau nom de la Maladie nouvelle, dont nous croyons que les Chinois ont été atteints depuis ce tems-là, a été tiré de toute autre cause plutôt que du commerce des Portugais; parce que leur descente dans la Province de Canton fut si tumultueuse & si courte, qu'à peine en resta-t-il le moindre souvenir dans un aussi vaste Empire.

Nous avons chez nous deux célebres événemens contemporains, avec l'apparition de la Vérole en Europe, & qui en fixent la nouveauté. Le premier est la découverte du Nouveau Monde, faite par CHRISTOPHE COLOMB, en 1492; car ceux qui en revinrent, ne se plaignoient pas moins de la nouvelle & rigoureuse Maladie qu'ils y avoient gagnée, qu'ils exagéroient les richesses étonnantes de ce pays-là, & ses mines d'or inépuisables. Le second est la guerre de Naples, qui se passa en

1494 & 1495, entre les François, les Italiens, & les Espagnols, & dans laquelle ces trois Nations rejettoient comme à l'envi les unes sur les autres l'odieuse cause de la nouvelle Maladie, dont elles se sentoient atteintes. Il s'est pourtant trouvé autrefois des gens qui croyoient, comme il s'en trouve encore aujourd'hui qui le croyent, que la Vérole a regné de tout tems en Europe, & que sans aucune contagion elle s'y engendre d'elle-même par un commerce de prostitution. Mais si la Vérole s'étoit glissée insensiblement parmi nous, comme parmi les Chinois, qu'ayant été apportée par une poignée de Corsaires à quelque extrêmité de l'Europe, elle eût d'abord été communiquée à quelques femmes prostituées, ou de la lie du peuple, qui l'auroient ensuite donnée à plusieurs hommes, mais lentement & sans éclat; je suis sûr que, presque tout le monde conspireroit à affirmer l'ancienneté du Mal Vénérien, à vanter les passages des Anciens qui favoriseroient cette opinion, & à mépriser ceux qui seroient assez hardis pour contredire.

Au reste, pour empêcher qu'on ne m'accuse mal à propos de partialité, je suis bien aise de faire observer, quant à ce qui m'est personnel, que soit que la Vérole ait été portée à Canton par les Portugais, en 1517, ou qu'elle soit naturelle dans ce pays-là, cela revient au même; car dans le premier cas, la condition des Chinois & des Européens sera la même; la Vérole aura été portée d'Europe à la Chine, par les Portugais, de la même façon qu'elle a été apportée de l'Isle Espagnole en Europe, par les Espagnols. Dans le second cas, il faudra admettre un nouveau foyer de Virus Vérolique dans la Province de Canton, ce qui s'accorde parfaitement bien avec mon sentiment, loin de le combattre; puisque je reconnois, outre le foyer si connu de l'Isle Espagnole, plusieurs autres foyers de la même Maladie en divers lieux de l'Amérique & de l'Afrique, & en différentes Isles d'Asie, situées dans la Mer des Indes, & renfermées dans la Zone Torride; & par conséquent rien n'empêche que nous ne reconnoissions pareillement, en cas de besoin, un nouveau foyer dans la la Province de Canton, qui est aussi située entre les Tropiques.

Les Chinois reconnoissent trois causes de la Vérole; 1°. la débauche avec les personnes infectées; 2°. la respiration du même air avec les malades; 3°. la température d'un air humide & pluvieux, si l'on s'échauffe trop pendant ce tems-là.

La *premiere* cause est indubitable, & connue de tout le monde en Europe, tout comme à la Chine: ce qu'elle a de propre, c'est que la Maladie qu'on gagne par cette voie dans l'une & l'autre contrée, attaque principalement les parties inférieures du corps, par lesquelles on a péché. Je m'étonne seulement que le Médecin Chinois ait omis les autres manieres dont la contagion se transmet, par exemple, de la nourrice à l'enfant qui tette, ou du nourrisson à la nourrice qui l'allaite; car je ne doute point qu'on n'en voye des exemples fréquens à la Chine.

La *seconde* cause est douteuse. Ce qu'il y a de certain, c'est qu'en Europe la Vérole ne se communique point par l'entremise de l'air; ce qui fait que cette sorte de contagion dif-

fere beaucoup de la contagion de la
petite Vérole & des Maladies peſtilentielles. Mais je ne ſais ſi la Maladie que les Chinois diſent qui ſe
gagne par la reſpiration, eſt effectivement la Maladie Vénérienne elle-
même, ou ſi ce n'eſt pas plutôt quelqu'autre Maladie qui nous eſt inconnue, que les Chinois ne diſtinguent
pas aſſez exactement de la Vérole,
& ſur laquelle nous aurions beſoin
d'être plus amplement informés.

La *troiſiéme* cauſe paroît abſolument fauſſe, mais ſous différens re-
gards ſelon les différentes hypothéſes.

1°. Si la Vérole eſt, comme je le
crois, une Maladie étrangere chez les
Chinois, ainſi que chez les Européens, cette prétendue cauſe n'eſt
fondée que ſur le préjugé qui avoit
autrefois cours en Europe dans les
premiers tems de la Maladie, lorſque la plupart des Médecins s'ima-
ginoient que la Vérole n'étoit pas ſeulement produite par la contagion,
mais encore par le vice de l'air ou
du régime. En admettant cette conjecture, il y auroit lieu d'être ſurpris qu'une opinion que l'expérience
a détruite parmi nous il y a long-tems,

ſubſiſtât encore à la Chine ; ſi ce n'étoit qu'on ne doit pas s'étonner que les Chinois aient fait ſi peu de progrès en Médecine, quand on voit combien cette Nation eſt nonchalante, & peu curieuſe de chercher la vérité.

2°. Au contraire, ſi la Vérole ſe gagne d'elle-même dans les Provinces Méridionales de la Chine, ſans contagion, & par le ſeul vice des choſes non-naturelles, comme le prétendent les Chinois, & ce que j'ai bien de la peine à croire, il n'en eſt pas plus vraiſemblable qu'elle puiſſe jamais s'engendrer par la conſtitution pluvieuſe & auſtrale de l'air, quelque chaleur qu'on ſuppoſe dans le corps ; puiſque dans les Contrées même de l'Amérique, où elle étoit autrefois endémique, & dans les Provinces de l'Afrique, où l'on croit encore aujourd'hui qu'elle eſt endémique, elle ne s'eſt jamais gagnée autrement que par un commerce immodéré avec les femmes proſtituées, dans la matrice deſquelles les ſemences de pluſieurs hommes, mêlées, ſe pourriſſent en y ſéjournant, & ſe convertiſſent en Virus.

3°. Mais ſans s'embarraſſer de ſavoir ſi la Vérole eſt nouvelle ou ancienne à la Chine, ce qui n'eſt pas encore éclairci : il y a tout lieu de ſoupçonner que les Chinois confondent avec la Vérole, quelqu'autre Maladie qui y a du rapport, comme une Maladie Scorbutique, ou le Scorbut lui-même. Et ce qui ſemble confirmer cette conjecture, c'eſt que non-ſeulement les Chinois diſent que cette Maladie, qui, ſelon eux, ſe gagne de'lle-même, attaque principalement les parties ſupérieures du corps, comme fait ici le Scorbut : mais auſſi, qu'elle eſt comme endémique dans les Provinces marécageuſes de l'Empire de la Chine, où la conſtitution de l'air eſt auſtrale, de même qu'en Europe, les Pays qui ont une ſemblable température, ont accoutumé d'être infectés du Scorbut.

Du reſte, je remarquerai en paſſant, qu'on peut inférer des diſcours obſcurs, vagues, embarraſſés, dont les Chinois ſe ſervent pour tâcher de rendre raiſon pourquoi la Vérole s'engendre d'elle-même quand l'air eſt chaud & humide, que les explications imaginées à plaiſir, qui ſont de vraies chimères, ne ſont pas moins de leur goût, qu'elles l'ont été de celui de nos Médecins du ſiecle paſſé, qui livrés la plupart à la ſéduction des *hypothéſes*, pourſuivoient de vains phantômes & embraſſoient l'ombre pour la réalité.

Tout bien examiné, les réponſes qui m'ont été envoyées de Péquin, ne font mention que des ſymptômes ſuivans; ſavoir, 1°. des taches rouges aux parties naturelles, c'eſt-à-dire, comme je crois, des chancres; 2°. des ulcères de la peau qui reſſemblent, pour la couleur & la figure, à un fruit du Pays, c'eſt-à-dire, des puſtules véroliques, à ce que je m'imagine; 3°. des douleurs des nerfs & des os; 4°. des exulcérations putrides de la gorge, du nez, & du dedans de la bouche; 5°. enfin de la chûte des cheveux.

Je ne voudrois pas conclure du ſilence que le Médecin Chinois, queſtionné par le Révérend Pere Jéſuite, a gardé ſur le reſte des ſymptômes de la Vérole, qu'il n'y en a point d'autres à la Chine que ceux dont il a parlé. Mais cependant il y a peu d'apparence, qu'à la Chine, la Vérole ait tous les mêmes accidens qu'ici. Je ne m'arrête point aux Bubons ou Poulains, aux Phimosis & Paraphimosis, aux Poireaux, aux Crêtes & aux Rhagades, qui cependant semblent tenir un rang marqué parmi les symptômes de la Vérole ; mais est-il croyable que le Médecin Chinois eût omis, comme il a fait, la Gonorrhée, qui est ce qu'il y a de plus commun en Europe, tandis qu'il rapporte des accidens & plus légers & plus rares, si cette espéce de Maladie étoit à la Chine comme ici, un prélude de la Vérole ? Or, cette diversité d'espéce & de caractere, par rapport aux symptômes qui accompagnent la Vérole en Europe & à la Chine, confirme merveilleusement la vérité de ce que nous avons dit ci-dessus au *Livre I*, *Chapitre XIII*, des changemens successifs des symptômes vénériens qui ont paru en Europe.

Quant au diagnostic, les *réponses* montrent clairement que les Chinois distinguent la Vérole, 1°. en accidentelle & en héréditaire; 2°. en maladie qui attaque pour la premiere fois, & en maladie qui récidive; 3°. en Vérole qui se gagne d'elle-même par le vice de l'air, & en Vérole qu'on contracte par contagion; 4°. enfin, en récente & en invétérée.

Par rapport au prognostic, les Chinois sont convaincus, 1°. que la Vérole qui récidive, est pire que celle qui attaque pour la premiere fois; 2°. que la Vérole contractée par contagion doit être combattue par des remédes plus forts, & que celle dont on est attaqué sans contagion, doit l'être par des remédes plus doux; 3°. que la maladie récente & légere se guérit plus aisément que celle qui est invétérée & plus grave. Ceci est à la vérité, peu de chose pour le diagnostic & le prognostic d'une maladie si variée & si difficile : mais j'aurois tort de me plaindre de l'inexactitude du Médecin Chinois à exposer les signes diagnostics & prognostics de la Vérole, puisque je n'avois rien demandé de plus particulier là-dessus.

§. V.

Remarques sur le Traitement que les Chinois employent pour guérir les Maladies Vénériennes.

En général, je ne sache que trois

traitemens employés en Europe, pour guérir la Vérole depuis sa premiere origine jusqu'à présent. Le *premier*, par le moyen des altérans & des purgatifs, appellé *Méthodique*; le *second*, par les décoctions de Guaiac & de Sassafras, de Salsepareille & de Squine, appellé *Sudorifique*; le *troisiéme*, par le Mercure appliqué par voie de friction, ou donné intérieurement, appellé *Mercuriel*. Le *premier* a eu lieu dans les commencemens de la Maladie naissante, tant que les Médecins se sont trop fiés aux remédes vulgaires, ou plutôt se sont défiés mal à propos des remédes nouveaux : le *second* fut d'abord mis en usage en 1518, tems auquel le Guaiac commença d'être connu en Europe; mais dans la suite on joignit au Guaiac la Squine, la Salsepareille & la Sassafras, ce qui en augmenta encore la vogue; en sorte que ce traitement se soutint en honneur jusqu'à l'an 1560; mais il parut tomber alors de telle maniere, pourtant, qu'il eut encore assez long-tems un certain nombre d'Approbateurs : le *troisiéme* a presque toujours tenu le premier rang, & le tient encore aujourd'hui, quoique beaucoup d'habiles gens y ayent été contraires.

Les traitemens des Médecins Chinois ont beaucoup de rapport avec ces trois méthodes, & plus même qu'on ne le pourroit croire de curations usitées parmi des Nations si éloignées les unes des autres, si différentes pour les mœurs & les coutumes, & qui n'ont aucun commerce ensemble, ni la moindre espéce de communication.

Nous savons peu de choses de la curation *méthodique* des Chinois : car ce seroit en vain que l'on chercheroit dans ce qui nous a été envoyé de Péquin, des remédes ou altérans, ou purgatifs, en quoi consistoit autrefois toute cette curation ; mais je crois que le Médecin Chinois les a omis exprès, parce qu'ils sont plus propres à satisfaire aux indications générales qu'aux particulieres, ou plutôt parce que les Médecins Chinois ont reconnu comme nous, leur inefficacité dans le traitement de la Vérole. Néanmoins on ne peut pas douter que l'usage de la décoction de crapaud dans le vin qu'on employe à la Chine pour la guérison de la Vérole qui récidive,

& qui eſt invétérée, n'appartienne à ce traitement méthodique ; car il eſt conſtant que dans les premiers tems de la Vérole, bien des Médecins en Europe employoient pour guérir cette Maladie, des bouillons de vipères ou de ſerpens, & même du vin où l'on avoit fait mourir des vipères. Or, ſi les vipères & les ſerpens y ſont utiles, le crapaud (*a*) peut l'être également par la même raiſon. Ainſi, ces remédes ayant la même vertu, ſont cenſés également propres à remplir la même indication.

Au reſte, quelque affinité qu'il y ait entre ces remédes, on auroit de la peine à me perſuader que ce ſoit les Chinois qui nous en ayent donné

(*a*) Il y a des Praticiens en Europe qui prennent des crapauds en vie, & les font mourir dans de l'Eſprit-de-vin, ou dans du vin de Malvoiſie, qui les en retirent enſuite, les mettent tout entiers dans une cucurbite, & par un feu gradué, en tirent un ſel volatil, qu'ils diſent être un excellent ſudorifique & diurétique. Quant à l'Eſprit-de-vin, ou au vin, où les crapauds ſont morts ; il paſſe pour un merveilleux Aléxirpharmaque, pris intérieurement. Voyez JEAN BOECLER, *Cynoſura Mater. Medic. Continuat.* Tom. I, pag. *m.* 788.

l'exemple, où que ce ſoit nous qui l'ayions donné aux Chinois. 1°. Ce ne ſont point les Chinois qui nous l'ont appris, puiſqu'il eſt certain que les bouillons de viperes avoient été employés en Europe pour guérir la Vérole, par SÉBASTIEN AQUILANO, JACQUES CATANÉE, JEAN BENEDETTO, &c, avant l'an 1517, que les Européens aborderent à la Chine pour la premiere fois. 2°. Ce n'eſt point nous non plus qui l'avons appris aux Chinois; car comment apporter une bonne raiſon pourquoi ils auroient ſubſtitué des crapauds à la place des vipères ou des ſerpens, dont ils ne manquoient pas? Il eſt donc bien plus vraiſemblable que de tout tems les Chinois ont employé les crapauds, comme nous, les vipères, pour chaſſer les venins par leur vertu aléxipharmaque; d'où il eſt arrivé que ſuivant l'analogie, les crapauds ont été employés à la Chine, pour détruire le Virus Vérolique, comme les vipères ici.

Dans le traitement ſudorifique, on employe en Europe des décoctions de Guaiac & de Saſſafras, de Salſepareille & de Squine, à quoi l'on peut ajouter les décoctions de Buis, de Genèvrier, de Filaria, de Savoniere, de Millet, de racines de Souchet, de Bardane, &c. On doit de même rapporter à ce traitement les *formules* contenues dans les réponses du Médecin Chinois, où il décrit des décoctions Sudorifiques, faites, sinon avec le Guaiac qu'on n'a peut-être pas à la Chine, du moins avec la Squine, la Salsepareille, ou autre plante de même genre, avec le Sassafras, ou quelqu'autre espéce de Laurier, & même avec les racines de Carote sauvage, d'Aristoloche longue, de Fraxinelle, de Contrayerva, d'Impératoire, &c, qui sont des plantes vulnéraires & sudorifiques, avec lesquelles on a accoutumé de mettre du vin, comme on en mettoit autrefois dans nos décoctions sudorifiques; & qu'on fait prendre pendant dix, quinze, vingt jours de suite, comme nous faisons prendre les nôtres.

Il ne faut pourtant pas conclure de-là que les Européens doivent ces remédes sudorifiques aux Chinois, ou les Chinois aux Européens; car de même que les décoctions sudorifiques de bois de Guaiac, que l'Isle Espagnole nous fourniſſoit abondamment avant qu'on allât à la Chine, nous étoient propres ; de même auſſi les Chinois avoient les leurs, faites avec la Squine qui vient naturellement chez eux, avec les eſpéces de Salſe-pareille & de Saſſafras qui leur ſont propres; enfin avec pluſieurs autres ſortes de plantes de leur Pays.

Le Mercure, dans le traitement mercuriel, s'employe d'ordinaire en Europe de quatre façons ; 1°. en pilules ou bols, qui contiennent du Mercure crud ou préparé ; 2°. en emplâtres ou cérats, qui ſont compoſés de Mercure; 3°. en parfums de cinnabre, ou d'autres préparations mercurielles ; 4°. en onguens mercuriels, dont on frotte la peau. Tous ces remédes varient pour la doſe & la durée, ſelon le degré du mal, ou le tempérament des malades. Or, de ces quatre manieres d'employer le Mercure, il n'y en a que trois d'uſitées à la Chine; ſavoir, 1°. en pilules mercurielles, compoſées de Mercure doux, très-beau & très-blanc, de Cachou, de fleurs de Geneſt, d'écaille de Tortue grillée, & d'une aſſez grande quantité de farine de froment. Et ces pilules se donnent durant quelques jours, plus ou moins, suivant la violence de la maladie, & jusqu'à exciter la salivation. 2°. En emplâtres mercuriels, vantés à la Chine, non pas pour la curation universelle, comme autrefois en Europe, mais seulement pour les ulcères véroliques rongeans & difficiles à cicatriser. Ces emplâtres ne contiennent pas seulement du Mercure doux, mais aussi de l'Encens, de la Myrrhe, du Sang-Dragon, qui sont des détersifs, & du Camphre, qui est résolutif, & un Anodyn. On fait même entrer de l'Orpiment dans ces emplâtres, mais dont il paroît qu'on ne doit pas craindre l'application, si l'on fait attention que l'Orpiment de la Chine est beaucoup plus doux que le nôtre, parce qu'il contient beaucoup plus de parties sulfureuses, & par conséquent d'autant moins de parties arsénicales ou régulines ; nous-mêmes nous osons bien employer notre Arsénic, non-seulement dans les emplâtres, mais même dans le collyre de Lanfranc pour déterger les ulcères de la bouche. 3°. En fumigations mercurielles, dont à la vérité, le Médecin Chinois que le Révérend Pere FOUREAU a consulté, ne parle point, mais il en est fait mention expressément dans un grand Ouvrage (a) *sur la Matiere Médicale*, recommandé chez les Chinois comme un Livre Classique; voici ce qu'on y trouve.

Prenez (b) du Mercure, quatre scrupules;

(a) Cet Ouvrage compose 35 Volumes à la maniere Chinoise. Il a été fait par un Docteur en Médecine, nommé *Li Che Tchin*. L'Auteur en a tiré la plus grande partie des meilleurs Livres de Botanique & de Médecine, tant anciens que modernes; mais on dit qu'il y a ajouté de son chef 374 Compositions nouvelles. Voyez le Révérend Pere DU HALDE: *Description de la Chine*, Tom. III, pag. 443, Col. 2.

(b) JACQUES-FRANÇOIS VANDERMONDE, de *Landrecy*, Docteur en Médecine de la Faculté de Paris, prit soin dans le tems qu'il faisoit les fonctions de Médecin Réal à *Macao*, célébre Comptoir des Portugais, qui n'est pas fort éloigné de *Canton*, de faire traduire en Portugais, par un homme qui savoit les deux Langues, la partie de ce vaste Corps de Matiere Médicale Chinoise, où il est parlé *des Minéraux*: il l'a traduite ensuite luimême, de Portugais en François; & c'est

Du Plomb & de l'Etain, de chacun cinquante grains ;

De la Litharge & du Cinnabre, de chacun vingt-quatre grains.

Mêlez le tout ensemble réduit en poudre, que vous partagerez en douze parties égales. De chaque partie figurée en tuyau, faites des espéces de mêches, que vous allumerez en les plongeant dans l'huile (a). Et si le malade en respire la fumée dans un lieu bien clos, il guérira au moyen de la salivation que cette fumée excitera.

Les frictions mercurielles, qui sont pourtant ce qu'il y a de plus efficace pour le traitement de la Vérole, semblent avoir été jusqu'ici inconnues aux Médecins de la Chine, puisqu'il n'en est fait mention nulle

---

cette Traduction Manuscrite qu'il a eu la bonté de me communiquer, & que je suis dans cet endroit-ci.

(a) ALEXANDRE-TRAJAN PETRONIO, dans son Traité *de la Vérole*, Chap. 22, a proposé autrefois une matiere de parfum toute semblable. On fera, *dit-il*, une chandelle de cinnabre & de cire, dont le malade respirera la fumée, ou dont on portera la vapeur sur les ulcères externes.

part, que je ſache; & c'eſt en quoi je ne puis que plaindre le ſort des Chinois, d'être privés d'un reméde, qui, s'il n'eſt pas le ſeul qui ſoit ſûr & efficace, eſt du moins le plus ſûr & le plus efficace de tous.

On voit par-là que les Chinois, de même que nous, ſe ſervent du Mercure pour la guériſon de la Vérole, & j'avoue qu'il eſt étonnant qu'un reméde, dont il ne ſemble pas qu'on ait pû conjecturer la vertu anti-Vénérienne, ait néanmoins été approuvé également des Européens & des Chinois, pour le traitement de la Vérole; & je ne ſaurois m'empêcher de ſoupçonner que les remédes tirés du Mercure ont été donnés ou reçus de part ou d'autre, ſur-tout lorſque je conſidere l'affinité qu'il y a entre les pilules mercurielles Chinoiſes & nos pilules de BARBEROUSSE, quand ce ne ſeroit qu'en ce qu'on ajoute, aux unes & aux autres, une aſſez grande quantité de farine de froment. Mais je ſens bien qu'une telle communication ne vient point des Portugais qui ont abordé les premiers à la Chine, tant parce qu'ils n'y ont été bien reçus qu'en 1560, que parce que n'étant pas au fait du langage du Pays, ils ne pouvoient guère avoir d'abord avec les Chinois, que des converſations très-courtes, qu'on ne doit pas croire avoir roulé ſur la Médecine. Je m'imagine plutôt qu'on doit ce commerce de Médecine aux Arabes, qui ont eu autrefois, pendant quelque tems, l'empire des Lettres & de la Médecine. Il eſt du moins certain que l'uſage du Mercure dans la Médecine s'eſt introduit en Europe par l'exemple & par l'autorité des Arabes, & que ce ſont eux auſſi qui nous ont communiqué les pilules mercurielles. Mais on ne ſait pas ſi les Arabes ont communiqué les mêmes remédes aux Chinois, ou ſi les Arabes les ont appris des Chinois. Je laiſſe à ceux qui peuvent feuilleter les Livres de Médecine Chinois, à décider ſi l'uſage du Mercure eſt ancien à la Chine ; & au cas qu'il le ſoit, s'il y eſt plus ancien que chez les Arabes.

Au reſte, je ne comprends pas pourquoi le Médecin Chinois qui a répondu à mes demandes, aſſure très-affirmativement que le Mercure doux n'eſt préparé à la Chine que par une ſeule famille de la Ville de *Sou Tcheou*, dans la Province de *Kiang nan*, puiſque dans l'ample recueil de matiere médicale, écrit en Chinois, dont on a parlé ci-deſſus, on expoſe clairement pluſieurs procédés pour faire le Mercure ſublimé doux, tant ſoit peu différens des nôtres, mais aſſez propres à ſatisfaire au but qu'on ſe propoſe. « Voici, *dit l'Auteur de ce* » *Recueil*, comme on prépare le Mer- » cure doux :

» *Prenez du Mercure crud, une* » *once ;*

» *D'Alun, deux onces ;*

» *De Sel Marin, une once.*

» *Réduiſez le tout en poudre impal-* » *pable, que vous mettrez dans un* » *vaiſſeau de fer, couvert d'un* » *autre vaiſſeau de fer propor-* » *tionné. Bouchez-en les jointures* » *avec un lut compoſé de cendres* » *& de ſel commun, & expoſez* » *le tout au feu pendant trois heu-* » *res. Quand l'opération ſera finie,* » *vous trouverez à la partie ſupé-* » *rieure du vaiſſeau, du Mercure* » *ſublimé doux, très blanc* ».

Il y en a, *continue-t-il*, qui préférent les procédés ſuivans.

« *Prenez du Mercure crud, une*
» *once;*
» *Du Vitriol verd, sept gros;*
» *Du Sel Marin, cinq gros.*
» *Pilez-les, & conduisez-vous ensuite*
» *comme ci-dessus.*
» *Ou Prenez du Vitriol verd, quatre*
» *onces;*
» *Du Sel Marin, une once;*
» *Du Nitre purifié, cinq gros.*
» *Mettez-les en poudre, & exposez*
» *au feu le tout mêlé ensemble, jus-*
» *qu'à ce que la matiere jaunisse.*
» *Faites-en des pilules ou bols, &*
» *ensuite prenez du Mercure crud,*
» *une once;*
» *Des pilules susdites; deux onces;*
» *D'Alun, un gros.*
» *Pilez le tout que vous mêlerez, &*
» *faites le reste comme il a été dit*
» *plus haut* ».

§. VI.

Comparaison de notre maniere de traiter la Vérole avec celle de la Chine, pour juger laquelle des deux est la plus efficace.

Il s'ensuit de ce que nous avons dit, que les Chinois se proposent, comme nous, dans le traitement de la Vérole, deux indications qui ſont abſolument les mêmes : l'*une*, de chaſſer par les ſueurs le Virus Vérolique répandu dans le ſang : l'*autre*, de le faire ſortir par la ſalivation. Ils tâchent de ſatisfaire à la premiere par le moyen des diaphorétiques, & des ſudorifiques ; & à la ſeconde, par des préparations ou fumigations mercurielles.

Mais ſi les Chinois ont les mêmes vues que nous pour guérir la Vérole, ils n'y ont pas le même ſuccès. Ce traitement nous réuſſit ſi heureuſement, qu'il ſeroit fort à ſouhaiter que nous fuſſions auſſi heureux à guérir les autres Maladies Chroniques : mais les Chinois ne réuſſiſſent pas ſi bien, à beaucoup près, quoique leurs Maladies Vénériennes ſoient plus légeres que les nôtres : ce que je n'ai pas de peine à croire, vu qu'on ne doit point ſe promettre beaucoup d'efficacité des remédes que les Chinois y employent.

1°. On ne peut pas compter ſur l'efficacité de la décoction de crapauds ; car quel effet peut produire cette décoction, tandis que des vipères qui ont plus de vertu, cuites pluſieurs fois dans les bouillons, n'ont jamais rien fait de fort utile en Europe.

2°. On ne peut guère plus compter sur les décoctions sudorifiques, parce que le Guaiac qui est le bois le plus efficace, leur manque, & parce qu'on ne les donne qu'une fois le jour, savoir, le matin, & cela seulement pendant dix à douze jours, ou vingt tout au plus; tandis que nos décoctions sudorifiques dont l'efficacité est plus grande à raison du Guaiac que nous y ajoutons, & dont nous faisons user trois fois le jour, le matin, l'après midi & le soir, pendant un mois entier, trompent toujours nos espérances dans une Vérole invétérée & grave, & ne les remplissent que rarement, même dans une Vérole récente & légere.

3°. On ne peut attendre qu'un effet médiocre des pilules mercurielles, où il entre à peine la vingt-troisiéme partie de Mercure doux, dont les deux doses journalieres vont à peine à dix-huit grains de Mercure doux, & que l'on ne réitere que durant six à sept jours, ou onze à douze au plus, puisque nos pilules mercurielles, qui sont pourtant composées d'une plus grande dose de Mercure doux, & qu'on a accoutumé de prendre plus long-tems, n'emportent presque jamais une Vérole confirmée.

4°. Les emplâtres mercuriels qui sont de purs topiques, appliqués seulement sur les ulcères de la peau, & qui contiennent à peine un quart de Mercure doux, ne sauroient être assez efficaces pour guérir la Vérole, vu que nos emplâtres mercuriels qu'on applique sur une plus grande surface du corps, & qui contiennent une plus grande quantité de Mercure, sont depuis long-tems hors d'usage à cause de leur inefficacité reconnue.

5°. On ne doit pas attendre grand succès des fumigations mercurielles, parce qu'elles rendent trop peu de fumée avec une espèce de mêche faite de Mercure doux & de Cinnabre, pour avoir autant de force que la fumigation épaisse & abondante, qui s'exhale du Cinnabre brûlé sur le charbon. Ainsi, comme la suffumigation employée selon notre méthode ne remédie jamais à une Vérole rebelle, la suffumigation faite à la maniere Chinoise doit être encore bien moins capable d'y remédier.

C'eſt pourquoi les Chinois ont un juſte ſujet de ſe féliciter de n'avoir à craindre que des Maladies Vénériennes légeres, qui cédent, ſinon toujours, du moins ſouvent aux remédes qu'ils employent. Il eſt certain, que ſi elles étoient auſſi difficiles à la Chine qu'en Europe, il y a grande apparence que les Chinois ne réuſſiroient jamais à s'en guérir, à moins que le beſoin, & peut-être l'exemple des Européens ne leur fiſſent prendre une meilleure voie, & qu'en renonçant à leurs remédes frivoles, ils n'adoptaſſent enfin le reméde vraiment curatif de la Vérole, je veux dire les frictions mercurielles.

Fin du ſecond Livre.

OBSERVATIONS

Publiées par l'Auteur en 1755, ſous le titre d'Avertiſſement pour la troiſiéme Edition en François.

IL y a vingt ans que cet Ouvrage a paru pour la premiere fois, & depuis ce tems-là, on en a fait à Paris quatre différentes Editions, deux en Latin & autant en François, ſans qu'il m'ait paru néceſſaire de rien ajouter à ce que j'avois dit ſur la maniere de traiter la Maladie Vénérienne; mais aujourd'hui, dans cette cinquiéme Edition, quelques nouvelles circonſtances me paroiſſent demander quelques éclairciſſemens ſur ce ſujet.

I.

I. Je regarde toujours la maniere de traiter la Vérole par l'uſage des frictions mercurielles méthodiquement administrées, telle qu'elle est décrite au long dans cet Ouvrage, comme une méthode sûre, efficace, qui guérit la Vérole sans retour, & en même tems sans danger, & même sans beaucoup de peine pour le malade.

Pour procurer tous ces avantages, il faut y préparer le malade par la saignée, la purgation & les bains; donner des frictions à une dose modérée, & dans des intervalles convenables; exciter une légere salivation qui n'entame presque pas la bouche, ou du moins un crachotement abondant, ce qui doit servir de boussole pour régler l'emploi du Mercure; enfin, éviter avec soin une salivation abondante & impétueuse, telle qu'on l'excitoit autrefois, ce qui faisoit beaucoup souffrir le malade, & le mettoit souvent en danger. Toutes ces précautions sont amplement détaillées dans cet Ouvrage, liv. IV, chap. 6, 7, 8 & 9.

I I.

Il y a une autre méthode, qui ne differe de la précédente que du plus ou du moins, & qui n'est guère moins sûre, quand elle eſt bien conduite. Dans cette méthode, on traite la Vérole ſans aucune apparence de ſalivation, ou comme on parle communément, par *extinction*. D'ailleurs, la préparation & les précautions ſont les mêmes. Il faut être ſur-tout très-attentif à éviter toute ſalivation, &, pour cet effet donner les frictions à plus petite doſe, & à des intervalles plus longs, & employer par conſéquent le double du tems pour la guériſon.

Comme on agit un peu à tâtons dans ce traitement, parce qu'il n'y a point de ſalivation qui dirige dans l'application du Mercure ; il ne devroit être confié qu'à des perſonnes inſtruites & prudentes, qui par une longue expérience fuſſent en état d'évaluer l'action du Mercure qu'on a employé. Mais comme on le croit ſans danger, tout le monde ſe mêle de le conduire, & ordinairement on le conduit ſi mal, qu'à peine parvient-on ſouvent à effacer les ſymptômes les plus apparens de la Vérole, ſans réuſſir à guérir le mal radicalement, & ſans retour.

III.

II. On a cru que ce feroit rendre un fervice aux malades , que d'ôter au Mercure la propriété qu'il a d'exciter la falivation , & l'on s'eft flatté, comme à l'envi , d'y avoir réuffi.

Monfieur Torrez , car c'eft le premier en date , a publié hautement qu'il avoit ce fecret. Monfieur Dupouy , Chirurgien , s'eft vanté de l'avoir auffi , & a fait prôner fa découverte dans tous les papiers publics. Monfieur Raulin , Médecin à Nérac, a cru avoir de même un moyen d'empêcher le Mercure d'exciter la falivation à quelque dofe qu'on l'emploie; mais loin de tenir fon fecret caché , il s'eft empreffé d'apprendre qu'il ne falloit pour cela que mêler du camphre avec l'Onguent Mercuriel , en quoi on ne fauroit que louer la franchife de ce procédé.

IV.

En général , fi le Mercure n'excitoit point de falivation , on feroit privé de l'avantage d'avoir un moyen sûr de juger de fon action dans le malade, & d'en régler l'uſage ſur l'effet qu'il produit, ce qui, ſelon moi, ſeroit une perte; mais de l'autre côté, il faut avouer qu'il y a des malades ſi ſenſibles à l'action du Mercure, que la plus légere friction excite en eux une ſi grande ſalivation, qu'on ſe trouve obligé de ſuſpendre le remède, ſans ſavoir comment s'y prendre pour parvenir à la guériſon. Or, dans ce cas, ce ſeroit un très-grand avantage d'avoir un Mercure, dont on n'eût pas à craindre un pareil effet. Ainſi, tout compté, je crois que ce ſeroit une découverte utile, que de ſavoir dépouiller le Mercure, quand on voudroit, de la propriété de faire ſaliver.

V.

Il ne s'agit donc que d'examiner, ſi ceux qui prétendent avoir ce ſecret, l'ont effectivement. Je crains bien qu'ils n'aient fait leurs épreuves ſur des malades que le Mercure ne peut pas faire ſaliver, & dont le nombre eſt aſſez grand, & qu'ils n'aient en conſéquence attribué à leur ſecret, ce qu'il falloit attribuer à la diſpoſition particuliere de ces malades.

Je puis du moins assurer que le camphre ajouté à l'Onguent Mercuriel, n'éteint pas la vertu qu'a le Mercure d'exciter la salivation. Monsieur Raulin est un trop honnête homme pour ne pas me pardonner ma sincérité. Je ne suis pas si bien instruit de l'effet du secret de Monsieur Torrez, parce qu'il ne le communique pas, mais je ne saurois me dispenser de dire que j'ai de fortes présomptions, que l'Onguent dont il se sert ne differe point de l'Onguent ordinaire. Pour ce qui regarde la maniere de préparer le Mercure de M. Dupouy (*a*) je l'ignore entiérement, mais je suis persuadé que je n'ignore pas grand'chose, & que le prétendu secret n'est qu'une illusion.

VI.

III. Il a paru depuis peu trois nouveaux remédes pour la Vérole, dont on a fait de grands éloges, comme d'autant de remèdes spécifiques.

Le premier est publié sous le nom

(*a*) J'ai lu depuis dans une Lettre de M. Louis, la maniere de préparer le Mercure de M. Dupouy, & je ne change point d'avis.

de M. le Baron Van-Swieten, premier Médecin de S. M. I. la Reine de Hongrie, qui a traité & guéri, à ce qu'on dit, un grand nombre de malades avec ce ſeul remède.

Le ſecond eſt le *Mercure liquide* du *Codex* de Paris, dont pluſieurs de mes Confreres habiles, ſages & éclairés, ſe ſervent avec quelque ſuccès, à ce qu'ils m'ont aſſuré.

Le troiſiéme eſt annoncé ſous le nom de *Quinteſſence* pour les Maladies Vénériennes par le ſieur Mollée, Chymiſte, qui tâche d'en autoriſer les bons effets de quelques certificats.

Comme le ſujet eſt très-intéreſſant, je crois néceſſaire de faire un examen particulier de ces remèdes, & d'y ajouter même le jugement qu'on doit en porter.

VII.

1°. Je ne connois le remède de M. Van-Swieten que par un pur haſard. Un Médecin d'Allemagne, homme de beaucoup de mérite, & qui occupe une place diſtinguée, m'a fait l'honneur de me faire demander ce que je penſois de l'efficacité, & du succès de ce remède, dont il m'envoyoit en Latin la description qui suit.

On met dans un matras douze grains de Sublimé-corrosif fidelement préparé ; on verse par-dessus deux livres d'une tisane ou décoction de réglisse & de raisins secs ; on met le matras sur les cendres chaudes, & on le remue de tems en tems, jusqu'à ce que le Sublimé soit parfaitement fondu, & qu'il n'en paroisse aucun atôme.

On donne tous les jours au malade, pendant 20, 25 ou 30 jours, selon l'effet, une cuillerée à bouche de cette dissolution qu'on mêle dans un bon verre de tisane, ou décoction de réglisse & de raisins secs, dont on fait boire quelques autres verres au malade dans la matinée.

On marquoit au pied du Mémoire, que M. Van-Swieten avoit guéri avec ce remède 128 malades sans aucun accident, & qu'il n'y en avoit eu que deux ou trois, en qui il eût paru quelque salivation.

VIII.

En examinant l'administration de ce remède, on voit qu'on fait fondire douze grains de Sublimé-corroſif dans deux livres de tiſane de régliſſe & de raiſins ſecs, c'eſt-à-dire, dans 32 onces, ſi la livre en Allemagne eſt de 16 onces; ou dans 24 onces, ſi la livre dont on a entendu parler, n'eſt que de 12 onces, comme la livre de Médecine.

Dans le premier cas, les 32 onces feroient 64 cuillerées, ce qui ſuffiroit, & au-delà, pour le traitement de deux malades; dans le ſecond, les 24 onces ne feroient que 48 cuillerées, ce qui ſuffiroit à-peu-près pour deux traitemens. Ainſi, dans le premier cas, il ne faudroit qu'environ cinq grains de Sublimé-corroſif pour chaque malade; & dans le ſecond, il n'en faudroit guère que ſix.

Pour peu que l'on faſſe attention à la manipulation du Sublimé-corroſif, on verra qu'il n'eſt pas facile de juger de la proportion qu'il y a entre le Mercure & les ſels dont il eſt composé. Si l'on ſuppoſe qu'ils y ſoient à poids égal, on en conclura que deux grains & demi de Mercure dans le premier cas, & trois grains dans le ſecond ſuffiroient pour guérir chaque Malade.

I X.

Le remède attribué à M. Van-Swieten qu'on vient d'examiner, paroît venir originairement de Boerhaave, qui s'explique ainsi dans sa Chimie. « Un grain de Sublimé corrosif dissous dans une once » d'eau, fournit un remède cosméti» que, pourvu qu'on s'en serve avec » prudence... Si l'on donne intérieu» rement deux ou trois fois par jour » un gros de ce mêlange, adouci avec » du syrop violat, on en verra des ef» fets merveilleux dans la guérison de » plusieurs maladies incurables », au nombre desquelles je crois pouvoir comprendre la Vérole. *Granum unum* (Sublimati corrosivi) *aquæ unciâ dilutum dat remedium cosmeticum prudenter usurpantibus... Si drachma talis mistura syrupo violaceo mitificata ponetur bis terve in die, mira præstat in multis morbis incurabilibus.*

A suivre cette Ordonnance, chaque gros de ce mêlange doit contenir la huitiéme partie d'un grain de Sublimé, ainsi en donnant ce gros deux & trois fois par jour, on fait prendre tous les jours au malade deux ou trois huitiémes de grain de Sublimé, ce qui fait un quart de grain, & même un quart & un huitiéme. Ce remède est donc un peu plus fort que celui que M. Van-Swieten propose, où l'on ne donne par jour qu'un cinquiéme de grain de Sublimé, ou au plus un quart.

C'est apparemment pour cela que M. Boerhaave, en vantant ce remède, en inspire de la défiance ; car à la suite du passage qu'on vient de rapporter, il ajoute : « Qu'il faut que ce » remède soit employé avec prudence » par un Médecin sage. Qu'on n'en» treprenne point, *dit-il*, de s'en » servir, si l'on ignore la méthode de » l'employer ». *At prudenter à prudente Medico. Abstine, si methodum nescis.* J'approuve cet Avertissement ; mais je ne saurois m'empêcher de penser que M. Boerhaave auroit bien fait de ne point proposer un remède si équivoque, ou du moins de ne le pas tant vanter, dès qu'il ne vouloit pas marquer plus en détail les dangers qu'on devoit en craindre, & les précautions qu'il falloit prendre pour les prévenir, ou pour y remédier. Vu la témérité connue des Empiriques, ce qu'il a dit ne peut servir qu'à mettre une épée entre les mains des fous.

X.

2° Le Mercure liquide est ainsi décrit dans le Codex de Paris. « Prenez » de Mercure coulant, une once; » faites-le dissoudre dans un matras » avec une suffisante quantité d'esprit- » de-nitre, (c'est à dire, avec une » once & demie ou deux onces), » ajoutez-y ensuite trente onces d'eau » commune distillée, & quelques heu- » res après filtrez cette dissolution ».

Les Médecins qui se servent de ce remède, en donnent une, deux, & au plus trois gouttes dans un grand verre d'eau tiède, de tisane pectorale, ou de tisane sudorifique non purgative, pendant six ou sept jours; après quoi, on laisse reposer le malade pendant quelques jours; ce que l'on répete deux & trois fois avec les mêmes précautions.

Ce remède est beaucoup plus foible que le précédent; car, si l'on suppose qu'une goutte pese un grain, comme on le suppose ordinairement, dans les 32 onces qui entrent dans cette préparation du Mercure liquide, ſavoir, deux d'eſprit-de-nitre, & 30 d'eau, leſquelles peſent enſemble plus de 18 mille grains, il y aura 18 mille gouttes. Ainſi chaque goutte ne contiendra que la 18 milliéme partie d'une once de Mercure, & la 18 milliéme partie de deux onces d'eſprit-de nitre; c'eſt-à-dire, la trente-uniéme partie d'un grain de Mercure, & la quinziéme partie & demie d'un grain d'eſprit-de-nitre.

Suivant ce calcul, quand on ne donnera au malade qu'une goutte de Mercure liquide, on ne lui donnera qu'une trente-uniéme partie d'un grain de Mercure, & une quinziéme partie & demie d'un grain d'eſprit-de-nitre; ce qui fera pour la doſe totale des 25 jours un peu moins d'un grain de Mercure, & un peu moins de deux grains d'eſprit-de nitre. Ces doſes seront plus grandes ſi on donne trois gouttes par jour; car alors on lui donnera par jour la dixiéme partie d'un grain de Mercure, ce qui fera pour les 25 jours deux grains & demi; & la cinquiéme partie d'un grain d'eſprit-de-nitre, ce qui fera cinq grains pour les vingt-cinq jours.

X I.

3°. Le ſieur Mollée, Chimiſte, fait un ſecret de ſon reméde, & en lui, on ne ſauroit le trouver mauvais; mais ſes précautions le trahiſſent. Il avertit dans le Mémoire qu'il diſtribue, que dans les adultes on doit donner ſon remède, qu'il appelle *Quinteſſence*, à la doſe de quatre gouttes dans un grand gobelet de thé, de bouillon, ou de tiſane ſudorifique; qu'on doit en augmenter la doſe peu-à-peu; qu'on doit le continuer pendant vingt ou vingt-cinq jours, & qu'ainſi on en prend en tout environ deux gros & demi; ce qui s'accorde aſſez bien avec l'adminiſtration des remèdes dont on vient de parler.

Mais il y a plus, il défend de mêler ſa quinteſſence avec le véhicule dont on ſe ſert, dans un gobelet d'argent; de ſe ſervir de cuiller, ni de couteau pour en faciliter le mêlange; enfin, d'y mettre aucun corps métallique; ce qui ſignifie que ſon remède eſt corroſif & fort corroſif, puiſqu'il craint que quatre gouttes noyées dans un grand gobelet d'eau, ne fassent sur le métal une impression, qui en montreroit la qualité.

Le sieur Mollée peut donc faire un mystere de sa quintessence tant qu'il voudra, je crois pouvoir assurer que c'est une dissolution de Sublimé-corrosif, ou de quelque autre préparation corrosive de Mercure.

XII.

IV. Le détail qu'on a fait depuis l'article VII, des trois ou quatre remèdes nouveaux, que l'on propose pour la Vérole, met en état de juger de leur efficacité, en attendant de l'expérience des éclaircissemens plus certains.

1°. Il y a lieu de craindre l'usage interne du Sublimé corrosif; c'est toujours un poison, à quelque petite dose qu'on le donne; & la maniere dont M. Boerhaave en parle, ne diminue pas ces appréhensions. Cependant l'autorité de M. Van-Swieten, qui s'en sert, l'emporte; & je suis persuadé qu'on peut faire usage de son remède sans danger.

2°. On ne peut point douter que

ce remède n'efface les ſymptômes véroliques. M. Van Swieten ne le propoſeroit pas, s'il ne produiſoit aucun effet. On verra, d'ailleurs, dans l'article ſuivant des preuves de ſon efficacité, du moins à cet égard.

3°. Mais il eſt fort douteux que ce remède ſoit entiérement efficace, & qu'il guériſſe toujours la Vérole d'une maniere parfaite & ſans retour. Le malade ne prend, comme on l'a vu, Article VIII, dans le cours du traitement, que deux grains & demi, ou trois grains de Mercure, & quelque efficacité que l'on donne aux parties ſalines qui y ſont jointes, il ne paroît guère poſſible qu'une ſi petite doſe de ce remède pénetre, corrige, purifie toute la maſſe du ſang, & détruiſe par-tout ſans aucun danger de retour le levain vérolique qui y eſt mêlé.

On doit porter le même jugement du remède de M. Boerhaave, qui, quoiqu'un peu plus fort, ne l'eſt pas aſſez pour produire à coup sûr une guériſon complette.

XIII.

L'uſage du Sublimé-corroſif dans

la Vérole eſt connu à Paris depuis plus long-tems que je ne croyois. Un Chirurgien, homme d'honneur & de mérite, m'a aſſuré qu'il l'avoit employé depuis long-tems, & qu'il tenoit ce remède de feu M. le Duc d'Antin; voici la maniere dont il s'en ſervoit.

Il faiſoit fondre une once de Sublimé-corroſif dans une pinte d'eau de riviere, meſure de Paris, c'eſt-à-dire, dans deux livres d'eau, juſqu'à ce qu'il fût impoſſible d'en diſtinguer le moindre atôme. Il ordonnoit de tenir prêts tous les jours trois verres d'infuſion de ſéné, dans l'un deſquels il ajoutoit une goutte de ſa diſſolution, & à des intervalles réglés, il faiſoit prendre le ſecond, & puis le troiſiéme verre de cette infuſion de ſéné. A cela près, on gardoit le régime ordinaire.

Les jours ſuivans on augmentoit tous les jours d'une goutte la doſe de la diſſolution, qu'il faiſoit prendre toujours dans un verre d'infuſion de ſéné, en donnant enſuite dans la matinée les deux autres priſes de la même infuſion. Il continuoit dans cet ordre l'uſage du remède, en augmentant d'une goutte tous les jours ; jusqu'à ce que le malade eût des nausées. Alors il diminuoit la dose de la dissolution goutte-à-goutte en rétrogradant, jusqu'à ce qu'il fût revenu à la premiere dose d'une goutte.

De cette maniere le traitement duroit ordinairement trente ou quarante jours. La personne qui m'en a parlé, m'a protesté qu'il l'avoit employé sur un très-grand nombre de domestiques, que personne n'en avoit été incommodé, que tous en avoient été soulagés, & qu'il avoit raison de croire que cinq avoient été guéris radicalement, parce que depuis ce tems-là, ils ne s'étoient plaints de rien.

XIV.

Cet exemple peut autoriser à faire de pareilles tentatives. Ce seroit un grand avantage, si l'on pouvoit trouver un remède facile & sans frais, qui soulageât à coup sûr les gens du peuple, hors d'état de faire de la dépense, & qui pût même quelquefois les guérir.

A l'égard du Mercure liquide, ceux même qui l'emploient, conviennent que ce n'eſt pas un remède qui guériſſe la Vérole, & franchement il ſeroit difficile qu'ils la guériſſent par ce remède à la petite doſe qu'ils en donnent. Mais ils aſſurent que c'eſt un excellent palliatif, qui efface les ſymptômes apparens du mal, & qui donne le tems de s'arranger pour employer un remède plus efficace.

Ils aſſurent, ſur-tout, que cette diſſolution de Mercure eſt excellente dans les ulcères véroliques de la gorge, des amygdales, du *lacunar facium*, de la luette, du palais, quand même ils ſont accompagnés de carie des os. Je crois donc qu'on peut en faire uſage, & qu'on peut même en augmenter un peu plus la doſe ſans danger.

Je ne veux pourtant pas diſſimuler qu'on m'a rapporté qu'un homme qui en avoit fait un uſage aſſez long, avoit été expoſé à une hémorrhagie preſque générale, par le nez, par la bouche, par les poumons, par le fondement, par les urines, &c, dont on avoit eu grand peine de le guérir; ce qui prouveroit que ce remède eſt un fondant, qui peut être dangereux, & donneroit ſujet de craindre le même effet de l'usage du Sublimé-corrosif.

XV.

Le jugement que je viens de porter de ces autres remèdes, annonce le jugement que je dois porter de la Quintessence du sieur Mollée. Je crois bien que l'usage en est sans danger, en prenant, comme il le recommande, du bouillon de trois heures en trois heures, & beaucoup de tisane adoucissante dans les intervalles.

Je crois encore que ce remède efface les accidens les plus apparens du mal, & peut être regardé comme un assez bon palliatif ; il seroit difficile de se persuader que tous les certificats qu'il rapporte de l'efficacité de son remède, fussent donnés sans aucun fondement.

Je lui accorderai encore qu'il peut avoir guéri quelquefois quelque Vérole légere & récente ; mais je suis très éloigné de croire qu'il guérisse toujours la Vérole, sur-tout quand elle est invétérée. Je sais du moins un malade qui étoit dans cet état, & à qui son remède n'a servi de rien.

XVI.

On murmurera peut-être de la liberté de mes jugemens. A la bonne heure : on ne dira pas du moins que ce ſoit l'intérêt perſonnel qui me les ait dictés. Je n'ai point de ſecret, je n'ai point de remède particulier pour la Vérole, que je veuille élever aux dépens de ceux des autres. Il y a long-tems que j'ai publié tout ce que je ſavois ſur cette matiere. On doit donc me faire la juſtice d'être bien convaincu, que l'amour ſeul de la vérité, & le deſir d'empêcher que le Public ne ſoit abuſé, m'ont engagé à écrire ces réflexions.

Ce qui le prouve, c'eſt que je promets de m'informer ſoigneuſement du ſuccès que ces remèdes auront, & ſi l'occaſion s'en préſente, de les obſerver moi-même. Si l'expérience les autoriſoit, je ſerai le premier à le publier ; c'eſt une conquête pour la Médecine, quand elle peut s'enrichir d'un nouveau remède. Mais Dieu veuille qu'ils n'aient pas le ſort des fumigations, qui furent au commencement l'engouement de tout Paris, mais dont on reconnut bientôt l'inefficacité, que j'avois d'avance annoncée, & qui ne tarderent pas à tomber dans l'oubli, où elles sont aujourd'hui,

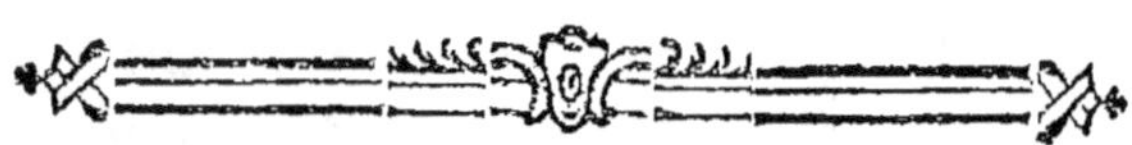

REMARQUES

DE L'EDITEUR.

I.

L'OUVRAGE original de M. Astruc sur les Maladies Vénériennes est en Latin, & forme deux volumes in-4°. L'Auteur a préféré cette langue, afin de pouvoir être utile aux Etrangers, & parce que le Latin est plus expressif & plus honnête que le François : il se fondoit aussi sur ce que CELSE disoit du Grec au Livre VI, Chapitre 18 de son Traité de Médecine. *En Latin*, dit-il, en appliquant au Latin & au François ce que Celse disoit du Grec & du Latin, *les termes propres pour exprimer les Parties naturelles, & leurs Maladies, sont plus supportables & plus usités, soit dans les Livres, soit dans les discours des Médecins : au lieu qu'en François ils paroissent obscènes, & choquent les personnes modestes ; ce qui fait qu'il est difficile en notre langue de traiter ces sortes de matieres, suivant les regles de l'Art, sans blesser les oreilles chastes.*

Malgré ces raisons, M. Astruc a trouvé bon que son Ouvrage fût traduit en partie ; M. Jault, Docteur en Médecine, & Professeur en Langue Syriaque au Collége Royal, a pris ce soin sous les yeux de l'Auteur, qui a fait, en différens tems, des avertissemens & des additions, qu'on a placés plus convenablement dans cette nouvelle Edition.

On vient de dire que l'Ouvrage de M. Astruc n'étoit traduit qu'en partie : le Traité original contient beaucoup de choses qui appartiennent à l'Histoire, à la Critique & à la Philologie. Ces matieres, comme l'Auteur en convenoit, peuvent être du goût des Gens de Lettres, mais elles ne sont d'aucune utilité pour la Médecine.

D'après cet aveu formel de M.

Aſtruc, on auroit pu conſidérablement abréger l'Edition Françoiſe. Il eſt en effet très-indifférent pour le traitement du Mal Vénérien de ſavoir ſi autrefois il a été connu, ou non, des Grecs & des Romains; & s'il eſt venu originairement de l'Iſle Eſpagnole; tout le premier livre eſt en diſcuſſions ſcientifiques ſur cet objet : l'opinion de M. Aſtruc a prévalu. Cependant on lui a oppoſé des autorités qui méritent la plus grande attention de la part de ceux dont cette recherche peut piquer la curioſité. M. Van-Swieten en fait mention dans ſes Commentaires ſur les Aphoriſmes de Boerrhaave, concernant le Mal Vénérien. Un très-ſavant Médecin, qui a voulu conſerver l'anonyme, lui avoit communiqué un petit Traité, écrit en Anglois, ſur l'origine de la Vérole. Il diſcute les argumens négatifs, & les preuves poſitives du ſentiment contraire à celui que M. Aſtruc a adopté : ces raiſonnemens n'ont touché que foiblement M. Van-Swieten, & il eſt demeuré partiſan de l'opinion de M. Aſtruc.

Ce Médecin anonyme, très-ſavant,

vant, & sur-tout très-homme de bien, est l'illustre M. Sanchez, Pensionnaire de Sa Majesté l'Impératrice des Russies, ancien premier Médecin des armées Russes, demeurant à Paris, cher à ses amis, qui trouvent autant d'aménité que d'instructions dans son commerce. Le petit Traité Anglois de sa composition, a été imprimé à Paris, en François, sous ce titre : *Dissertation sur l'origine de la Maladie Vénérienne, pour prouver que le Mal n'est pas venu d'Amérique, mais qu'il a commencé en Europe par une Epidémie*; à Paris, chez DURAND, rue du Foin S. Jacques, au Griffon; & PISSOT, fils, Quai des Augustins, à la Sagesse, 1752; avec Approbation & Privilége du Roi. Cette Dissertation est un petit in-8°. de 110 pages, où l'Auteur conclut :

1°. Que la Maladie Vénérienne a été connue en France, & plus encore en Italie, avant l'arrivée de Colomb en Espagne, au retour de son second voyage d'Amérique.

2°. Que l'armée Espagnole commandée par Consalve n'a pas communiqué cette Maladie à l'armée Françoise; puisque ces deux armées ne se sont jamais trouvées en présence ; & de plus, le mal Vénérien étoit connu en Italie, avant que l'armée Espagnole arrivât à Messine. Ainsi, si les Soldats Espagnols l'avoient communiqué en Italie, ils n'auroient pas été les premiers auteurs de la contagion.

3°. Que par l'Histoire de cette Maladie, on voit qu'elle a commencé par une épidémie, & qu'elle a été précédée & accompagnée par tous les phénomènes qui annoncent & qui produisent ce genre de Maladies.

4°. L'Auteur fait voir que la découverte du Gayac, dans l'Isle Espagnole, a induit en erreur sur l'origine de la Maladie Vénérienne ; parce qu'on a cru, dit-il, qu'elle devoit être naturelle au même pays où croissoit naturellement un remede qui lui est propre.

5°. Enfin, il répond aux principales objections que l'on auroit pu faire contre les faits qu'il a établis. Il se flatte que si l'on veut faire attention aux preuves qu'il a rapportées, on renoncera à l'erreur qu'il a dévoilée, & l'on reconnoîtra la vérité des faits qu'il a énoncés.

Ces preuves, comme nous venons de le dire, n'ont pas persuadé M. Wan-Swieten, comme il paroît par le cinquiéme & dernier Tome de ses Commentaires, publiés en 1773. Peu de tems après on a donné au public une brochure in-12 anonyme, sous ce titre : *Examen historique sur l'apparition de la Maladie Vénérienne en Europe, & sur la nature de cette épidémie; à Lisbonne.* (*Paris*) 1774.

L'Auteur de cet Ouvrage prouve le sentiment établi dans la premiere dissertation, par les extraits historiques de *Pierre Pintor*, Médecin Espagnol & du Pape Alexandre VI, & d'après des écrits de *Pierre Delphini*, Général de l'Ordre des Camaldules. Il décrit les symptômes de la Maladie, appellée aujourd'hui Vénérienne, observés en Italie au mois de Mars 1493 & 1494 : il discute quelques passages rapportés par M. Astruc, à qui il reproche des réticences sur ce qui auroit prouvé contre son hypothèse. L'Auteur examine si les premiers Navigateurs qui découvrirent les Ports & les Nations, qui les habitoient dans l'Amérique ſeptentrionale & méridionale, ont obſervé la Maladie Vénérienne, & où leurs équipages en ont été infectés ; & il conclut que ſi quelque croyance eſt due à l'Hiſtoire, la Maladie Vénérienne n'eſt pas ſortie de l'Amérique par la contagion ou l'infection des Eſpagnols ; que cette opinion eſt ſi chimérique & ſi deſtituée de fondement, qu'on peut la caractériſer de foibleſſe d'eſprit. Ceux, ajoute-t-il, qui ont ſuivi ſans réflexion le torrent des Auteurs qui s'étoient écartés de la ſaine critique, & qui s'étoient fortement préoccupés de ces idées, pourront, peut-être, après avoir lu cet examen, dire avec lui, ſans héſiter :

Nec pueros omnes credere poſſe reor.

Quoi qu'il en ſoit, cette diſcuſſion ne fait rien à la pratique ; mais j'ai cru devoir faire connoître les différentes piéces de cette controverſe, en faveur de ceux qui voudroient s'en occuper, ou même ſimplement s'en amuſer.

I I.

Parmi les questions relatives à la Pathologie, il y en a sur lesquelles il seroit plus raisonnable de s'en tenir aux observations constantes des effets, qu'à se livrer à la recherche des causes qu'on ne peut approfondir. On donne carriere à son imagination, sans prendre garde au tort que l'on fait à l'Art. Il n'est que trop certain qu'il existe un Virus Vénérien, lequel se communique par contagion, d'une personne infectée à une saine : la masse de cette matiere virulente doit être infiniment petite, d'une subtilité étonnante pour s'insinuer par des voies imperceptibles, & par un contact dont la durée est très-courte. M. Astruc dit qu'il est très-important de connoître la qualité de ce Virus, afin d'être plus en état de guérir les maladies qui en naissent : non qu'il se propose de juger de sa nature *à priori* par l'analyse chimique, ce qui est impossible ; mais seulement par un examen attentif de ses effets connus ; c'est ainsi qu'on juge du Virus communiqué par la morſure d'un animal enragé, lequel produit l'hydrophobie; du Virus dartreux, du variolique, du ſcorbutique, du cancéreux, &c. dont on convient qu'on ignore abſolument la nature.

M. Aſtruc n'a pu ſe réſoudre à ne pas remonter des effets aux cauſes. Selon lui, le Virus Vénérien eſt inflammatoire, il eſt corroſif, il eſt coagulant, il eſt fixe; & de ces propriétés prouvées par les divers effets que produit le Virus, l'Auteur conclut qu'il eſt d'une nature *acide ou ſalée, corroſive & fixe, qui peut avoir quelque rapport avec celles des eaux-fortes ordinaires.*

Dans les diſputes qui ſe ſont élevées, il y a environ quarante ans, entre les Médecins & les Chirurgiens, & dont le traitement des Maladies Vénériennes a été la cauſe ou le prétexte, M. Aſtruc ſe mit à la tête de ſon parti. Il étoit, depuis le commencement du ſiecle, grand défenſeur de la fermentation, qu'il regardoit comme un principe certain dans les opérations de l'économie animale; & l'on ne la pas ménagé ſur l'être imaginaire qu'il a appellé *aigro-ſalé-*

fixe. Il avoit été élevé dans un tems & dans des Ecoles où l'on étoit possédé de la fureur de tout expliquer, même ce qu'on comprenoit le moins : la fermentation, l'alkali, l'acide, la fixité des humeurs, leur volatilité, étoient des agens très-féconds dans l'imagination de tous les professeurs.

M. Astruc, a t-on dit, pourroit-il se persuader sérieusement qu'il y ait quelque acidité dans les corps animés? Leurs fluides mis à toutes les épreuves, n'offrent aucun vestige d'acide développé; au contraire, les humeurs tendent à s'alkaliser : c'est un principe incontestable & confirmé par une suite infinie de faits, tirés de la Chimie & des plus grands Physiciens. La fixité des acides a paru encore plus chimérique, plus contraire à toutes les notions les plus évidentes : tout se volatilise dans nos corps, à peine la terre y retient-elle sa fixité ; il y en a toujours une partie qui devient volatile.

Pourquoi supposer que le Virus Vénérien est *salso-acide* : personne n'a pu en développer les principes pour déterminer son acidité. Ses effets montrent-ils quelques traces de cette acidité ? Il enflamme, il ronge & forme des abſcès : mais ces déſordres doivent-ils être excluſivement l'ouvrage d'un principe acide ? L'alkali peut auſſi-bien les produire ; ils ſont l'effet ordinaire de l'impreſſion des corpuſcules ſimplement corroſifs. Les chancres qui dévorent la ſubſtance des parties, les caries qui corrodent les os, ont fait admettre le principe vénérien comme corroſif. Il eſt auſſi coagulant, ſuivant M. Aſtruc, car il produit des ſquirrhes, des calloſités ; ainſi, il agit en épaiſſiſſant l'humeur lymphatique. Mais la dureté & le gonflement des parties ne ſuppoſent pas un principe coagulant : les abſcès & les ulceres ſont l'effet de la pourriture, dont l'action alkaliſe les ſels, & dont l'effet eſt une diſſolution : cependant malgré cette action diſſolvante, les bords des abſcès & des ulceres ſe durciſſent : les bubons peuvent donc ſe durcir de même, quoiqu'ils ſoient expoſés à l'action d'un diſſolvant ; cette dureté ne ſera donc pas la ſuite d'un principe qui coagule les humeurs. L'irritation ſeule, la douleur, l'inaction même des ſolides peut former une telle dureté ; il ne faut donc pas l'attribuer à l'acide du Virus, qu'on ne conçoit pas pouvoir ſubſiſter avec la pourriture qui eſt la ſuite ou la cauſe ordinaire des abſcès & des ulcères véroliques ; le Virus n'eſt que plus actif dans cette putréfaction ; il ne faut donc pas le regarder comme un ſel fixe, acide & coagulant.

A ne conſulter que l'évidence des faits, tout dépoſe contre cette coagulation prétendue ; mais l'eſprit le plus éclairé ne verra certainement aucune liaiſon entre la coagulation & un Virus qui infecte ſucceſſivement toutes les parties, qui les ronge, qui les pourrit, qui les diſſout, qui les couvre d'ulcères, qui s'attache aux plus dures comme aux plus molles, qui fond les graiſſes, qui ſe multiplie, qui porte ſi aiſément l'infection d'un corps dans un autre.

M. Queſnay, dans ſon économie animale, en parlant du ſel élémentaire, expoſe une théorie d'après les faits, par laquelle on peut juger l'ancienne doctrine ſcholaſtique que M. Aſtruc avoit adoptée, en ſuivant le torrent qui entraînoit ſes maîtres.

« La vertu corrosive ou dissolvante » des sels, a fait penser, dit-il, que » le principe salin agit sur les mixtes » de la même maniere que les instru» mens visibles, aigus & tranchans, » agissent sur les corps grossiers qu'ils » divisent. Beaucoup de raisons sem» blent favoriser cette idée. Les sels » donnent aux alimens une saveur » piquante ; les drogues âcres in» troduites dans une plaie, dans le » nez, dans les yeux, y produisent » des impressions fort vives ; l'ex» trême subtilité des particules qui » causent ces impressions, les dérobe » entiérement aux yeux : l'imagina» tion se les représente sous une » forme grossiere ; ou plutôt, des » corps visibles servent de modele à » l'imagination pour les représenter » à l'esprit d'une maniere sensible & » frappante. Mais l'imagination ne » nous trompe-t-elle point, lorsque » nous voulons pénétrer les opéra» tions les plus secretes de la nature ? » Nous croyons les connoître parfai» tement, ces opérations, par l'image » de quelque méchanisme grossier. » L'air est élastique ; on se représente » les parties de l'air sous la figure de

» petits filets, tournés en ſpirales, » formant enſemble des balons. Quel- » ques Phyſiologiſtes pour expli- » quer la vertu élaſtique des fibres, » ont imaginé que les vaiſſeaux du » corps étoient ainſi tournés en ſpi- » rales. Les atomes de l'eau ſont » connus ſous la forme de petites » anguilles; ceux de l'huile, comme » des parties branchues, ſouples & » liantes; les ſels acides paroiſſent » avoir la forme de petits corps roi- » des, aigus & tranchans; les ſels » alkalis, celle d'écorce de marons » hériſſés de pointes, & fournie de » pores pour recevoir les pointes des » ſels acides qui s'uniſſent facilement » avec eux. Les atomes de la terre » ſont enviſagés comme de petites » parties qui ont une figure irrégu- » liere & une ſurface inégale, qui les » rend peu propres à s'unir entre » elles.

» Ces idées ne doivent être regar- » dées que comme des fictions & des » comparaiſons groſſieres, néceſſaires » en quelque ſorte, pour comprendre » les choſes inſenſibles. Il ſemble que » ces fauſſes repréſentations rempliſ- » ſent les vuides que laiſſent à l'eſ-

» prit les objets imperceptibles. Pour-
» quoi compare-t-on les sels à des
» instrumens aigus & tranchans pour
» comprendre la qualité corrosive ?
» Le sel ne dissout pas les huiles au-
» trement que l'eau dissout les sels. Si
» l'eau n'est point corrosive ni armée de
» tranchans & de pointes pour dissou-
» dre les sels, pourquoi y en auroit-il
» aux sels pour la dissolution des hui-
» les ? Les dissolvans agissent en se
» glissant entre les parties élémentaires
» des corps qu'ils désunissent. Les
» huiles, qu'on ne regarde pas plus
» que l'eau, comme formées de poin-
» tes ou de parties aigues & tran-
» chantes, sont de puissans dissolvans,
» puisqu'ils détachent & séparent les
» parties de certains corps, lesquelles
» sont si fortement unies, que d'autres
» dissolvans ne peuvent les diviser. La
» Chimie en fournit des exemples.

» On doit conclure de tout ceci,
» que la division des parties inté-
» grantes des corps ne consiste que
» dans la désunion de leurs parties
» élémentaires : les élémens qui cau-
» sent cette désunion, sans avoir ni
» pointes ni tranchans, peuvent être
» assez subtils pour pénétrer entre les

» parties qu'ils désunissent. Pourquoi » seroient-ils tranchans, puisqu'il n'y » a aucuns liens à couper ? Les par- » ties élémentaires sont unies par le » seul contact & par la pression de » l'éther ; il suffit donc pour désunir » ces parties, que les atomes d'un » élément puissent s'insinuer entr'elles, » qu'ils soient mis en action par le » mouvement de chaleur, & qu'ils » puissent écarter assez les parties, » pour que l'éther se glisse entr'elles, » & les tienne séparées ».

Revenons aux Maladies Vénériennes.

III.

La maniere dont le vice vénérien se communique le plus ordinairement, d'une personne qui en est infectée, à une saine, montre que ce venin est extrêmement subtil & pénétrant. Les effets ne répondent cependant pas toujours à cette grande subtilité. Quand il est fort exalté, il ne tarde pas à se fixer sur une partie : les accidens qu'il y occasionne, se manifestent ordinairement alors, par des symptômes inflammatoires dont les progrès sont plus ou moins rapides ; & dans ces cas, la Maladie Vénérienne est du nombre des Maladies les plus aigues. Ces inflammations, accompagnées de fievre, de douleurs, sont fréquemment suivies de suppuration, d'abscès, d'érosions plus ou moins profondes, dont les bords sont durs & cancéreux; quelquefois de gangrène, les os se carient, il s'y forme des fongosités, &c. &c. La plupart des symptômes qui paroissent quelquefois formidables dans leur prompte apparition, sont ordinairement ceux qui ont les suites les moins dangereuses pour l'infection permanente de la masse des humeurs. L'expérience a fait connoître que les accidens extérieurs, les bubons mêmes, lorsqu'ils suppurent complettement après une inflammation phlegmoneuse primitive qui a occupé toute la tumeur, étoient en quelque sorte dépuratoires; & quoiqu'il ne faille pas négliger dans ces cas là même l'usage du spécifique, il est prouvé que le moindre traitement est toujours efficace & qu'il ne présente aucune difficulté.

Il n'en est pas de même lorsque le Virus agit lentement : les particules contagieuses du vice vénérien ayant été long-tems cachées & comme assoupies dans la masse des humeurs qui lui servent de véhicule, occasionnent à la fin des maux dont on n'apperçoit pas d'abord le principe, sur-tout lorsqu'ils s'annoncent par des symptômes qui n'en démontrent pas la cause. Enfin, lorsque ceux-ci ne laissent aucune équivoque, il faut avoir recours à la cure spécifique, laquelle demande plus de soins & d'attention que pour combattre la Maladie aigue, suite d'un commerce dont la date est récente.

On ne sauroit trop répéter qu'il n'est pas rare de voir des malades qui rapportent à dix, à vingt années & plus, l'époque d'un accident primitif bien caractérisé, comme d'un petit chancre, dont la prompte disparition n'ayant eu aucune suite, a laissé ces personnes dans la plus parfaite sécurité. Après avoir joui des avantages de la meilleure santé, il survient des symptômes qui ne peuvent faire méconnoître la nature vicieuse de la cause premiere si long-tems occulte : en sorte que la Maladie Vénérienne est souvent l'une des plus aigues qu'on connoisse, & peut-être, tout aussi fréquemment, le plus chronique des maux qui affligent l'humanité : & c'eſt ſous ce ſecond caractere qu'elle eſt quelquefois le plus formidable.

M. Aſtruc & tous ceux qui ont écrit le plus amplement ſur les Maladies Vénériennes, d'après ces divers faits, également avoués par l'expérience, n'ont jamais recommandé le traitement convenable que lorſqu'il y a eu des indications préciſes, lorſque les ſymptômes ſe ſont déclarés d'une maniere déciſive. On conçoit que la méthode curative dans les cas chroniques, dans les Véroles invétérées & pour ainſi dire habituelles, connues par une manifeſtation tardive, doit être fort longue, & qu'elles peuvent exiger des variétés de ſecours, relativement à l'âge, au ſexe, à la nature particuliere des ſymptômes, aux complications inhérentes ou qui ne ſont qu'accidentellement concurrentes, toutes circonſtances qui requierent, comme je l'ai vu en nombre de cas, l'adminiſtration raiſonnée & l'uſage méthodique de tous les moyens connus par quelque utilité pour la deſtruction du Virus : en ſorte que différentes méthodes vantées chacune ſéparément comme capables d'opérer une guériſon radicale, devroient être admiſes ou concurremment ou ſucceſſivement pour obtenir cette guériſon, dans tel cas individuel : c'eſt alors que les traitemens habituels & de pure routine ne réuſſiſſent jamais : les empyriques n'ont qu'une maniere de procéder ; & la plupart des livres, même faits par des hommes eſtimables & expérimentés, ne preſcrivent guère que la voie qu'ils croyent la plus recommandable, parce qu'ils ont eu, en la ſuivant, des preuves de ſon efficacité. Il faut pour les juſtifier, convenir qu'un Auteur, quelqu'éclairé qu'il ſoit, ne peut donner à la ſuite des préceptes généraux, toutes les délicateſſes de la pratique. Les cas particuliers ſont ſi variés par la combinaiſon de tant de circonſtances, qu'il eſt impoſſible de repréſenter le point que le génie doit ſaiſir ſur un fait ſpécial, par une perſpicacité particuliere, d'après les inductions qu'on tire, au moment même, des connoiſſances acquiſes par l'étude de l'Anatomie, de la Phyſiologie, de la Pathologie & de la matiere Médicale, ſur-tout par la connoiſſance de l'action relative des Médicamens (*a*). Comment peindre la ſuite rapide de l'application que l'eſprit fait, en un inſtant, ſur un cas déterminé, des lumieres nées de toutes ces connoiſſances acquiſes ſéparément par l'étude, mûries en différentes occaſions par la méditation dans le cours d'une longue pratique, & dont il faut réunir à point nommé tous les rayons en un ſeul & unique foyer? Ceux qui ſe livrent légérement entre les mains des Empyriques, qu'ils rendent arbitres de leur ſanté & de leur vie, ne font pas ces réflexions.

Si, comme tout le monde en con-

(*a*) La même action du ſoleil fond la cire & durcit la boue. Cet exemple trivial eſt la premiere notion qu'on donne en Phyſique ſur la diverſité des effets contraires, produits par une même cauſe. On ne devroit jamais oublier cette vérité dans les jugemens qu'on porte ſur l'efficacité des remedes, toujours ſoumiſe aux circonſtances, dont l'exact diſcernement rend l'Art difficile. Le meilleur des emplâtres réſolutifs, ne procure pas la réſolution d'une tumeur diſpoſée à la ſuppuration; & les médicamens ſuppuratifs n'ont pas cette vertu lorſqu'on les applique ſur une tumeur qui doit ſe terminer par réſolution. L'homme habile connoît le but auquel tend la nature, & il favoriſe ſon opération par les moyens propres à applanir les obſtacles qui ſe trouvent dans la voie qu'elle prend pour parvenir à ce but.

vient, les effets du Virus Vénerien ne ſont pas toujours ſucceſſifs & continus ; ſi ces mêmes effets, par l'action ſourde de la cauſe, ſont ſi variés, & ſouvent ſi oppoſés, qu'on a cru ne pouvoir lui attribuer un caractere propre & déterminé ; s'il n'y a aucune maladie chronique que ce virus ne puiſſe produire ; le bien de l'humanité n'exigeroit-il pas qu'on eût plus ſouvent égard à la poſſibilité de cette exiſtence occulte, afin d'attaquer utilement dans le principe même, ſur lequel on ſe fait trop ſouvent illuſion, pluſieurs maladies qu'on traite infructueuſement par des remedes qui ne ſont que palliatifs des effets. Le Virus Vénérien n'agit pas toujours comme un levain âcre & corroſif : on ſait que dans ce cas il eſt deſtructeur des parties les plus dures, qu'il amollit, qu'il enflamme, qu'il putréfie ; &c. mais on vient de voir qu'il pouvoit laiſſer les apparences de la meilleure ſanté pendant de longues années. Dans cet état il épaiſſit la lymphe & produira des obſtructions dans un viſcere que ſa texture, ou la nature de l'humeur qui s'y forme, rend plus propre à recevoir les effets du Virus : dans un autre ſujet il formera des tumeurs dures & indolentes : on l'a vu dépoſé ſur les nerfs & priver les malades du ſentiment & du mouvement, ſous les aprences de la paralyſie : quelquefois il agit ſur ces nerfs comme un ſimple aiguillon qui, en les agaçant de tems à autre, ôte l'idée d'une cauſe continue, & occaſionne des mouvemens convulſifs dont les retours caractériſent l'affection épileptique, &c. &c. La vraie cauſe eſt méconnue : on ſe contente de dire en théorie que c'eſt un vrai Protée ; mais c'eſt dans la pratique qu'il ſeroit plus important de connoître toutes ſes métamorphoſes. On fait inutilement, pendant pluſieurs années d'une vie languiſſante, des remedes qui ne remédient à rien. Le mal fait des progrès inſenſibles qu'on auroit prévenus en attaquant le principe : peut-être a-t-on été rebuté d'avoir tenté cette voie, parce que les effets n'ont pas cédé aux remedes efficaces contre la cauſe ? Le ſpécifique ne peut ſouvent rien contre les vices organiques que cette cauſe a produits ; & il ne diſpenſe pas d'avoir recours, ou primitivement ou conſécutivement, aux moyens propres à en détruire les effets.

Combien de perſonnes, dans la vigueur de l'âge, ont été victimes de maladies aigues que l'on attribuoit à l'uſage indiſcret des choſes non-naturelles, & qui n'étoient que l'effet du développement occaſionnel du Virus contracté depuis pluſieurs années? C'eſt dans une longue pratique réfléchie qu'on peut puiſer des notions diſtinctes ſur ces vérités; mais il faut être en garde contre les jugemens extrêmes, & éviter également les réproches oppoſés qu'on faiſoit il y a quarante ans à deux Praticiens célebres de la Capitale; M. Petit, diſoit-on, voit la Vérole par-tout, & M. Molin ne la voit nulle part.

I V.

Le Mercure eſt le ſpécifique reconnu contre cette maladie. Il a paru long-tems plus redoutable dans ſes effets, que le mal même, dont on peut ſupporter, comme on l'a dit, très-benignement l'exiſtence. On a obligation aux déclamations des empyriques, d'une pratique, maintenant auſſi douce, qu'elle étoit fâcheuſe ci-devant, lorſque l'opinion de la néceſſité de la ſalivation prévaloit. L'uſage du Mercure, ſoit en application extérieure, ſoit en le prenant intérieurement dans diverſes préparations chimiques de ce minéral, cauſoit la ſalivation. Le but des Praticiens étoit même d'exciter cette évacuation qu'ils regardoient comme un effet admirable du remede, & comme le moyen le plus ſalutaire. M. Aſtruc eſt reſté partiſan de la ſalivation, malgré les faits qu'il a vus & qui auroient dû le faire revenir de ſes préventions. Les empyriques qui vouloient accréditer des remedes particuliers, décrioient les frictions & leur attribuoient excluſivement les incommodités & les dangers de la ſalivation, que leurs remedes auroient provoquée bien plutôt, ſi l'on eut tenu les malades qui en faiſoient uſage dans le même régime que ceux qu'on frictionnoit. Les Praticiens qui procédoient avec le plus de méthode, préparoient les malades par les remedes généraux, & ſurtout par des bains qu'on prenoit à un degré de chaleur exceſſive qui rarefioit le ſang, le portoit à la tête & en dilatoit les vaiſſeaux. On enfermoit ces victimes dans une chambre bien close, on y entretenoit nuit & jour un grand feu, & l'on n'étoit satisfait de tant de soins que lorsqu'on voyoit les glandes salivaires engorgées, l'intérieur de la bouche enflammé, & les sources de la salive ouvertes par une évacuation abondante de cette humeur, dont on rendoit, quelquefois, jusqu'à quatre & cinq livres en vingt-quatre heures. Le but de l'Art étoit de soutenir la salivation pendant une vingtaine de jours, & lorsqu'elle se rallentissoit, une nouvelle friction venoit à propos pour exciter l'évacuation.

On ne doit pas dissimuler les accidens qu'entraînoit la fausse doctrine de la nécessité de la salivation. Ils sont décrits par-tout. Fracastor en a fait une peinture que tout Praticien partisan de cette doctrine ne peut méconnoître. La bouche & le palais s'ulcerent, les dents sont ébranlées dans leurs alvéoles, les gencives s'en détachent, la bouche est inondée de toutes parts, d'une abondance extraordinaire d'humeurs d'une fétidité presque insupportable; les malades ne peuvent manger: les levres, les gencives, le palais, les joues & tout le visage, s'enflent avec douleur. Le gonflement de la langue est quelquefois à un point qu'elle sort de la bouche, & est ulcérée sur ses parties latérales en autant d'endroits qu'elle a de points de contact contre les dents : l'insomnie, l'amaigrissement de tout le corps, sont les effets ordinaires de l'abondante salivation. Toutes les humeurs atténuées par l'action du Mercure, se rendent aux glandes salivaires : comme il n'y a qu'une mesure donnée de fluides dans le corps, il ne peut y avoir une évacuation excessive, qu'aux dépens de toutes les autres filtrations. J'ai vu des malades qui salivoient abondamment, ne rendre que quelques onces d'urine par jour, malgré une boisson très-abondante.

Il se présentoit assez fréquemment deux cas tout-à-fait opposés dans le traitement dont il s'agit : c'étoit, dans le cours de la cure, la suppression subite de la salivation; & à sa fin, la difficulté d'arrêter cette évacuation. La douleur & le gonflement des parties étoient quelquefois si considérables, que les malades étoient menacés de suffocation prochaine; une saignée

saignée ou deux, débarrassoit la poitrine; on la faisoit au pied si l'engorgement étoit dans les vaisseaux du cerveau, on portoit les malades dans une autre chambre, on les changeoit de linges, en leur ôtant ceux qui étoient imprégnés de Mercure. Lorsque les accidens étoient passés, on recommençoit la cure, si tous les symptômes n'avoient pas disparu : & pour exciter de nouveau la salivation, il falloit revenir aux frictions dont on déterminoit l'effet vers les glandes salivaires par la chaleur externe, qui étoit le plus funeste agent des accidens qu'on avoit calmés, quelquefois avec grande peine, & auquel on n'avoit garde d'attribuer le danger de la vie que les malades avoient couru.

Après une abondante salivation, pendant laquelle tous les symptômes Vénériens s'étoient dissipés, on croyoit la guérison certaine. Mais il n'étoit pas rare, peu de tems après que le malade avoit réparé, par de bons alimens, l'épuisement auquel l'avoit réduit la fonte des humeurs, & lorsqu'il avoit repris son train de vie ordinaire, que le mal ne reparût avec les mêmes symptômes qui exigeoient un nouveau traitement. Il n'étoit pas extraordinaire, il y a quarante ans, de voir des malades qui disoient, avec raison, avoir été manqués deux & trois fois. Il n'y avoit qu'une maniere de procéder; les Véroles les plus fâcheuses en apparence ayant été guéries, on ne savoit comment celles qui avoient des symptômes moins fâcheux, pouvoient résister au même traitement.

Le prolongement de la salivation ne garantissoit pas les malades de la récidive. Cette évacuation, nous l'avons dit plus haut, étoit regardée comme l'action salutaire du remede sur des sucs viciés & corrompus qu'il entraînoit par l'entremise des glandes salivaires. Mais on pouvoit procurer également la salivation à des personnes très-saines, qui n'auroient eu aucun Virus à évacuer : on n'appercevoit pas que l'ulcération de l'orifice des canaux excréteurs, étoit la cause occasionnelle de la persévérance opiniâtre de la salivation, après avoir cessé les frictions qui l'avoient procurée. Les livres de l'Art ne recommandent que des purgatifs & des sudorifiques pour détourner la salivation. On continuoit d'épuiser les malades, qui ne pouvoient, à cet égard, recevoir de soulagement effectif que de la détersion des ulcères de l'intérieur de la bouche; elle cessoit enfin cette salivation, & l'on méconnoissoit la cause naturelle de cette cessation : les purgatifs sur-tout en avoient l'honneur dans l'esprit des Praticiens, quoique ces médicamens n'eussent contribué, en épuisant les malades, qu'à prolonger le mal.

Il auroit été bien plus simple de prévenir cette salivation; & c'est à quoi l'on est parvenu, non sans peine; car les préjugés en sa faveur ne sont pas entiérement détruits. On peut établir à ce sujet deux propositions certaines, opposées à deux idées fondamentales également fausses, & dont les Praticiens étoient entichés; c'est que la salivation qu'ils croyoient un effet essentiel du Mercure, ne l'est point du tout; & que cette évacuation qu'on croyoit nécessaire & indispensable pour la guérison de la Maladie Vénérienne, est au contraire très-nuisible au succès de la cure.

La salivation n'est pas un effet esſentiel de l'adminiſtration du Mercure, ſur-tout dans la méthode des frictions. Ecoutons à ce ſujet l'un des premiers Maîtres de l'Art. Thiery de Héri, dit en termes exprès, en parlant des empyriques de ſon tems; « c'eſt une choſe » miſérable, que par l'ignorance & » ânerie de tels coquins, tant de per- » ſonnes ſans occaſion languiſſent, ou » miſérablement périſſent; attendu » même que par la cognoiſſance qu'ont » aujourd'hui gens rationels (plus que » jamais) tant de la maladie que des » remedes, il eſt poſſible de les curer » plus ſûrement & avec moins de vio- » lence. Semblablement il ne faut pas » toujours continuer les frictions juſ- » qu'à ce qu'il ſe faſſe flux de bouche ou » de ventre, parce qu'il y en a plu- » ſieurs à qui il n'advient, encore qu'on » les frottât infiniment, (à quoi aide » beaucoup la préparation précédente » des humeurs); & à beaucoup d'iceux, » (traités méthodiquement) aide na- » ture par les réſolutions inſenſibles, » ou flux d'urine, avec quelque petit » flux de ventre incité de nature, ou » par art ».

J'en appelle aux Praticiens éclairés; il n'y en a point qui ne trouve dans ce paſſage la ſomme de tous les préceptes à ſuivre pour le traitement le plus méthodique de la Maladie Vénérienne. On y voit que la préparation des malades aide beaucoup au ſuccès du remede; qu'il y a des gens qu'on frotteroit infiniment ſans pouvoir exciter en eux le flux de bouche; que la nature opere la guériſon par des réſolutions inſenſibles, & que le flux d'urine, ou quelque petit flux de ventre incités de nature, ou excités par l'art, ſont des voies par leſquelles le Mercure peut entraîner ſalutairement les humeurs, ſans cauſer les inconvéniens qui ſont les effets ordinaires de ſon paſſage par les glandes ſalivaires.

M. Aſtruc dont les jugemens ſont ſi ſéveres contre ceux qui ont cherché les moyens de guérir ſans ſalivation, a lui-même réuſſi, dans deux cas fort graves, par le moyen des frictions mercurielles, avec les précautions convenables pour éviter la ſalivation; des traitemens antérieurs dans leſquels on avoit procuré cette évacuation, avoient été inefficaces & fort à charge aux malades.

L'un de ces cas a pour objet un Eſpagnol, qui avoit ſubi dans ſa patrie le traitement par les frictions mercurielles, pour des symptômes qui caractérisoient la Vérole dans l'état le plus confirmé. Un an après, de nouveaux symptômes non équivoques de l'existence du Virus, montrerent que la cure n'avoit été que palliative. Ce malade vint à Montpellier, & un second traitement, sur la conduite méthodique duquel M. Astruc ne se permet aucune réflexion critique, n'eut pas plus de succès. L'os maxillaire supérieur étoit carié. Le malade, maigre, décoloré, sans forces, pouvant à peine se soutenir, souffroit des douleurs dans les membres, & avoit des exostoses fort dures. Ce qu'il y avoit de plus inquiétant étoit l'état de la bouche. L'arcade alvéolaire supérieure étoit tuméfiée du côté droit, il y avoit gonflement & ulcération en plusieurs endroits de la voûte du palais, il exhaloit de la narine droite une odeur puante, & il en découloit du pus. M. Astruc ne trouva d'autres ressources contre un mal aussi grave, qu'un troisiéme traitement par les frictions mercurielles, mais avec des précautions qui pussent en assurer le succès.

Quelles furent ces précautions ?

Il ne les trouva pas dans de longues préparations, ordinairement ſi utiles. Le cas étoit trop urgent; le malade n'auroit pas été en état, par ſon extrême foibleſſe, de ſoutenir les bains. Une ſaignée & une purgation douce furent les ſeuls préliminaires d'un traitement qui conſiſta à donner, pendant l'eſpace de ſix mois, des frictions à petites doſes, en mettant cinq, ſix & ſept jours d'intervalle d'une friction à l'autre. Il falloit ſur-tout éviter la ſalivation; la bouche étoit en ſi mauvais état par la carie de l'os maxillaire, qu'il y auroit eu le plus grand danger d'irriter le mal & d'en augmenter les progrès en attirant accidentellement une inflammation ſur la partie malade. Le traitement dura depuis le mois d'Octobre 1737, juſqu'à la fin du mois de Mars de l'année ſuivante : le malade ne vécut que de lait pendant tout ce tems : au bout de trois mois, la diſſipation de tous les accidens ſembloit avoir procuré la guériſon : mais on ne crut pas, d'après l'inefficacité des traitemens précédens, devoir s'en tenir à cette preuve illuſoire; on inſiſta encore trois mois, à continuer les frictions à des diſtances convenables, & le malade a joui depuis d'une parfaite ſanté. Voyez le détail de cette cure dans le texte de M. Aſtruc.

Il fait auſſi mention d'un jeune homme qui avoit été traité par le conſeil de Boerhaave, ſuivant la méthode de Hutten, qui conſiſte à ſe faire ſuer par la décoction de gayac. Les douleurs vagues dans les membres, une exoſtoſe douloureuſe à la partie inférieure & interne du cubitus droit, & un ulcere virulent dans le nez avec carie aux cornets ſupérieurs, parurent céder à l'uſage de cette décoction, continué pendant les mois de Février, Mars & Avril de l'année 1738 : Boerrhaave crut la guériſon parfaite, & conſeilla au malade de ſe remettre à ſa maniere ordinaire de vivre.

Au mois de Juillet ſuivant, le malade étant à Paris, conſulta M. Aſtruc, qui jugea par les ſignes exiſtans, que la guériſon n'étoit pas radicale. L'ulcere ſubſiſtoit, le dos du nez étoit rouge & douloureux : quand on comprimoit la partie où avoit été l'exoſtoſe, & qui étoit encore un peu gonflée, le malade y ſentoit une douleur ſourde : enfin M. Aſtruc n'eut aucun doute sur la non-guérison. Après six semaines de préparations, il eut recours aux frictions mercurielles, & dans l'espace de trois mois on employa à ce traitement, huit onces de pommade mercurielle, avec les précautions convenables pour éviter la salivation: de simples lotions avec de l'eau vulnéraire, servoient à nettoyer l'ulcere; au bout d'un mois & demi, il se détacha une piece d'os assez considérable : depuis ce tems, les choses allerent de bien en mieux. On continua le traitement pendant six autres semaines, pour être assuré de la parfaite guérison.

Les réflexions naturelles qui naissent de ces deux faits, auroient dû convaincre M. Astruc que la salivation n'étoit pas un moyen nécessaire pour la guérison de la Maladie Vénérienne caractérisée par les symptômes les plus graves; puisqu'il a réussi, en évitant la salivation, à opérer des cures que les frictions mercurielles avoient manquées, & auroient encore manquées, si l'on eut procuré cette évacuation; car il est évident qu'alors on n'auroit pu donner la quantité de Mercure que les malades ont reçue, l'un dans l'eſpace de trois mois, l'autre dans l'eſpace de ſix. C'étoit cependant cette quantité de Mercure qui étoit néceſſaire pour procurer, comme le dit Thiery de Heri, ou des réſolutions inſenſibles, ou des flux d'urine & de ventre, incités par nature, ou que l'art provoque à propos pour la parfaite guériſon.

Si le Mercure eût porté à la bouche du premier de ces deux malades, il auroit été expoſé par cet effet même du remede, aux plus funeſtes accidens. Déja traité deux fois dans le cours d'une année, & ſans ſuccès, par les frictions mercurielles, c'eſt par les frictions mercurielles que M. Aſtruc l'a guéri, & par la méthode de l'extinction, que par préoccupation, il n'a ceſſé de trouver moins efficace que celle qui procure la ſalivation. Il a regardé cette évacuation comme une cauſe & comme un ſigne de parfaite guériſon : c'eſt, dit-il, le meilleur moyen d'eſtimer les bons effets de l'adminiſtration du Mercure.

Loin d'être une cauſe de la guériſon, elle eſt au contraire plus nuiſible qu'utile à la cure : les faits parlent. M. Aſtruc n'a-t-il pas obtenu des guérisons radicales, dans des cas presque désespérés, en prenant des mesures pour éviter soigneusement cette évacuation? Il auroit tué le premier malade en la provoquant; & il auroit, par ce moyen, manqué la cure du second. La salivation empêche toujours de pouvoir donner une dose suffisante du remede : l'amaigrissement du malade, occasionné par la salivation, fait disparoître les symptômes extérieurs; on le croit guéri, & il n'est pas plutôt remis à son train de vie ordinaire, que la renaissance des symptômes, souvent plus graves, marque que la guérison n'a été que plâtrée. La pratique journaliere en fournit mille exemples. La salivation, loin d'être la fin qu'on doive se proposer pour la guérison de la Maladie, est l'écueil de l'administration du Mercure; il est bien prouvé par une expérience soutenue, & dont tous les bons praticiens fourniroient des faits confirmatifs, que la salivation n'est pas nécessaire; qu'on a fait des cures de toute espece sans cette évacuation; qu'on ne l'obtient pas quand on veut; & l'on a l'aveu des Praticiens qui ont guéri leurs malades en cherchant tous les moyens de les faire ſaliver, ſans avoir pu y réuſſir. Il eſt prouvé que la ſalivation eſt auſſi incommode que déſagréable ; qu'elle n'eſt pas ſans danger, ſur-tout lorſqu'elle eſt mal dirigée ; & enfin qu'elle met obſtacle à la guériſon, en empêchant la continuation de l'uſage du remede ſpécifique.

Les raiſons alléguées pour maintenir la néceſſité de la ſalivation ne peuvent prévaloir contre ces vérités. Elle ne peut pas être une cauſe de guériſon. Mais doit-on la regarder comme un ſigne capable de nous faire juger de l'effet du remede, & un moyen d'en régler la doſe. M. Aſtruc y a-t-il penſé ſérieuſement ? Il ne faut pas d'autres regles que celles que l'expérience a apriſes pour régler la doſe du remede : eſt-ce par des évacuations que les Médecins jugent du tems qu'il faut continuer les ſtomachiques, les fébrifuges, les anti-ſcorbutiques ? N'y a-t-il pas des regles d'expérience pour limiter le tems convenable à l'uſage de ces différens remedes ? Dans la cure des Maladies Vénériennes, la diſparition des ſymptômes, la ceſſation des accidens, peuvent être, & ſont fort ſouvent, l'effet très-prompt des premieres doſes du Mercure. Les désordres apparens cedent même quelquefois aux seules préparations ; certainement elles ne détruisent pas le principe du mal. L'expérience a appris que les symptômes reparoissoient après une cure dans laquelle on n'avoit pas employé une quantité suffisante du remede : les seuls Praticiens éclairés sont juges de cette mesure, variable suivant la diversité des cas. En général, on peut dire que plus on introduira de Mercure dans le corps, en prenant les précautions nécessaires pour qu'il n'y excite point de ravages, plus on sera assuré de la guérison. C'est la salivation, surtout, qu'il faut soigneusement éviter. Elle peut faire manquer le succès du traitement, soit en procurant une trop prompte issue au Mercure qui ne séjourne pas assez dans le sang, soit en obligeant de suspendre les frictions, & empêchant que le malade ne reçoive successivement une assez grande quantité de ce minéral, nécessaire pour la guérison. Les malades qui ont été manqués par des traitemens antérieurs, ceux qui ont des ulceres rongeans, des caries, des exostoses, les personnes d'un tempérament foible &

délicat, qui ont la poitrine affectée, exigent des attentions particulieres. Les frictions ne seront jamais redoutables comme moyens de guérison; ce sont leurs effets accidentels qu'on doit craindre. La méthode la plus douce, est incontestablement celle des frictions; mais des frictions ménagées par un traitement raisonné, plus étendu que celui qui excitoit la salivation, & qui requiert la concurrence de tous les autres secours de l'Art, convenables à la complication des maux & à la diversité des symptômes qu'on a à combattre. Tant de circonstances à discerner demandent que le traitement ne soit confié qu'à des hommes profondément versés dans l'étude & dans la pratique de l'Art, mais le public donne de la vogue aux empyriques qui ont la turpitude de faire profession d'ignorance pour contraster avec les hommes instruits. C'est l'excellence prétendue de leurs remedes qui fait tout, sans égard aux complications & aux diverses dispositions. On ne guérira jamais les hommes de leur aveuglement.

V.

On ne doit pas imputer au Mercure les désordres & l'inefficacité qui n'ont pour cause que l'impéritie de ceux qui l'administrent. Des Charlatans se sont donné du crédit en décriant le Mercure, & en promettant de guérir par des remedes où ce minéral n'entroit pas. Les anciens l'ont regardé comme un poison ; les accidens qui résultoient de son usage, sous une imprudente direction, pouvoient servir à fortifier ce préjugé. On connoissoit à peine la Maladie Vénérienne & son traitement par les frictions mercurielles, dont on est redevable à JACQUES BERENGER, *de Carpi*, Professeur de Chirurgie à Boulogne, & à JEAN DE VIGO, Chirurgien du *Pape Jules II*, lorsque le gayac fut apporté des Indes. On donna bientôt une vogue extraordinaire à ce remede. Sa propriété d'exciter la sueur, le fit regarder comme propre à épuiser par cette voie la lymphe & les humeurs imprégnées du Virus vérolique. On lui associa ensuite l'esquine, la salsepareille, le sassafras ; mais le gayac prévaloit toujours dans l'opinion des principaux Maîtres, opposés au Mercure. Thiery de Héri, célebre Chirurgien de Paris, qui avoit accompagné François I en Italie, profita après la bataille de Pavie, de l'occasion d'aller à Rome, pour voir, dans les Hôpitaux, le traitement des Maladies Vénériennes, qu'on y faisoit principalement suivant la méthode de Carpi. Il reconnut toute la puissance du Mercure, & l'insuffisance des autres remedes. Il est le premier qui ait prononcé expressément que la maladie éludoit la force du gayac ; c'est d'après les lumieres de l'expérience qu'il a écrit contre ce bois, malgré l'autorité de Fernel qui s'étoit formellement déclaré contre l'usage du Mercure. Les spéculations de ce savant Médecin, n'ont pas ébloui le Praticien judicieux, qui tout en proscrivant le gayac comme remede absolu, le croit utile & nécessaire même, soit pour favoriser l'effet du Mercure, soit pour détruire des symptômes particuliers qui auroient résisté à la vertu des frictions. Il convient qu'on peut opérer quelques cures par le seul secours de la décoction de gayac ; mais en homme éclairé, il détermine quelle est la nature de ces cas. C'est lorsque la masse du sang est atteinte d'un virus errant, mobile & non fixé. Nous voyons tous les jours, dans les mêmes circonstances, des effets très-salutaires opérés par les sudorifiques. Il y a sur l'utilité du gayac une observation des plus intéressantes, consignée dans un Auteur qui, n'étant ni Chirurgien, ni Médecin, n'est pas suspect de prévention. Il prétendoit que si l'on ne guérissoit pas en France par le moyen du gayac, c'étoit, ou parce qu'on n'y apportoit pas le vrai gayac, ou parce qu'on ne connoissoit pas la vraie méthode de s'en servir. Voici l'exposé naïf de Loys Guyon, natif de Dôle en Franche-Comté, Conseiller du Roi en ses Finances au Limosin;

« Moi, étant à Paris, l'an 1563, » j'avois grande familiarité avec deux » jeunes adolescens, enfans de ladite » Ville, tous deux de bonne & illustre » maison, desquels je tairai les noms, » qui se trouverent infectés de cette » contagion vénérienne, parce que le » plus souvent elle se prend par paillar» dise, acte déshonnête & par consé» quent honteuse, laquelle ils céle» rent tant qu'ils purent. Enfin la ma-

» ladie se fit connoître par la pélade ; » par pustules rouges qui leur vinrent » au front, douleurs au milieu des os, » tant des bras, jambes, cuisses, épau- » les, que sur le devant de la tête, les » nuits jusqu'à environ l'aube du jour, » & autres signes, comme la douleur » au gosier, ne pouvant bien avaler » la viande. Les parens les mirent » entre les mains de Médecins & de » Chirurgiens bien expérimentés qui y » firent tout ce que l'Art permettoit, » mais ils ne guérirent pourtant. Pour » la seconde fois furent appellés d'au- » tres Médecins à cette cure, qui y ap- » pliquerent tout leur savoir, mais en » vain : & au contraire, cette maladie » s'empiroit, & se faisoit des tophus » & nodosités à la partie antérieure de » leur tête, & aux os des bras, cuisses, » jambes, avec douleurs nocturnes in- » supportables : & comme la nuit s'ap- » prochoit, & durant icelle, crioient & » se plaignoient incessamment, tant que » les voisins les entendoient se lamen- » ter de tous côtés, à cause de quoi leurs » corps devinrent secs ; ces deux jeu- » nes hommes étoient de complexion » différente, & avoient néanmoins les » mêmes symptômes, ce que les Mé-

» decins jugeoient être fort extraordinaire.

» Enfin, ces adolescens, après avoir souffert beaucoup de maux, de peines & d'angoisses, tant par les Médecins & Chirurgiens, que par empyriques qui les avoient gouvernés, que du propre mal, après avoir fait beaucoup de dépenses & ennuyé leurs parens, furent laissés comme incurables, & en état de ne pouvoir plus vivre sainement, & eussent fort desiré que la mort les eût saisis. Les choses étant en tels termes, Dieu eut compassion d'eux & de leurs parens. Le sieur de Chantonnay, Gentilhomme Bourguignon, de la Franche-Comté, fut envoyé par le Roi d'Espagne en ambassade pardevant Charles IX, Roi de France, qui alors se tenoit ordinairement à Paris; ledit Ambassadeur qui fut informé du cas de ces jeunes gens, dit qu'il avoit vu en Bourgogne, en Allemagne, en Flandre, en Italie & en Espagne, plusieurs Vérolés qui avoient été traités inefficacement, & qui avoient été chercher leur guérison radicale en Amérique, & allégua spécialement

» l'exemple d'un ſien Sécrétaire. D'a» près cet avis, ils allerent s'embar» quer en Eſpagne pour paſſer à l'iſle » de Saint-Domingue ; là les Méde» cins du Vice-Roi, furent d'avis qu'ils » paſſaſſent en une autre iſle, qu'on » appelle de S. Jean, au Port Riche, » où les femmes ſont fort entendues à » guérir cette maladie. Voici le traî» tement qu'on leur fit dans une ca» bane de Sauvages, ſous la direction » d'une femme du pays.

» Elle caſſoit & fendoit avec ſes » dents, de petits tronçons de jeunes » arbres de gayac, & les faiſoit bouil» lir dans un vaiſſeau de terre ſans cou» verture. Elle leur faiſoit boire tous » les matins une chopine de cette dé» coction en deux ou trois fois ; puis » les faiſoit promener, exercer à l'eſ» crime, ou bien alloient travailler à » une mine d'or qui n'étoit guère loin » du village, l'eſpace de deux heures : » puis venoient, étant pleins de ſueur, » à la maiſon, & changeoient ſeule» ment de chemiſe, puis les faiſoit » dîner ne buvant que de l'eau de pluie » puiſée dans une marre : ſur les trois » heures après midi, on leur faiſoit » boire autant de gayac, comme au

» matin, & faire le même exercice ; » & sans autre cérémonie ni remede, » se trouverent entiérement guéris en » six semaines, sans autres inconvé- » niens que d'avoir les gencives en- » flées & enflammées, ce dont ils gué- » rirent incontinent après qu'on les » eût fait saigner, en les piquant en » plusieurs endroits avec un os de » poisson fort pointu ; les nodosités » qu'ils avoient aux os, disparurent, » toutes les douleurs nocturnes cesse- » rent dans quinze jours, l'appétit » leur revint, enfin tous les accidens » se dissiperent ; ils retournerent en » Espagne, puis à Paris. L'un fils de » Maître des Comptes, est devenu » Officier aux Finances ; l'autre a ren- » du de grands services au Roi, ès » dernieres guerres de l'union, dans la » profession des armes. Il faut que » l'arbre soit jeune & tendre : on ne » nous en apporte que du vieil ».

Ce récit n'a pas besoin de longs commentaires : on désespéroit de la vie de ces deux jeunes gens que la simple décoction de gayac a guéris radicalement d'une Vérole très-confirmée, & dont les symptômes avoient empiré pendant le cours de plusieurs traitemens inefficaces. Il faut obſerver que le mal avoit des ſieges fixes, ce qui détruit l'exception poſée par Thiery de Héri, ſur l'uſage des ſudorifiques. De plus, ces jeunes gens étoient devenus ſecs, par l'épuiſement cauſé par l'inſomnie & les douleurs, ce qui auroit du être encore une contre-indication à l'uſage des ſudorifiques. Il ſemble, en effet, qu'on doive craindre un plus grand épuiſement, que les malades ne pourroient ſupporter, en procédant à la cure par le moyen des ſudorifiques. *André Schilling*, Médecin de la République de Strasbourg, écrivoit à Horſtius, dans les derniers jours de Janvier 1623, que le traitement établi à l'Hôpital de Strasbourg par le gayac, étoit fort utile dans les cas légers; mais qu'il ne guériſſoit pas radicalement toute maladie, ſur-tout lorſqu'elle étoit confirmée, & principalement *aux corps exténués*. Il en donne la raiſon; c'eſt qu'un corps épuiſé de ſucs ne peut pas fournir à une plus grande exſiccation. *Ligni cura adminiſtratur, quæ in incipienti lue multùm facit, ſed non omnem radicitùs tollit, confirmatam maximè, & quæ eſt in emaciato corpore, ad ulteriorem ſiccationem inhabili*. La grande maigreur contractée par le Vitus, ou à ſon occaſion, eſt du moins une raiſon pour procéder avec ménagement & prudence dans l'uſage des ſudorifiques. C'eſt ſouvent par la mauvaiſe maniere d'adminiſtrer les remedes qu'on eſt privé de leurs meilleurs effets.

Boerhaave s'eſt déterminé dans un cas particulier, où la maladie avoit éludé l'action du Mercure, à avoir recours aux ſudorifiques, d'après l'expérience d'un Gentilhomme Allemand, nommé Ulrich de Hutten, qui vers l'an 1518, s'eſt guéri avec le gayac d'une Maladie Vénérienne caractériſée par des douleurs, des exoſtoſes, des ulceres, avec fiſtule & carie, &c. Il avoit ſubi onze fois & inutilement, le traitement de ce mal par le Mercure. Le ſuccès qui couronna la premiere tentative de Boerhaave, lui fit regarder les ſudorifiques, comme le moyen préférable à tout autre pour débarraſſer le ſang des miaſmes contagieux vénériens. L'opinion de ce grand homme, eſt qu'au commencement, tout le Virus eſt retenu dans le ſeul petit ulcere formé récemment ſur une partie externe. Mais s'il paſſe dans le ſang, comme le Virus de la petite Vérole dans l'inoculation, il produit des ravages, & il faut avoir recours à des remedes qui purifient la maſſe du ſang. La membrane adipeuſe eſt, ſuivant Boerhaave, le ſiege de la contagion : il faut donc la purger entiérement : car, pour peu qu'il y en reſte, il y a toujours lieu de craindre la récidive. Il admet la vertu du Mercure pour diviſer & atténuer les parties viſqueuſes de l'huile, pour diſſoudre tellement toutes nos liqueurs, qu'elles puiſſent facilement être évacués par la ſalivation, par les ſelles, par les urines ou par les ſueurs. Boerhaave croit qu'on ne peut guérir la Vérole, à moins qu'on ne continue ces évacuations aſſez longtems, pour purger le corps de toutes ſes anciennes humeurs ; c'eſt un renouvellement complet des ſucs qu'il deſire, & il ne doute pas qu'on ne s'expoſe à manquer la cure, & à laiſſer dans le ſein du malade, le feu mal éteint d'une contagion prête à renaître, ſi par la diéte & les évacuations, on ne l'a pas exténué au point d'avoir renouvellé tous les fluides.

Il y a des cas où Boerhaave penſe que

que le Mercure est sans effet. Pour agir, il faut nécessairement qu'il pénetre, & soit porté dans les lieux infectés. Ce sont les fluides qui doivent charier ce minéral, & l'on sait qu'ils ne font qu'obéir à l'action des solides. Or, la vertu du Mercure doit échouer, dit-on, lorsque le mal est fixé dans des lieux où l'action du cœur se fait à peine appercevoir. Boerhaave en concluoit que le Mercure ne guérit point la carie du diploé, ni la contagion qui a pénétré dans la moëlle des os. La décoction de gayac bue abondamment lui paroît propre à délayer les humeurs, à atténuer les parties grasses & visqueuses : son acrimonie pénétrante dissout presque toute la pituite, & sa vertu balsamique résiste à la corruption & en empêche les progrès.

M. Astruc, partisan décidé des frictions mercurielles, n'a pas adopté ces principes. Il dit, d'après Gesner, que Ulrich de Hutten, qui prétend avoir été guéri par l'usage du gayac, est mort de la Vérole, à l'âge de 35 à 36 ans; mais cela ne prouveroit pas la réalité d'une guérison précédente. M. Astruc craint, & l'on a vu qu'il n'est pas le seul qui ait eu de la défiance à ce sujet, il craint, dis-je, les effets de l'exténuation & de l'émaciation du corps, par l'usage de la décoction du gayac, & qu'elle ne porte une chaleur nuisible, & de l'inflammation dans les visceres. Il craint que des particules aqueuses n'aient pas assez de poids pour se faire jour dans toutes les parties, & y dissoudre les humeurs tenaces. Il admet la vertu du gayac dans les pays chauds, & principalement dans ceux où l'on peut avoir le remede dans toute sa vigueur, & non pas en Europe. Il conjecture que le malade dont parle Boerhaave, étoit écrouelleux, & que son observation est plus propre à prouver l'inefficacité du Mercure pour la guérison des scrophules, que l'utilité du gayac pour la Vérole. Dans la discussion des raisons alléguées par Boerhaave, M. Astruc estime que le Mercure, dont la divisibilité est extrême, se porte par-tout où la circulation & la vie subsistent; & qu'il a toute l'efficacité qu'on peut desirer, pour atténuer & diviser les fluides, & qu'à cet égard, il n'y a aucune raison pour lui préférer la décoction du gayac. M. Astruc accorde que les atômes du

Mercure, qui parviennent à un os carié, à une partie abſcédée ou ulcérée, s'y ramaſſent & y reſtent ſans action, comme on l'a reconnu pluſieurs fois à l'ouverture des cadavres, & il convient que Boerhaave a eu raiſon de dire que le Mercure eſt inſuffiſant pour détruire la carie du diploé. Cette réunion des particules mercurielles lui paroît ſans inconvénient, parce que dans le traitemenr néceſſaire du *vice local*, l'ouverture de l'abſcès, ou l'action de la rugine ſur la carie, donneront iſſue au Mercure. Enfin, M. Aſtruc aſſure que, quoique le Mercure ne guériſſe ni la carie, ni la gonorrhée, il ne s'enſuit pas qu'il ne ſoit le ſeul ſpécifique contre la Maladie Vénérienne, parce que les vices locaux peuvent ſubſiſter après la deſtruction de la cauſe, & exiger des remedes ordinaires, & des traitemens particuliers relatifs aux déſordres qu'a produits le principe virulent; remedes, ajoute-t-il, qui auroient été ſans effet, avant qu'on eût détruit le Virus, & auxquels le mal local cede aiſément lorſqu'il n'exiſte plus aucune malignité dans les humeurs.

Cette doctrine admiſe, comme très-plausible, n'a pas toute la solidité qu'on lui a crue; il est démontré, au contraire, par d'excellentes observations, qui feront l'objet du paragraphe suivant, que l'existence du mal local peut rendre infructueuse la meilleure administration du spécifique; & qu'il est des cas où il convient essentiellement de commencer le traitement par les moyens capables de détruire le vice local, sans quoi on ne pourroit parvenir à détruire le Virus dont ce vice est le foyer.

VI.

J'ai traité ce point intéressant de pratique dans une leçon publique; & l'Auteur du parallele des différentes méthodes de traiter la Maladie Vénérienne publié en 1764 (*a*), a fait depuis usage des mêmes principes. Il me sera permis de les mettre ici sous un nouveau jour; l'intérêt de l'humanité & l'honneur de l'Art m'en font également un devoir.

(*a*) Ce Livre utile se trouve à Paris, chez Cavelier, rue Saint-Jacques, au Lys d'or.

Fabrice de Hilden a fait à ce ſujet une obſervation (*a*), qui a échappé à la vaſte érudition de M. Aſtruc. Une femme de cinquante ans étoit depuis trois ans dans un état très-fâcheux par la Maladie Vénérienne que ſon mari lui avoit communiquée : elle avoit paſſé trois fois par les grands remedes ſans aucun fruit ; elle ſouffroit des douleurs aigues à la tête, & dans les articulations ; elle ne pouvoit ſe ſoutenir, & avoit en différentes parties, des ulceres malins, ſordides, & un principalement ſur la clavicule droite, accompagné de la carie de cet os. Eclairé par une expérience réfléchie, Fabrice prépara ſa malade, pendant trois ſemaines, par des remedes altérans & des purgatifs. Il procéda enſuite, *préliminairement*, à la guériſon du mal local, par l'application du cautere actuel ſur la clavicule cariée. Ce ne fut qu'après la chûte de l'eſcarre, qu'il commença l'adminiſtration des frictions mercurielles ; & il eut la ſatisfaction de guérir en très-peu de tems cette malade, qui a

---

(*a*) Obſ. Chir. cent. v. obſ. 95.

vécu depuis, plusieurs années, en parfaite santé.

Des faits de cette nature doivent être précieusement conservés à la postérité qui y verra les grandes ressources de l'Art, lorsqu'il est exercé par des mains dignes d'un ministere aussi noble qu'utile. Si dans les deux malades que M. Astruc a traités après Boerhaave, qui avoit administré sans succès la méthode sudorifique de Hutten, les exfoliations ne se fussent pas faites naturellement pendant le cours du dernier traitement, M. Astruc l'auroit éprouvé tout aussi inefficace que les précédens. Combien de gens sont morts misérablement parce que des traitemens répétés, & toujours inutiles, ont été conduits dans l'oubli de la destruction préliminaire du vice local? On croyoit suivre un plan méthodique de curation, par l'usage des remedes le mieux indiqués pour l'éradication de la cause; & c'étoit par les effets du mal qu'il falloit commencer. Comment l'exemple donné par Fabrice de Hilden a-t-il pu ne pas servir de base aux instructions que tant d'Auteurs se sont ingérés de donner sur cette partie de l'Art, depuis que notre illustre Praticien a écrit. C'est en 1589, qu'il tint cette conduite si salutaire, par laquelle son génie le porta à aller au secours de la nature, par une voie toute nouvelle, & à accélérer une marche dont la lenteur a souvent été meurtriere. Ce qui rend inexcusable la négligence des Professeurs & des Praticiens à cet égard, c'est que l'Auteur a tiré, de ce fait, une induction qui enrichit l'Art d'un précepte des plus importans. Car il examine pourquoi dans ce cas particulier la maladie a éludé plusieurs fois la vertu des frictions mercurielles, pendant que le mari a été parfaitement guéri par un seul traitement. Fabrice de Hilden a regardé la carie de la clavicule comme le foyer où le vice Vénérien s'étoit déposé : tous les traitemens ont été inutiles, tant que cette carie n'a pas été détruite ; parce qu'il repassoit sans cesse, de cette partie, dans le sang, des principes d'infection qui en corrompoient la masse. Cela me paroît très-lumineux & digne d'admiration. Que les Chirurgiens apprennent donc par-là, dit Fabrice, (*hinc discant Chirurgi*) qu'il faut faire l'extraction des os cariés avant que de donner les frictions mercurielles. Il étend ce précepte jusqu'aux tumeurs gommeuses & aux tophes. Il prétend qu'il faut les ramollir avant le traitement, & surtout avant que de faire usage de la décoction du gayac, laquelle dissipant la partie la plus fluide des humeurs, rendroit plus épaisses celles qui font l'engorgement; alors ces tumeurs se terminent par induration, deviennent squirrheuses, cédent plus difficilement au Mercure, & conservent le germe de récidive, qui rend les traitemens longs & infideles.

L'observation suivante servira à établir l'excellence d'un précepte trop peu connu. Samuel Duclos, Médecin de Metz, écrivoit à Horstius, vers l'an 1620 (*a*), qu'un jeune homme fut attaqué à Paris d'un bubon Vénérien, lequel se termina par suppuration, & fut guéri au bout de trois mois. De retour en sa Province, il se maria, & eut un enfant fort sain. Peu de tems après, il se plaignit d'un vio-

(*a*) *Horstii Oper. Med.* tom. 2, lib. 11, obs. 14.

lent mal à la tête, & d'une légere tuméfaction à l'os de la jambe, d'une si grande sensibilité qu'on ne pouvoit la toucher sans lui causer une douleur considérable. Après l'usage de plusieurs remedes qui n'alloient point au fait, ce jeune homme se confia aux soins du célebre Médecin de Pont-à-Mousson, Charles Lepois, (*Carolus Piso*) qui le traita sans fruit, pendant 50 jours, à la maniere d'Italie, dit-on, par la décoction de gayac. L'année suivante il se mit entre les mains d'un Chirurgien très-expérimenté, de qui il reçut sept frictions. Une fluxion affreuse sur la poitrine empêcha de continuer le remede. Le mal subsistant toujours, le malade ayant néanmoins repris des forces, eut de nouveau recours à une ptisane sudorifique & laxative, dont il fit usage pendant six semaines avec des bains & des pillules mercurielles : loin d'en retirer aucun soulagement, il tomba dans une maigreur extrême. Après deux ans de patience, fatigué de la douleur de tête, qui, peu à peu, s'étendoit du front vers les tempes, & de la douleur de jambe qui faisoit aussi des progrès, suivant la longueur du tibia, il recommença les frictions, & elles ne réussirent pas mieux que la premiere fois. L'affection de poitrine revint; le malade avoit beaucoup de peine à respirer, & la salivation ne s'établissoit point. Pendant quelques années il se livra à toute espece de Charlatans & d'empyriques: il ne tira du soulagement que des remedes d'une vieille femme, qui lui fit prendre, pendant trois jours, un précipité mercuriel, de couleur blanche, dont l'effet fut de procurer de très-grandes évacuations par le haut & par le bas. Au bout de deux mois, les douleurs reparurent comme auparavant. Enfin, il y avoit dix ans que cet homme menoit la vie la plus misérable, lorsqu'il consulta *Samuel Duclos*. Les symptômes qu'il y avoit alors, étoient la douleur de tête continuelle, l'insomnie, la fiévre lente, des douleurs dans les membres, que rien n'avoit pu appaiser, & l'exostose du tibia. L'Auteur se proposa, suivant la pratique de son tems, de détruire les douleurs par la salivation. Mais il ne perdit pas de vue le point capital d'où dépendoit le succès du traitement. L'ouverture de l'exostose lui parut de premiere indication ; il regardoit cette tumeur comme un foyer conftant de la maladie, & la caufe de la perfévérance des accidens, malgré tous les remedes. L'habileté & l'intelligence de Duclos fe manifeftent dans toute fa conduite. Il a d'abord égard aux forces vitales, & ne croit pas devoir commencer la cure par la falivation, dans un homme fi exténué ; fon premier foin eft de le rétablir par des nourritures reftaurantes ; on prépara enfuite la bouche à la falivation, par l'ufage du mercure doux à une dofe affez forte pendant quatre jours. Le malade en fut purgé par le bas. Ses felles étoient d'un bleu verdâtre, comme Duclos dit qu'elles font toujours par l'effet des purgatifs mercuriels. Il paffa enfuite aux frictions : à la huitiéme, la fluxion catharrale fur la poitrine, furvint ; mais comme les traits auxquels on s'attend, font moins de mal, il remédia, dit-il, à cet accident par un vomitif donné fans délai. Cependant les gencives ne s'ulcéroient point. On continua les frictions, elles furent faites jufqu'au nombre de quatorze : la bonté du pouls, la diminution de la douleur, & la maniere dont le malade fupportoit le traitement, enhardirent à les porter jusqu'à ce nombre. Les consultans avoient marqué beaucoup d'opposition à ce que l'on attaquât directement le mal de la jambe; & la raison qu'ils en donnoient, étoit que la peau étoit saine & sans la moindre altération. Mais Duclos persista dans son sentiment, & soutint que le propre du vice vénérien, étoit d'attaquer les os primitivement. Il se détermina donc d'après ses propres connoissances, à appliquer un cautere potentiel qui découvrit une carie fort étendue, laquelle fut détruite par l'application du feu, réitérée quatre fois, & par l'usage de la poudre d'Euphorbe, pour aider à la séparation des parties brûlées. Le malade recouvra, par ce secours, une parfaite santé.

Cette cure a donné lieu à trois réflexions, proposées à Horstius, qui a fait part à Duclos de ses remarques sur les difficultés qui en sont l'objet. 1°. Le bon état de la santé de l'épouse, & de quatre enfans nés pendant les dix années qui ont précédé le traitement. 2°. L'action du Mercure donné en frictions à larges doses, sans causer la moindre évacuation : l'Auteur rapporte qu'il avoit déja observé deux fois le même phénomène ; que dans ces cas, il donnoit par compensation une plus grande quantité de Mercure, & que les malades guérissoient également bien. Nous pouvons dire aujourd'hui que la guérison n'en est que plus assurée. La troisiéme réflexion de l'Auteur, concerne le mal local : il passe pour déterminé dans tous les ouvrages qui ont traité de l'exfoliation des os, qu'elle se fait en quarante jours, ou au plus en cent, & il n'a pu l'obtenir avant dix mois.

Le résultat de cette discussion est que le Mercure en frictions n'excite pas nécessairement la salivation, lors même qu'on cherche le plus à la procurer. Il est démontré de plus qu'on peut la prévenir par la préparation des malades & par l'administration méthodique du remede. Le point essentiel est d'en continuer l'usage autant de tems qu'il est convenable de le faire, & sur-tout de ne pas négliger d'attaquer primitivement le foyer particulier du mal, s'il y en a un. Fabrice de Hilden en a fait un précepte qu'on ne peut trop inculquer pour l'intérêt de l'humanité. Il est des cas où aucun remede ne peut réussir avant l'opération chirurgicale, & après ce secours, les frictions présentent le moyen de guérison le plus sûr & le plus doux : elles seront toujours inefficaces, si on laisse subsister le foyer, d'où l'infection se reporte dans la masse des humeurs, pour éluder l'action des remedes.

VII.

Les exceptions que souffre le précepte dont on vient de démontrer l'utilité, prouvent avec quel discernement il faut faire l'application des meilleures regles. La science consiste à les connoître, & l'habileté à savoir les mettre en pratique; en sorte qu'on pourroit être très-savant & fort malhabile : l'histoire de l'Art fournit des exemples de cette vérité. Le précepte qui prescrit d'attaquer primitivement le mal local, a, sans doute, de grands avantages, mais on peut en abuser; & ce qui pourra paroître singulier, c'est que cet abus a lieu tous les jours de la part des gens qui n'ont aucune idée du précepte, au moins sous la face par laquelle nous l'avons présenté.

1°. Une observation que je crois intéressante va prouver l'abus qu'on peut faire de ce principe : Un Officier de distinction au service de ***, me fut adressé, il y a deux ans, par M. Mathei, célebre Chirurgien à Anvers, qu'il avoit consulté en passant. Les symptômes d'un ancien mal se réduisoient à des douleurs quelquefois inexprimables dans la partie moyenne du tibia gauche. Le malade n'avoit aucun doute sur leur cause primitive ; elles n'avoient pas cédé à plusieurs traitemens anti-vénériens, par l'usage de la dissolution de sublimé corrosif, suivant la prescription de M. Van-Swieten. Les douleurs variables par leur violence, mais toujours fixes au milieu de l'os, manifestement tuméfié dans toute l'étendue de sa partie principale, augmentoient pendant la nuit, & causoient des insomnies qui détruisoient insensiblement le tempérament du malade ; il sentoit bien qu'il succomberoit à la longue, si ce mal continuoit. M. Mathei jugea qu'étant local, il devoit être attaqué directement par une opération chirurgicale. Le malade vif & doué d'un grand courage, venoit en France dans la ferme réſolution de faire le ſacrifice de ſa jambe, ſi on le croyoit néceſſaire à la parfaite guériſon. Cette jambe paroiſſoit préciſément dans le cas de celle du malade traité par Samuel Duclos, & dont nous avons parlé au paragraphe précédent. La peau étoit de même ſans la moindre altération; le corps de l'os étoit un peu gonflé, & l'on pouvoit raiſonnablement préſumer que la deſtruction du vice local procureroit la guériſon radicale : mais il n'y avoit point de fievre lente comme dans l'autre cas; je ne pouvois ſoupçonner une carie interne, dont la matiere, par ſa réſorption, auroit produit des accidens qui n'exiſtoient pas. Ces raiſons ſuffiſoient, du moins, pour ne pas précipiter l'opération : je conçus quelque eſpérance de pouvoir l'éviter, par mon peu de confiance aux traitemens précédens, dont l'infidélité m'étoit encore plus connue que le danger, qu'on a peut-être trop exagéré, quoiqu'ils n'en ſoient pas exempts. J'inſiſtai ſur la néceſſité d'un nouveau procédé par les frictions. Le malade les avoit en averſion; il redoutoit ſur-tout les inconvéniens de la ſalivation, qu'il croyoit indiſpensablé en suivant cette voie. Je vainquis sa répugnance, & lui promis de le garantir de l'incommodité & du dégoût de cette évacuation. Il fut préparé par les bains domestiques, & par un minoratif, & mis à l'usage des frictions. L'onguent étoit préparé avec parties égales de graisse & de Mercure, exactement revivifié du cinabre, éteint d'abord avec un peu d'ancien onguent Napolitain, fait lui-même sans térébenthine, dont la crasse visqueuse bouche les pores de la peau, & y attire des érésipeles. On avoit incorporé un scrupule de camphre par once de pommade. La chambre n'étoit ni plus close ni plus échauffée, que pour l'habitation d'une personne en santé. Le malade prenoit pour boisson ordinaire une décoction de salsepareille : elle entretenoit une légere disposition transpiratoire, & une grande liberté dans la voie des urines. Je lui prescrivois d'avoir le plus grand soin de sa bouche, qu'il se rinçoit plusieurs fois le jour, pour précaution, avec de l'eau & un peu d'eau-de vie, afin d'en rendre les parties moins susceptibles des impressions du Mercure. Moyennant ces attentions & le ménagement convenable dans la dose des premieres frictions, le Mercure prit son cours par des couloirs ouverts à son issue : ces routes une fois établies, on procéde avec plus de sécurité. Quand le ventre n'étoit pas libre, on sollicitoit son action par un lavement, & quelquefois, par une infusion de demi-once de follicules de séné, du soir au lendemain dans la décoction de salsepareille. Il y a souvent dans une cure bien dirigée des évacuations spontanées, qui prouvent l'action favorable du remede introduit par les pores de la peau. Mon malade usa, dans l'espace de deux mois, six onces de pommade ; à la sixiéme friction, il sentit une grande diminution dans ses douleurs : au milieu du traitement elles parurent entiérement dissipées. Il est parti de Paris parfaitement guéri, après le traitement le plus doux, très-satisfait d'avoir été préservé d'opérations douloureuses sur sa jambe, à l'amputation de laquelle il auroit consenti, si je l'eusse jugée nécessaire.

On voit par cette réussite, que le vice local le mieux caractérisé, peut, en certaines circonstances, céder à un traitement méthodique, lorsqu'il n'y a pas de carie intérieure qui conserve un foyer d'humeurs vicieuses sur lesquelles le Mercure ne peut avoir aucune action, & qui rendroient nécessairement inefficace l'administration des remedes, sous la direction la plus éclairée.

2°. J'ai dit plus haut que des gens qui professoient l'Art, sans connoître le précepte qui vient d'être apprécié, attaquoient primitivement le vice local; & ils le font de la maniere la plus dangereuse: nous en avons journellement des exemples; c'est une raison de plus, pour jetter sur cette pratique tout le blâme qu'elle mérite. Il est très-ordinaire d'apprendre en consultation, par le récit des malades, que les personnes à qui ils ont eu confiance, lors de l'apparition d'un chancre, avoient cru devoir le dessécher d'abord, comme une aphthe, en touchant la surface de l'exulcération avec la pierre de vitriol; d'autres cautérisent avec la pierre infernale; enfin, il y en a qui pensent agir plus méthodiquement, en couvrant deux fois le jour les ulceres chancreux, avec un plumaceau, chargé d'onguent brun ; il eſt fait avec le précipité rouge, incorporé dans de l'onguent baſilicum. Ce n'eſt pas à leur conduite qu'ils attribuent les progrès du mal ; ils n'en accuſent pas le mauvais choix des remedes irritans, mais la grande virulence de l'humeur vénérienne. Il ſurvient des gonflemens conſidérables, des phymoſis inflammatoires, les glandes des aînes ſe tuméfient, & la Vérole ſe manifeſte par une ſuite de ſymptômes primitifs, nés de la malhabileté de celui qui a irrité les plus légeres traces du vice vénérien, ſur la ſurface de la peau, & qu'on auroit détruites par de ſimples lotions aqueuſes, avec des ſoins de pure propreté. La prudence auroit requis l'uſage de quelques anti-vénériens ; mais le vice local devoit être adouci, & il n'a fait des progrès rapides, que parce qu'on l'a irrité contre toute eſpece de raiſon.

Ceci n'eſt point un dogme nouveau, quoiqu'il n'y en ait point de plus négligé dans la pratique vulgaire ; je pourrois dire, très-vulgaire, car malheureuſement, il y a peut-être plus, en ce genre, de prétendus guériſſeurs que de malades. Ecoutons Boerhaave à ce ſujet, voici comment il s'exprime dans la Préface du recueil des plus anciens Auteurs qui ont écrit ſur la Maladie Vénérienne, (*a*) dont il a donné une édition en 1728.

« On doit condamner la pratique » *funeſte* de ceux qui ferment ces petits » ulcères avec la pierre infernale, » l'eau divine de Fernel, l'eau de vi- » triol, le Mercure précipité, & tant » d'autres remedes ſemblables ſi van- » tés par des Charlatans, qui ne ſont » guidés que par un ſordide intérêt; » *j'ai vu ſouvent la Vérole naître de ce* » *fatal uſage.* On doit plutôt ſe ſervir » de remedes ſavoneux, aqueux, » émolliens, qui tiennent ces ulceres » long-tems ouverts, attirent la ma- » tiere à l'extérieur, la rendent fluide, » & en purgent ainſi le corps. S'il eſt » une méthode pour guérir ces plaies » malignes, certainement c'eſt celle- » ci : j'en ai ſouvent fait l'heureuſe » expérience, après qu'on en avoit » employé d'autres ſans ſuccès : la » nature elle-même nous indique cette » méthode. L'écoulement de la go-

(*a*) *Aphrodiſiacus*, *Luiſini.*

» norrhée virulente, long-tems entre-
» tenu par des remedes convenables,
» eſt le plus ſûr préſervatif qui ſoit
» connu juſqu'ici. Si au contraire on
» l'arrête mal-à-propos par des aſtrin-
» gens, il dégénere bientôt en vérole.
» Je me flatte d'avoir exposé claire-
» ment la nature de ce mal, & la ma-
» niere de le guérir quand il eſt ſimple.
» Elle conſiſte ſeulement à évacuer
» tout le venin confondu avec la
» graiſſe, ce qu'il eſt aiſé de faire, ſi
» le mal eſt récent & n'affecte qu'un
» ſeul endroit : mais s'il eſt invétéré,
» on a bien de la peine à le guérir,
» & lorſqu'il a une fois pénétré juſ-
» qu'aux lieux les plus intimes & les
» plus éloignés, de quoi, je vous prie,
» peuvent alors ſervir les fomentations
» & les autres remedes externes?

» Examinons, à préſent, ces ul-
» cères en des lieux qui ne ſont revê-
» tus que de l'épiderme; ils ſont en ſi
» grand nombre que je n'entreprends
» point de les décrire tous, un volume
» ſuffiroit à peine pour approfondir
» cette matiere. Suppoſons donc que
» le gland de la verge eſt ulcéré :
» comme il eſt extrêmement tendre
» dans l'ardeur du combat amoureux,

» ſes papilles nerveuſes qui ont un » ſentiment exquis, cauſent un plaiſir » ſuprême : la ſtructure de cette partie » eſt admirable. Le corps ſpongieux » de l'urètre étant parvenu à l'extrê- » mité de la verge, ſe replie ſur les » corps caverneux, va ſe terminer » à la couronne du gland, où il forme » le bord éminent qu'on y obſerve. » Le gland eſt donc composé de la » même ſubſtance que l'urètre, dont » il eſt une continuité. Ainſi, les muſ- » cles de la verge appliqués au bulbe » de l'urètre ſur le col de la veſſie, » empêchant, par leur contraction, » le ſang, qui vient des artères en » grande quantité, de retourner par » les veines, elle ſe remplit (la verge), » ſe gonfle & s'étend conſidérable- » ment; ce qui n'arrive que lorſqu'on » eſt prêt d'éjaculer : c'eſt pourquoi le » gland eſt alors fort enflammé. Mais » auſſi-tôt après le coït, la ſubſtance » fongueuſe ſe relâche la premiere; » c'eſt dans cet inſtant que ſes cel- » lules, déja vuides, abſorbent le ve- » nin ſubtil appliqué à ſa ſurface brû- » lante. Il eſt aiſé de concevoir à » préſent, pourquoi cette ſubſtance » fongueuſe eſt ſi fréquemment & ſi

» abondamment remplie de la ma-
» tiere décrite ci-dessus, qu'on l'ex-
» prime du gland, pour peu qu'on
» le presse; pourquoi ce tissu spon-
» gieux étant ulcéré & tout converti
» en matiere virulente, le gland spha-
» celé tombe, & se sépare du reste
» de la verge, qui souvent d'ailleurs
» n'a aucun mal. Enfin, la commu-
» nication que le corps spongieux
» de l'urètre entretient depuis la tête
» du membre viril, jusques sous le
» col de la vessie, est très-évidente;
» puisque ce chemin n'est formé que
» par ce seul & même corps celluleux,
» & que la surface de ces cellules est
» continuellement arrosée d'une hu-
» meur grasse & onctueuse, afin qu'elle
» soit glissante, & puisse se dilater avec
» facilité; ce qui fait aussi compren-
» dre pourquoi le venin, dès qu'il a
» une fois pénétré cette partie, s'y
» nourrit de tant d'humeurs & acquiert
» de nouvelles forces. L'autre partie
» qui entre dans la composition du
» gland avec le corps spongieux de
» l'urètre, est un nombreux enchaî-
» nement de papilles nerveuses, cou-
» chées les unes sur les autres, les-
» quelles rampent avec ordre sur la
» surface

» surface du corps spongieux, depuis » la couronne du gland, jusqu'à l'o- » rigine de l'urètre; de sorte que ces » petits nerfs qui sont les organes de » la volupté & de la douleur, ne sont » retenus que par la membrane externe » qui est fort mince.

» C'est pourquoi, si elle est enlevée » par quelque cause que ce soit, le » gland paroît tout hérissé de papilles. » Comme elles sont toutes distinguées » les unes des autres par une cellulo- » sité fort mince, si la contagion pene- » tre jusqu'à elle & la détruise, ces » papilles à nud causent une douleur » si vive, qu'il n'est guère de tour- » ment plus cruel. Libres désormais, » & dégagées de leurs liens, ces pa- » pilles s'élevent & forment des ver- » rues vénériennes, symptôme af- » freux, principalement vers la cou- » ronne du gland, parce qu'il y a » une grande quantité de houpes ner- » veuses en cet endroit. J'ai vu avec » horreur le gland ressembler à un » hérisson, tant il étoit défiguré par » ce mal, qui empêchoit presque tous » les mouvemens du prépuce. Lors- » qu'un Chirurgien a l'imprudence » d'appliquer des remedes âcres sur

» la surface vive du gland, dépouillé » de son enveloppe, souvent il se fait » une cruelle inflammation à tout le » corps de la verge, & elle cause un » priapisme extrêmement douloureux. » C'est la raison pour laquelle les » émolliens, les anodyns, les relâ-» chans, & tous les remedes qui peu-» vent attirer le venin à l'extérieur, » conviennent essentiellement : l'on » est même forcé d'y avoir recours, » quoique trop tard, lorsqu'on veut » appaiser les accidens que les corro-» sifs ont produits. J'ai fait en ce cas, » avec le lait & la guimauve, ce que » le mercure n'avoit pu faire : j'ai fait, » avec l'onguent d'althœa & le nutri-» tum, ce que l'on ne pouvoit faire » avec l'onguent égiptiac, & avec les » préparations mercurielles.

» Enfin, la derniere partie qui forme » le gland, est cette membrane très-» fine qui l'enveloppe, & dont j'ai » fait mention plus d'une fois. Cette » production de l'épiderme intérieure » du prépuce, monte sur la couronne » du gland, couvre toute sa surface, » s'étend sur la peau du prépuce, sur » celle de toute la verge à qui elle sert » de sur-peau, & entretient ainsi une

» communication entre l'épiderme & » la surface du gland. C'est pourquoi » on a vu souvent des ulcères malins » s'étendre de la verge au gland, & du » gland à la verge. Cet exemple fait » voir que les effets du même venin » sont différens, suivant les différens » lieux qu'il affecte, &c.

» Si une partie, couverte de la peau, » est récemment infectée, il faut la » laver fortement & long-tems avec » du vin, du miel & du sel, chauds; » ensuite on y trempe des linges dont » on enveloppe la partie qu'on en- » tretient toujours dans une chaleur » égale. Si la contagion est invétérée » avant qu'on ait appellé du secours, » il faut laver la partie avec les mêmes » remedes fort chauds, y appliquer » un vésicatoire, & mettre par-dessus » des compresses trempées dans la » même fomentation, & l'on conti- » nuera ainsi au moins pendant douze » jours.

» Si la partie récemment affectée » est dénuée de la peau, comme la » surface interne du prépuce, le gland, » les levres, la bouche, &c. aussi-tôt » ayant tiré le prépuce en arriere, on » doit mettre la verge dans un bain

» composé des mêmes remedes que » les fomentations, ou autres sembla» bles, qui ne peuvent jamais être » trop émolliens. C'est un souverain » remede pour ouvrir les pores & atti» rer la matiere au dehors. On con» tinuera donc soigneusement de fo» menter ces parties, & de les entrete» nir dans l'humidité & la chaleur. On » employera ces mêmes remedes quoi» que le lieu affecté soit déja ouvert; car » alors la matiere qui trouve une issue » libre au dehors, ne pénetre point in» térieurement. Ainsi, en guérissant le » mal présent, on prévient celui qui » arriveroit, & en suivant cette mé» thode, on est assuré d'une guérison » entiere; si on l'a négligé, ce mal » dégénere souvent en vérole .... il » ne s'agit que d'une seule partie ex» terne récemment affectée, & d'un » seul petit ulcère, dans lequel tout le » miasme contagieux est retenu. Ce » sont les progrès de la contagion » qu'il faut éviter, & on peut être cer» tain qu'en suivant la méthode pres» crite, on attirera toute l'humeur » en dehors, & qu'on aura rarement » besoin d'avoir recours au traitement » spécifique de la Vérole, parce qu'elle » n'aura pas lieu ».

VIII.

Ces principes ſont applicables au traitement de la gonorrhée virulente. Cette maladie eſt toujours inflammatoire dans ſon origine, & l'on convient que quoiqu'elle ait une cauſe vénérienne, elle ne donne cependant pas la Vérole, lorſqu'elle eſt traitée méthodiquement. La matiere contagieuſe qui a pénétré au travers des pores de la ſurface du gland, ſe gliſſe dans les cellules de ce corps ſpongieux juſqu'au col de la veſſie, où il ſe forme un engorgement, ſuivi d'une légere ulcération, avec écoulement. La douleur, les cuiſſons qui ſe manifeſtent aux premiers inſtans de la maladie, montrent aſſez ſon caractere, & les indications qu'il préſente. Les ſaignées, ordinairement trop négligées; un régime humectant, des tiſannes adouciſſantes; les calmans, ſi l'âcreté de la matiere excite des érections douloureuſes; enfin, il faut combattre l'inflammation par tous les les moyens qui y ſont propres: les bains & demi-bains ſont très-profitables,

Les premiers accidens calmés, on doit favoriser l'écoulement de la matiere ; & rien n'y est plus convenable que la persévérance dans le régime adoucissant & humectant. Les boissons légérement nitrées y contribuent efficacement. Si l'on vouloit s'en tenir à ce procédé, les gonorrhées, dont les commencemens ont annoncé la plus grande virulence, deviendroient bénignes : mais la pratique vulgaire a consacré des remedes qu'on croit propres à faire couler plus abondamment la matiere : plus ces remedes sont actifs, & moins ils conviennent, sur-tout dans les commencemens. Les purgatifs hydragogues, vantés par Boerhaave, sont très-préjudiciables, sur-tout dans l'usage prématuré. Je n'exagere pas en avançant que j'ai vu plus de cent fois la fluxion sur les testicules, nommée vulgairement chaude-pisse tombée dans les bourses, à la suite d'une simple prise de pillules mercurielles ; ce purgatif en agaçant & irritant supprimoit l'écoulement, loin de le procurer. Les balsamiques donnés comme mondifians & détersifs, sont stimulans, & rendent souvent le mal plus long & plus rebelle. Une expérience raiſonnée a fait connoître que ſi l'on étoit attentif à continuer plus long-tems qu'on n'a coutume de le faire, le régime & la cure antiphlogiſtiques, en inſiſtant ſur les délayans, les relâchans, les adouciſſans, la plupart des gonorrhées ſe réduiroienr plutôt à un ſimple écoulement ſéreux, qui ſe tariroit ſpontanément, ou à l'aide de quelques toniques. Les inexactitudes dans le régime ſont varier cet écoulement, ce qui prouve ſon influence, & les ſecours qu'on pourroit en attendre, s'il étoit bien réglé. Mais on s'ennuie de ne pas voir la fin d'un ſimple ſuintement, on veut des remedes, & plus on en fait, moins les choſes avancent. Les remedes faits à contre-tems aggravent le mal, le rendent opiniâtre; il y en a même qui cauſent des accidens conſécutifs habituels, tels que les embarras de différens genres qui gênent l'excrétion de l'urine, & qui ſont le plus ordinairement l'effet de l'uſage indiſcret des aſtringens, & ſur-tout des injections faites dans le canal de l'urètre dans la vue de conſolider les ſources de l'écoulement.

Boerhaave a fait mal-à-propos une

espece particuliere de gonorrhée, de ces accidens consécutifs ; il en met le siége à la glande prostate ; il convient qu'elle vient quelquefois de la longue durée des autres gonorrhées : elle se manifeste, dit il, par des tumeurs au périnée. Le cours de l'urine est souvent supprimé tout d'un coup, sans cause évidente ; les malades font envain les efforts les plus violens pour uriner, il est quelquefois impossible d'introduire la sonde jusque dans la vessie. Boerhaave juge ce mal très-difficile à guérir; il ne lui oppose que la salivation par les frictions mercurielles. Il ne connoissoit pas le traitement local par l'usage des bougies. Il fait la description de différens vices organiques accidentels, que son peu d'habitude à observer ces sortes de maux lui fait envisager comme des symptômes essentiels d'une espece particuliere de gonorrhée. J'ai vu, dit-il, toute la substance cellulaire qui environne & sépare les vésicules séminales, la vessie, le rectum, le périnée, &c. ulcérée, putréfiée, rongée : il s'y étoit formé des clapiers & des fistules qui s'ouvroient au scrotum, au périnée, à l'anus, & consumoient toutes ces parries. Boerhaave dit expressément qu'il étoit impossible de guérir ce mal. Les bains, les fomentations, les injections, les emplâtres, les onguens, les cataplasmes, les incisions, les dilatations, tout étoit inutile, l'on ne pouvoit, ajoute-t-il, empêcher l'urine de sortir par ces ulcères : l'abstinence même, les décoctions sudorifiques, les sueurs excitées par la vapeur des esprits ardens, la salivation excitée & soutenue de la maniere la plus exacte, rien ne pouvoit soulager ces malheureux. Cela est aisé à croire. Comment Boerhaave a-t-il pu imaginer que la salivation, les sueurs & tous les tourmens qu'il a fait souffrir à ses malades, pourroient avoir effet sur un mal local, sur un embarras quelconque du canal de l'urètre, qu'il falloit attaquer immédiatement & détruire par les moyens convenables? Pourquoi attribuer au vice vénérien les désordres accidentels, effets de la rétention d'urine & de la crevasse consécutive du canal de l'urètre, entre l'obstacle & la vessie? J'ai démontré par les remarques ajoutées aux Commentaires de M. Van-Swieten, sur les Aphorismes de Boerhaave, à l'article *des Fistules* (*a*), que ce grand Médecin, & son docte interprête n'avoient pas les notions que l'exercice de la Chirurgie auroit pu leur fournir pour parler de cette maladie en connoissance de cause. Quand à l'occasion de quelque obstacle habituel dans le canal de l'urètre, il survient une rétention absolue des urines, ou même une diminution plus forte de leur cours, il se fait entre l'obstacle & la vessie, une crevasse par laquelle les urines pénétrent dans le tissu cellulaire, & s'y infiltrent irréguliérement: elles se font jour à l'extérieur en différens endroits, au périnée, au scrotum, dans les aînes, vers les cuisses, & quelquefois même vers le haut, jusqu'au-dessus de l'ombilic, par des abscès gangréneux. Garengeot parle dans son Traité des Opérations, d'un homme qui avoit eu, par la rétention de l'urine, neuf tumeurs gangréneuses qu'il avoit ouvertes. Echappés au danger de cet accident, les malades voyent sortir les urines par

(*a*) Tome IV, de l'édition Françoise des Aphorismes de Chirurgie, pag. 572.

toutes ces diverſes iſſues, toutes les fois qu'ils ſatisfont au beſoin de les rendre. N'eſt-ce pas s'abuſer que de prendre la multiplicité de ces ſinus fiſtuleux pour des ſymptômes d'une gonorrhée particuliere, dont ils ſeroient l'effet néceſſaire ? On s'eſt trompé plus groſſiérement encore dans la pratique; car on lit des obſervations où le Chirurgien eſt repréſenté le biſtouri à la main, occupé de faire l'ouverture de chacun de ces ſinus, afin de parvenir au premier ſiege de la maladie. Un de ces conduits urineux contre-nature a mené l'Opérateur ſur l'os pubis, & il a inhumainement fait la ſection du ligament ſuſpenſeur de la verge, pour parvenir à l'endroit de l'urètre par lequel l'urine s'étoit fait jour. Nous eſpérons qu'à l'avenir les malades ſeront à l'abri d'être ainſi diſſéqués tout vivans par des opérations inutiles, & qui peuvent devenir très-dangereuſes. L'indication curative eſt auſſi ſimple que facile à ſaiſir : Il faut procurer un cours libre à l'urine par une ſeule iſſue. On y réuſſit très-ſouvent & heureuſement, en rétabliſſant le conduit naturel dans ſes fonctions, par l'uſage méthodique des bougies.

Dès qu'on a facilité le cours de l'urine par le canal de l'urètre, elle cesse de se porter dans les sinus qu'elle s'étoit creusés dans le tems de la rétention. Ces sinus se guérissent d'eux-mêmes, les duretés & les callosités qui se seroient formées le long de ces trajets, n'y auroient eu lieu qu'accidentellement : entretenues par le passage des urines, elles se dissipent naturellement, lorsque les urines cessent d'y passer. Voyez dans le troisiéme tome in-4°. des Mémoires de l'Académie Royale de Chirurgie, ma Dissertation sur les pierres urinaires formées hors des voies naturelles de l'urine, où la question des fistules urinaires est traitée sommairement par occasion.

I X.

Il est vrai que ces obstacles, dans le canal de l'urètre, sont des suites ordinaires de gonorrhées virulentes, ou traitées peu méthodiquement, ou de ces maladies contractées en récidives plus ou moins nombreuses. Les malades qui en sont affligés, ont de la peine à uriner, parce qu'ils ne pissent pas à plein canal; l'urine ne coule que par un fil plus ou moins fin & en fourche. M. Aſtruc a traité de cette maladie ſous le nom de ſtrangurie habituelle (*a*). Il range ces obſtacles ſous ſix genres qu'il diſtingue, ſoit par la nature du mal, ſoit par le ſiege qu'il occupe, en convenant néanmoins que la diverſité des cauſes conjointes ne peut guère être établie que ſur de pures conjectures. Que ces obſtacles ſoient des carnoſités ou hyperſarcoſes produites ſur des ulcères cacoëthes, ou des cicatrices dures & calleuſes, ou une ſimple conſtriction du canal, M. Aſtruc n'admet qu'une méthode d'y remédier, encore cette méthode n'eſt elle que palliative. Il rejette l'uſage des cathérétiques, dont pluſieurs Auteurs ont parlé avec éloge, parce qu'ils peuvent agir ſur les parties ſaines de l'urètre, & y attirer inflammation & tous les accidens conſécutifs de l'entiere ſuppreſſion du cours des urines. Ambroiſe Paré, & pluſieurs autres Auteurs ont décrit les moyens de porter par des ſondes ou canules,

(*a*) Voyez au tome ſuivant, livre III, chapitre 4.

le médicament ſur l'obſtacle même : nous en parlerons dans un inſtant.

La ſeconde méthode rejettée par M. Aſtruc, conſiſtoit à faire au périnée une inciſion, par laquelle le canal de l'urètre étoit intéreſſé, afin de pouvoir faire ſuppurer les obſtacles, enſuite déterger & cicatriſer la plaie. C'eſt l'opération de la Boutonniere, qui peut encore avoir ſon utilité en certains cas, très-rares à la vérité, depuis qu'on ſait ſe ſervir utilement des bougies emplaſtiques, ſi connues de nos jours, & dont M. Aſtruc ſemble avoir entiérement ignoré l'uſage.

Il parle en troiſiéme lieu, de petites tentes emplaſtiques qu'on pouſſoit à l'endroit de l'obſtacle, & qu'on retiroit au moment qu'on avoit beſoin d'uriner, pour les replacer enſuite. Elles étoient enduites d'emplâtre de Vigo. Ce procédé curatif eſt regardé par M. Aſtruc, comme pouvant opérer les effets les plus ſalutaires ; il lui trouve néanmoins des inconvéniens ; le premier, que la bougie eſt trop courte, & qu'elle n'agit qu'en dilatant l'endroit de l'urètre qu'elle occupe, ce qui fait, dit-il, que le canal ſe reſſerre au-deſſus & au-deſſous de l'endroit dilaté. Le ſecond inconvénient eſt l'incommodité d'avoir toujours beſoin d'un Chirurgien, pour placer & replacer le petit bout de bougie.... Ce ſont les raiſons qui déterminent ce ſavant Médecin à donner la préférence à des ſondes de plomb, paſſées à la filiere, & de différens diametres. On ſe ſert d'abord d'une ſonde très-fine, graiſſée d'huile d'amandes douces; on les porte chaque jour pendant trois ou quatre heures; on augmente par gradation le diametre du canal de l'urètre, par l'uſage ſucceſſif de ſondes plus groſſes, & l'on parvient, dit-on, par une longue perſévérance, à procurer le cours libre des urines.

Ces ſondes de plomb, utiles en quelques cas, ſont ici le hochet de l'inexpérience. Il eſt certain qu'elles n'ont point la vertu de détruire la plupart des obſtacles; & que les bougies emplaſtiques mettent le canal en ſuppuration, & procurent le dégorgement des parois de l'urètre; car leur premier effet eſt d'exciter un écoulement, comme d'une gonorrhée renouvellée; la ſtrangurie habituelle n'auroit pas lieu, ſi l'on terminoit la cure des gonorrhées ordinaires par l'uſage des bougies.

On peut les préparer avec les emplâtres de mucilages & de dyachilon pour faire ſuppurer ; de de Vigo, pour fondre & déterger ; & avec de la cire, de l'huile & du blanc de baleine, ou avec le cérat de pierre calaminaire ſur la fin, pour cicatriſer.

Les ſondes de plomb, lorſqu'il n'eſt queſtion que de tenir le canal en forme, & empêcher ſon ſimple rétréciſſement, peuvent être employées utilement : elles ne peuvent remplir que cette indication. M. Aſtruc en attribue l'invention à un Médecin de Nîmes, dont le nom n'eſt pas connu, qui vivoit en 1560 ; du moins paroît-il le premier qui en ait fait mention, dans des obſervations qu'on a recueillies à la fin des ouvrages de Riviere, imprimés à Lyon en 1655. Un Religieux de l'Ordre de Saint-Auguſtin ſouffroit les douleurs les plus cruelles, toutes les fois qu'il urinoit ; il avoit fait uſage de différens remedes, & principalement de la poudre de Sabine, pour détruire les obſtacles qu'il avoit dans le canal de l'urètre. Ce malade étoit au déſeſpoir de n'avoir trouvé aucun ſoulagement : ſes douleurs devenoient tous les jours plus vives, au point qu'il avoit pris la résolution de finir ses maux en se précipitant par la fenêtre. Ce Médecin eut pitié de son état ; il lui conseilla l'usage des sondes de plomb graduées, à porter continuellement nuit & jour ; le quinziéme jour il rendit les urines très-librement & sans la moindre douleur, & il obtint une guérison parfaite après avoir persévéré très-long-tems dans l'usage de ce moyen.

Il est assez indifférent de savoir à qui l'on est redevable de l'invention des sondes de plomb ; mais l'instruction des jeunes Chirurgiens ne me permet pas de leur laisser ignorer, que, *Louis Guyon*, sieur *de la Nauche*, dont M. Astruc parle dans le second tome in-4° de son Traité *De Morbis Venereis*, à l'époque de 1615, étudioit en Médecine sous *Louis Duret* en 1563. Dans son Ouvrage intitulé *Cours de Médecine*, contenant le Miroir de beauté & santé corporelle, dont j'ai sous les yeux la sixiéme édition, imprimée à Lyon en 1673, par les soins de *Lazare Meyssonnier*, Aggrégé au Collége des Médecins de cette Ville, il est parlé de la cure des carnosités, par leur consomption ;

très-difficile, parce qu'il eſt mal aiſé, dit-on, de porter & expoſer juſtement & ſans faillir, les médicamens exédans ſur la caruncule, qu'on n'en touche auſſi les parties ſaines voiſines. Néanmoins la néceſſité a fait inventer des chandelles de cire, ointes d'onguent propre par un bout, & des canules de même, pour y porter des ferremens, ou médicamens emplaſtiques, poudres, onguens, &c. La poudre ſubtilement pulvériſée du Savinier, (*ſabina*) mange & conſomme ſans douleur les carnoſités; ou qui la voudra rendre plus exédante, il y faut mêler autant d'ocre que de ſavinier; elle doit être appliquée avec un canule feneſtrée : ces remedes ſerviront autant à la caruncule récente, qu'à l'invétérée, pourvu qu'elle ſoit excoriée. La carnoſité conſumée, ce qui ſe connoît par la libre émiſſion de l'urine du malade, on cicatriſera l'ulcère reſtant, avec poudre de tuthie & eau alumineuſe, ou par une *ſonde de plomb*, portée long-tems dans le canal de la verge, *frottée de vif-argent*, approuvée avant moi de pluſieurs bons Praticiens.

Ces ſondes étoient donc un moyen

de la pratique ordinaire en ces ſortes de cas, mais ſur la fin de la cure ſeulement. Nous avons vu, il y a quelques années, le mauvais effet d'avoir frotté une ſonde de plomb avec du vif-argent, & même avec de l'onguent mercuriel. Le vif-argent qui s'inſinue dans les pores du plomb, rend très-fragiles ces ſondes, que le paſſage par la filiere avoit fait ductiles & ſouples. M. de Poinſable, Gouverneur de la Martinique, ayant fait uſage de ce moyen, la ſonde ſe caſſa à ſon milieu, le bout intérieur paſſa dans la veſſie. Il vint à Paris, & avant que de propoſer l'inciſion méthodique de l'urètre, pour parvenir à faire l'extraction de ce corps étranger, on en tenta la diſſolution par des injections de vif-argent. La ceſſation des douleurs habituelles par leur uſage, fit illuſion à feu M. le Dran. Il crut être parvenu à avoir fait fondre le plomb reſté dans la veſſie. M. de Poinſable retourna à ſon Gouvernement; il y mourut, & l'ouverture de ſon corps faite ſolemnellement, fit voir dans la veſſie le bout de la ſonde de plomb, qui n'avoit ſouffert aucune altération, car l'endroit même de la cassure, rapporté à l'autre morceau qu'on avoit conservé, s'y adapta exactement par les inégalités réciproques que la rupture y avoit faites. Il faut donc se bien donner de garde de frotter de vif-argent les sondes de plomb dont on croiroit devoir faire usage, quoique ce moyen ait été employé sans inconvénient par des Praticiens, qui pouvoient être d'ailleurs très-recommandables.

M. Astruc, dans ses jugemens sur les Auteurs qui ont traité des Maladies Vénériennes, ne ménage pas Guillaume Loyseau, de Bergerac, Médecin & Chirurgien du Roi, qui assure avoir traité avec le plus grand succès le Roi Henri IV, d'une carnosité dans le canal de l'urètre. Dionis avoit déja établi contre cet Auteur, le reproche de charlatanerie. « Il dit dans » un Recueil d'Observations Chirurgicales qu'il a écrites, qu'il fut appellé pour traiter le Roi Henri IV, » d'une carnosité; qu'il l'avoit pansé » & guéri, & qu'il en avoit été ré- » compensé, par une charge de Mé- » decin de Sa Majesté, que le Roi lui » donna. Mais cette histoire ne prouve » point qu'il y ait des carnosités, elle

» fait voir que ce M. Loyſeau fait » le myſtérieux, & tient du Charlatan, en publiant ce qu'il a fait, ſans » dire ni les moyens, ni les remedes » dont il s'eſt ſervi. S'il avoit été » vrai, continue Dionis, que le Roi » eût eu une carnoſité, il falloit qu'en » écrivant cette hiſtoire, M. Loyſeau » ne fît point un ſecret, ni de la mé» thode, ni des drogues qu'il avoit » employées à une guériſon pour la» quelle il avoit été ſi libéralement » gratifié, & puiſqu'il ſe taît ſur l'eſ» ſentiel, je tiens le tout pour apo» cryphe ». En rapportant ce trait ſous la garantie de Dionis, à l'article *Carnoſité* dans le Dictionnaire Encyclopédique, il y a plus de vingt-cinq ans, je me contentai de dire que ſon raiſonnement étoit d'un ami du genre humain, mais qu'il n'étoit pas concluant contre les carnoſités. La perſuaſion de leur exiſtence étoit, ſuivant Dionis, une erreur commune; il dit que les accidens fâcheux qu'on éprouvoit à la ſuite des gonorrhées, par la difficulté d'uriner, venoient des cicatrices d'ulcères durs & calleux, de l'intérieur de l'urètre; & que ceux qui prétendoient avoir des remedes particuliers pour guérir les carnosités, avoient intérêt de confirmer cette erreur, plutôt que d'en désabuser, d'autant plus que cette maladie ayant été abandonnée des véritables Chirurgiens, étoit devenue le partage des Charlatans ou Distributeurs de secrets.

C'est cet abandon qu'il falloit déplorer, il a été bien funeste à l'humanité. Mais Loyseau a-t-il réellement fait un secret de sa méthode & ses remedes ? Doit-on le croire sur l'assertion de Dionis, qui altere les les noms & les qualités de l'Auteur qu'il offense, sans doute, très-gratuitement. Il le nomme Jean-Baptiste Loyseau, & son nom étoit Guillaume. Il lui donne la qualité de Maître Chirurgien de Bordeaux, & il étoit Maire à Bergerac, où son fils tenoit avec distinction la premiere place de la Magistrature, étant Lieutenant Général, Civil & Criminel de cette Ville. L'erreur de Dionis vient peut-être de l'examen du titre du Livre de Loyseau, imprimé à Bordeaux, mais il n'y prend que le titre de Médecin & Chirurgien du Roi. M. Astruc a aussi parlé très-désavantageusement de cet Auteur, dans son Traité

De Morbis Venereis, à l'occasion de la cure de Henri IV. Il importe à l'instruction publique de savoir comment & sous quels prétextes il le blâme.

« GUILLAUME (*a*) LOYSEAU, de » Bergerac, Médecin & Chirurgien, » (car il dit qu'il a exercé l'une & » l'autre profession) (*b*), a été l'un » des Chirurgiens ordinaires de Henri » IV, dès l'année 1587, lorsqu'il n'é» toit encore que Roi de Navarre, & » il a exercé cette charge jusque dans » une extrême vieillesse ».

Il a publié quelques Observations de Médecine & de Chirurgie sous ce titre :

Observations Médicinales & Chirurgicales, avec Histoires, noms, pays, saisons & témoignages. Par M. G. Loyseau, *Médecin & Chirurgien du Roi.* A Bordeaux, *par Gilbert Vernoy.* M. DC. XVII. in-12.

(*a*) A la tête du Livre que j'ai entre les mains, le nom de baptême de l'Auteur n'est désigné que par la lettre initiale G, mais dans un autre ouvrage qu'il a publié en latin, sur les maladie internes, le nom GUILLAUME est en toutes lettres, ainsi il n'y a plus de doute à ce sujet. (Note de M. Astruc.)

(*b*) Epître Dédicatoire au Roi.

Ce livre dédié au Roi Louis XIII, contient cent vingt-huit Obſervations ; il eſt queſtion dans la premiere de la guériſon de Henri IV, Roi de France & de Navarre. L'Auteur y raconte :

I. Qu'Henri IV a été incommodé depuis l'année 1590, juſqu'en 1598, d'une dyſurie & ſtrangurie habituelle, ſuite d'une ancienne gonorrhée virulente.

II. Qu'en cette année 1598, le Roi avoit eu aſſez de confiance en lui pour vouloir être traité par lui ſeul. (M. Aſtruc ajoute, toutefois en préſence de ſon premier Médecin qui étoit alors N.... de la Riviere, de Baſle.)

III. Que pour guérir la carnoſité du canal de l'urètre (ou qu'il croyoit y être, ſuivant la pathologie reçue vulgairement alors), il s'étoit ſervi d'une certaine poudre, dont il ne révele pas la préparation : mais on peut bien juger qu'elle étoit cathérétique, comme toutes celles qui étoient alors en vogue.

IV. Qu'il incorporoit chaque jour de cette poudre dans du beurre frais, pour l'introduire au moyen d'une canule

nule faite exprès, ſur la caroncule, le ſoir, lorſque le Roi alloit ſe coucher.

V. Que le matin il nettoyoit exactement l'urètre, & s'il y avoit quelques ſignes de phlogoſe, il l'adouciſſoit par des injections avec les eaux diſtillées de plantain, de pourpier, de morelle, dans leſquelles on avoit fait diſſoudre un peu de trochiſques de Gordon, ou de trochiſques blancs de Rhaſis.

VI. Que par cette méthode il avoit entiérement détruit & extirpé la carnoſité en 12 ou 13 jours, & qu'il avoit enſuite cicatriſé l'ulcère avec un onguent préparé avec la tuthie & l'antimoine incorporés dans du beurre frais, ou avec un mélange de parties égales de pompholix & d'onguent blanc de Rhaſis; médicamens qu'on introduiſoit tous les ſoirs aſſiduement ſur le lieu ulcéré.

VII. Qu'on a employé auſſi dans cette cure, avec utilité, des ſondes de plomb qu'on conſervoit pendant quelque tems dans le canal de l'urètre, enduites de la pommade faite avec la poudre cathérétique & le beurre frais, ou frottées de Mercure crud. Je crois (c'est M. Astruc qui parle) que c'est ce qu'on a fait de mieux, puisque ces sondes de plomb ont conservé jusqu'ici leur bonne réputation, lorsque tous les autres moyens sont tombés en désuétude.

VIII. Que le Roi a été parfaitement guéri en trois semaines, sans le moindre inconvénient qu'on pût attribuer à la méthode qu'on a suivie. Il a eu de la fievre trois ou quatre jours, non de l'usage des cathérétiques, mais par intempérance, qui n'a eu aucune suite, parce que son estomac a été soulagé par plusieurs vomissemens.

IX. Que des envieux de son succès répandoient dans le public que ce traitement nuiroit à la bonne santé du Roi, mais que Sa Majesté bien convaincue de l'utilité de ses procédés, avoit mal reçu un particulier qui avoit marqué de la jalousie de ce que le Roi avoit été guéri par un autre que par lui. M. Astruc estime que ce reproche regardoit le premier Chirurgien du Roi. C'étoit alors Pierre Pigray.

On voit, continue M. Astruc, que Guillaume Loyseau tiroit vanité de la parfaite guérison du Roi. Mais si ce que dit Louis Guyon se doit entendre de Henri III & de Henri IV, comme tout le persuade ; Loyseau auroit eu tort de s'en faire un mérite ; car Guyon rapporte qu'il a connu deux Rois, qui pendant tout le cours de leur vie ont été incommodés d'une strangurie habituelle, quoiqu'ils eussent suivi à ce sujet les conseils de leurs Médecins. De-là M. Astruc conclut que Henri IV a dû souffrir de la récidive de son mal ; & sa guérison lui paroît d'autant plus suspecte qu'il connoît toute la difficulté de la maladie, & la maniere d'agir des cathérétiques, plus propres à entretenir le mal qu'à le guérir, & qui ne produisent presque jamais que des guérisons illusoires. *Quod ut suspicer facit cùm nota morbi difficultas, tùm qualitas adhibitorum cathereticorum, qui plerùmque morbum magis fovent, quàm sanant, & si quando sanant, raró sine fuco.*

M. Astruc nie donc la guérison parfaite d'Henri IV, d'après le témoignage de Louis Guyon, qui vivoit à Userches, en Limosin, & qui ne parle de ce qui s'étoit passé à Paris qu'au tems qu'il y étudioit, environ 30 ans avant la cure faite par Loyſeau, qui n'a publié ſon Ouvrage qu'en 1617, & qui l'a dédié au Roi Louis XIII, à qui il n'auroit pas oſé parler de la cure opérée par ſes ſoins, d'un ton ſi affirmatif, s'il étoit connu que le feu Roi n'eût pas été auſſi rádicalement guéri qu'il l'aſſuroit.

Mais voyons le texte même de l'Auteur de qui M. Aſtruc s'autoriſe pour douter de la guériſon parfaite de Henri IV.

« La plus grande part, tant hommes que femmes, portent ces ardeurs d'urine, *tant qu'ils vivent*, ſans y pouvoir trouver remede; & à chaque fois qu'ils urinent, ils ſentent de grandes cuiſſons en leurs parties honteuſes. Toute perſonne qui en ſera touché, s'il fait excès, ce mal s'enflamme, & ſouvent conduit ſon malade à la mort. Autant en faut entendre *des caruncules*, d'autant que ſi on fait excès de faire trop longue équitation, ou au coït, ou au boire & manger, elles ſe tuméfient & enflent, & par conſéquent ſuppriment l'urine qui ſouvent cauſe la mort, & ſi mal aiſément on urine tant que l'on vit. J'ai connu

» *deux Rois* qui ont porté des ardeurs » d'urine & des caruncules, tant qu'ils » ont vécu, & n'y ont jamais pu trou» ver remedes, & s'ils étoient fort » obéissans à leurs Médecins & Chi» rurgiens, si ce n'est qu'ils étoient » fort adonnés à la luxure, comme » sont volontiers tous ceux touchés de » ce mal, & cela provient de l'a» crimonie de l'humeur qui sort des ul» cères, qui les provoque à ces volup» tés : & j'ai vu des hommes & des » femmes engendrer des enfans sains, » ayant ces chaudes-pisses & carno» sités (*a*) ».

Pourquoi M. Astruc veut-il que sous la désignation vague *de deux Rois*, on entende Henri III & Henri IV ? Par les époques du tems où Louis Guyon a pu avancer ce fait en connoissance de cause, on peut aussi bien entendre Henri II, Charles IX, Henri III, Antoine, Roi de Navarre, pere d'Henri IV, & l'assertion du sieur de la Nauche ne concluroit rien même pour Henri IV, ayant écrit avant le tems de la guérison de ce Prince. Mais la prévention

(*a*) Miroir de beauté & santé corporelle, tom. II, livre I, chap. viij.

de M. Aſtruc contre la méthode & contre l'Auteur, lui a fait lever des doutes mal fondés.

Il nous reſte maintenant à laver Loyſeau du reproche de charlatanerie, & de réticence, ſur la matiere de ſes remedes & ſur la méthode de les adminiſtrer. On a vu par la note de M. Aſtruc, à la tête de l'article *Loyſeau*, que la lettre initiale G, au frontiſpice du livre de cet Auteur, ne lui a plus laiſſé de doutes ſur ſa ſignification, par la connoiſſance qu'il a eue d'un Traité latin du même Auteur. Or, dans ce Traité latin, imprimé la même année que l'Ouvrage françois, chez le même Imprimeur, ſous le même privilege du Roi, daté du 21e jour de Novembre 1616, Loyſeau donne dans le plus grand détail la cure d'Henri IV. Il étoit fort indifférent de ne pas ſavoir ſi le G initial au frontiſpice du livre françois, ſignifioit plutôt Guillaume, que Georges, Gilles, Garguille, ou Gauthier, mais M. Aſtruc ayant ſu que le nom étoit en entier au livre latin, il auroit dû le parcourir & mieux juger de l'écrivain qu'il maltraite comme Charlatan, ſur un point où il a mérité les éloges contraires. Je n'ai pas le livre françois, mais le titre de l'Ouvrage latin me paroît une traduction de celui qui est rapporté par M. Astruc :

Guillelmi Loselli, Medici & Chirurgi Regii, de internorum externorumque fermè omnium curatione libellus; cum Historiis verissimis & notatu dignissimis, necnon variis & utilissimis ejusdem Auctoris experimentis. Burdigalæ; *apud Gilbertum Vernoy.* M. DC. XVIII. *Cum Privilegio Regis.*

De carunculâ seu hypersarcosi, urinæ excretionem prohibente.

Cap. XXXVII, page 208.

De la caroncule, ou chair fongueuse qui empêche la sortie de l'urine.

« Le canal de l'urètre commun à » l'excrétion des urines & à l'émission » de la liqueur séminale, est souvent » obstrué par une hypersarcose ou » carnosité qui naît sur un ulcère pro- » duit par une gonorrhée virulente, » & qui a été mal détergé. Cette ca- » roncule se forme également dans la » continuité du conduit, ou au col » même de la vessie ».

TRAITEMENT.

« Quel que ſoit le ſiége du mal, il faut commencer la cure par un doux purgatif, avec la caſſe, le catholicum ou la rhubarbe, ſans négliger la ſaignée & le régime ſudorifique, dont la vertu eſt de débarraſſer tout le corps des humidités ſuperflues, & de deſſécher la partie affectée. Toute l'attention doit ſe porter enſuite à détruire & enlever le tubercule ou carnoſité, & à cicatriſer l'ulcere. Voici les moyens qui m'ont réuſſi dans ces cas.

Prenez *aloës choiſi* deux gros, *des deux ariſtoloches & myrrhe*, de chacune demi-gros, *tuthie préparée*, demi-gros. Mettez le tout en poudre très-fine, dont on formera avec du ſtyrax liquide une maſſe de conſiſtance d'emplâtre mol. On en prendra une petite partie pour l'adapter à une petite bougie de cire, à l'endroit où elle touchera la carnoſité, lorſqu'elle ſera introduite dans le canal de l'urètre. Ce remede par ſon action détruira l'obſtacle. La bougie doit être miſe le ſoir, à l'inſtant que le malade ſe met au lit : on a la précaution de le faire uriner avant l'introduction de la bougie qu'il doit garder toute la nuit.

Ou bien :

Prenez feuilles de ſabine ſéchées à l'ombre & miſes en poudre très-fine, un gros & demi ; emplâtre de mucilages, une once, mêlés & adaptés à une bougie de cire, comme il a été dit. C'eſt un remede très-aſſuré qui ronge & deſſeche entiérement la carnoſité avec ſûreté, peu à peu & ſans douleur.

Si cependant l'uſage de ces remedes attiroit de l'ardeur & de la douleur, il faudroit à leur place ſe ſervir de la compoſition ſuivante.

Prenez cire blanche une once & demie, huile roſat cinq onces ; après les avoir fait fondre enſemble, tranſvaſez & lavez ce mêlange en l'agitant dans pluſieurs eaux. On fera enſuite cette opération dans le ſuc dépuré de joubarbe ou de morelle, ou dans les eaux de roſes & de plantain : enfin, on y ajoutera camphre un gros, opium diſſous dans du lait, quatre ſcrupules, pour faire un onguent, dont on frottera la bougie qui doit être inſinuée dans l'urètre.

Toutes ces bougies deſtinées ſoit à conſumer la carnoſité, ſoit à procurer la cicatrice & à calmer la douleur & l'ardeur, doivent être portées sans discontinuation ; & si le besoin d'uriner exige qu'on les retire, il faut les remettre immédiatement après qu'on a satisfait ce besoin, avec l'attention d'y appliquer de nouveau le médicament convenable.

Telle est la maniere ordinaire de traiter les carnosités, en usage parmi nos Chirurgiens.

Je vais donner ici avec plaisir, pour le bien public, une méthode plus efficace & plus commode, avec le remede dont je me suis servi pour la cure du très-Chrétien & très-invincible Monarque Henri-le-Grand, Roi de France & de Navarre.

Quant à la méthode, je fis faire une canule d'argent par un Orfévre. (Les figures sont gravées en taille-douce.) Cette canule est surmonté d'une petite boëte, (de la forme du manche d'un pharyngotome), dans laquelle on met le médicament, & un stylet qui remplit la canule sert à le porter immédiatement sur la caroncule.

Le remede dont je me suis servi principalement, a été la poudre de sabine incorporée dans du beure frais lavé plusieurs fois dans de l'eau de roses, que je portois le soir sur la carnosité au moyen de la sonde ci-dessus décrite. Le lendemain matin, après que le Roi avoit pissé, je faisois des injections rafraîchissantes avec les trochisques de Gordon, ou les trochisques blancs de Rhasis, dissous dans l'eau de plantain ou de morelle. Par l'usage & l'ordre de ces remedes la carnosité a été détruite en douze jours & l'ulcère conduit ensuite à cicatrice avec de la tuthie & de l'antimoine préparés, mis dans du beurre frais & porté sur l'ulcère par le moyen de la canule : je me suis aussi servi quelquefois des onguens de pompholix & blanc de Rhasis, & de sondes de plomb frottées de mercure crud & purifié.

Quoiqu'on doive regarder les susdits remedes employés à la guérison du Roi comme les meilleurs dont on puisse user, j'approuve & loue beaucoup les autres dont j'ai donné la recette, & ceux que je vais décrire.

Prenez céruse de Venise, quatre onces, tuthie préparée & lavée dans l'eau de roses, demi-once, litarge d'or lavée, six gros, antimoine choisi, en poudre très-fine, une once, camphre, demi-

once; mastic, oliban, aloës hépatique, de chacun deux scrupules. On triturera le tout dans un mortier de marbre, avec du suc de plantain, & on fera sécher au soleil. En suite on mettra cette masse dans un mortier de plomb, en l'agitant très-long-tems avec suffisante quantité d'huile rosat, pour faire un onguent qu'on portera sur la carnosité de la verge, ou avec une bougie, ou par le moyen de la canule, & de la maniere dont il a été fait mention plus haut.

On procurera la cicatrice de l'ulcère par l'onguent qui suit.

Prenez onguent rosat & cérat de Galien récemment fait, & lavés dans de l'eau de roses; onguent de céruse, camphre, pommade de graisse de chevreau, sans odeur, de chacun une once, mêlés & triturés dans un mortier de plomb, pour faire un onguent dont on se servira comme des précédens.

On connoîtra que la guérison est parfaite lorsque l'urine sortira très-librement & sans la moindre douleur, & que l'algalie sera introduite dans la vessie librement sans aucun sentiment de douleur.

Voilà les remedes qu'une longue expérience m'a montré jusqu'ici comme les meilleurs, & dont j'ai fait usage avec les plus grands succès sur des gens de haute & de basse condition. Le desir d'être utile me porte à les rendre publics. Je prie le Seigneur Tout-Puissant de faire qu'on ne s'en serve dorénavant qu'avec méthode pour le salut commun, & qu'ils remplissent heureusement les vues de tous ceux qui y auront recours ».

Au moment où j'écrivois ceci, d'après l'ouvrage latin de Loyseau, M. Reyne, l'un de mes Eléves, m'apprit qu'il avoit assisté l'année derniere dans l'Amphithéatre de nos Ecoles, à une leçon de Pathologie, faite en l'absence du Professeur, par M. Chopart, chargé de l'instruction anatomique & chirurgicale des Eleves admis à l'Ecole pratique, qui avoit parlé de la cure des carnosités de l'urètre, d'après l'ouvrage françois de notre Auteur. M. Chopart a bien voulu me le prêter : j'y trouve des anecdotes assez curieuses pour mériter d'être rapportées : elles serviront à justifier Loyseau de l'imputation injurieuse de charlatanerie dont sa mémoire a été calomniée par Dionis & par M. Astruc, & à lever les doutes que celui-ci a voulu jetter ſur la ſolidité de la guériſon du Roi.

L'Epître dédicatoire à Louis XIII, commence ainſi..... SIRE, trente ans ſont paſſés que le feu Roi, HENRI-LE-GRAND, votre pere, (d'heureuſe mémoire) étant alors ſeulement Roi de Navarre & Gouverneur de Guyenne, comme premier Prince du Sang, voyant les heureux ſuccès des cures par moy faites ès perſonnes de pluſieurs Seigneurs de ſa Cour & autres, par l'art de la Chirurgie, (de laquelle j'ai toujours fait profeſſion avec la Médecine)..... me fit coucher ſur l'état au nombre de ſes Chirurgiens ordinaires...... Etant au voyage de la Franche-Comté, Sa Majeſté ſe trouvant mal d'une difficulté d'uriner, me fit l'honneur de m'appeller ſeul & me communiquer ſa maladie; l'ayant ſondé, je reconnus qu'il avoit une carnoſité au canal urinal, près des paraſtates, de laquelle (par ſon commandement) je le traitai à Mouſſeau au mois de Juillet de l'an 1598, & moyennant la faveur & aſſiſtance de Dieu, l'en guéris entiérement, &c.

Dans un avis au Lecteur, Loyſeau répete ce qu'il dit dans ſon Epître dédicatoire, qu'il avoit dessein de laisser ses observations à son fils aîné, déja Chirurgien du Roi, *qui lui faisoit cet honneur de le voir de bon œil, & avoir son service fort agréable.* Mais ayant plu à Dieu de le priver de ce fils, il n'a pas voulu que les fruits de son expérience fussent perdus pour le public. Il a commencé par la cure du feu Roi, comme la plus digne, afin de donner courage & hardiesse aux nouveaux Chirurgiens & les inviter à l'imiter ou faire mieux s'ils peuvent : « & d'autant qu'il y en a plusieurs » qui ne sont pas versés en la langue la- » tine, je les ai voulu écrire en fran- » çois, afin qu'ils les puissent non-seule- » ment lire mais entendre, pour les » ensuivre & pratiquer, les exhortant » toute fois de n'être entrepreneurs té- » méraires, sans raison ni méthode, & » principalement ceux qui ignorent » l'anatomie & construction du corps » humain, sans savoir définir, distin- » guer, ou séparer les parties simples » & similaires d'avec les organiques. » Ce sont ceux-là que le bon-homme » Guidon, (excellent Médecin & » Chirurgien) compare à un aveugle » qui veut trancher du bois, & qui

» ne ſait s'il en coupe trop ou trop » peu...... Il y a bon témoignage » de tout ce que j'ai écrit tant du feu » Roi, Princes & grands Seigneurs de » ce Royaume, que pluſieurs autres, » qui ſont encore vivans, qui me » pourroient démentir ſi j'écrivois cho» ſes fauſſes », &c.

Il eſt vrai que dans l'obſervation de la cure de Henri IV, Loyſeau, en décrivant ſon procédé, fait mention d'une poudre incorporée dans le beurre frais: Il parle de tous les remedes acceſſoires & ne dit pas que ce remede particulier n'étoit autre choſe que la poudre de ſabine. On voit par l'avis qui précede, qu'il craignoit les entrepreneurs téméraires qui agiſſent ſans raiſon ni méthode; il avoit publié la recette de la poudre dans ſon Ouvrage latin; il falloit louer ſa prudence & conſulter le livre latin où il ne fait aucun myſtere de ſes remedes.

Je terminerai cette diſcuſſion par l'extrait de l'obſervation françoiſe, dont j'omettrai les détails connus par la traduction qu'on vient de lire de l'obſervation latine.

L'an mil cinq-cent nonante-huit, ſervant mon quartier au voyage de la

Franche-Comté, le Roi Henri quatriéme étoit tellement travaillé d'une difficulté d'uriner, à cause d'une carnosité de long-tems engendrée, qu'en marchant il me falloit mettre pied à terre pour le faire uriner par le moyen d'une bougie, & le plus souvent par une sonde ou canule d'argent, tellement qu'un jour je lui trouvai la verge enflée, froide, mollasse & insensible, dont je fus en crainte d'une mortification, ce qui fut évité par le régime de vivre, légere purgation & fomentation. Et voyant que le Roi s'en fâchoit & s'étonnoit de quoi il tardoit tant à guérir, je lui demandai combien il y avoit du commencement de son mal, lequel me dit qu'il y avoit sept ou huit ans; alors je lui dis que ce n'étoit pas mal qui ne se peut guérir; sur ce Sa Majesté me demanda si je le pouvois guérir; je répondis que je le guérirois avec l'aide de Dieu, au mois de Septembre, pourvu qu'il fût obéissant, qui soudain me promit de faire tout ce que je voudrois, & il me commanda de me tenir prêt audit tems auquel il me manderoit; mais il lui fut impossible tant attendre; car le

20 & 25 de Juin 1598, je reçus deux de ſes lettres accompagnées de celles de M. de la Riviere, Conſeiller du Roi & ſon premier Médecin, par la poſte de Bourdeaux, la premiere deſquelles étoit la teneur que s'en ſuit :

Lettre de Henri IV.

Loyſeau, je vous fais ce mot pour vous dire que vous ne faſſiez faute de vous rendre auprès de moi au tems que vous mande M. de la Riviere, d'autant que j'aurai beſoin en ce tems-là de votre ſervice, m'aſſeurant que vous n'y ferez faute, prierai Dieu, Loyſeau, qu'il vous ait en ſa garde.

La lettre du premier Médecin étoit conçue en ces termes :

Monſieur Loiſeau, ne faites faute de vous rendre ici à la fin de Juin, d'autant qu'il eſt beſoin de commencer la cure du Roi, lequel m'a commandé vous écrire exprès de venir, n'ayant le loiſir d'attendre au mois de Septembre, d'autant que le mal preſſe ; n'oubliez rien de ce que cognoîtrez être propre pour la carnoſité, & ſongez à lui demander quelque choſe, car il la vous donnera.

Loyſeau apporta ſa poudre & ſes inſtrumens, de Bergerac, & il opéra la cure comme il a été dit. Pendant sa durée le Roi eut des vomissemens & trois ou quatre jours de fievre. Les envieux firent courir le bruit que Loyseau étoit cause du mal du Roi, par ses remedes & instrumens. « Mais le Roi assuré de ma fidé-» lité, & reconnoissant bien que cela » venoit d'ailleurs, me fit la faveur » de parler pour moi, & me justifia » en la présence de M. le Duc de » Bouillon & plusieurs autres, & » nomma les principaux de mes en-» vieux qui étoient jaloux de ce que » Sa Majesté ne vouloit permettre » qu'ils fussent présens lorsque je le » traitois; même depuis Sa Majesté » étant à Saint-Germain, fit un » grand affront à l'un d'iceux, lui di-» sant, vous êtes bien marry que je » soi guéris par autre main que par la » vôtre, mais je sais bien de qui je me » fie. Et dans quelques jours après je » m'en revins à ma maison avec la » bonne grace du Roi, & moi aussi » bien content ». Ce qu'il y a d'assez singulier dans tout ce récit, c'est que ce cas ait été le sujet d'une Epître dédicatoire à un jeune Roi, âgé de seize ans, sur la maladie de son pere.

Nous ne nous permettrions pas aujourd'hui pareille indiſcrétion à l'égard du plus ſimple particulier ; & l'on auroit raiſon de ne le pas ſouffrir.

Depuis 30 ans le traitement des embarras du canal de l'urètre eſt rentré dans le domaine de la Chirurgie : il y a des faits en aſſez grand nombre pour établir des regles de pratique auſſi aſſurées qu'elles peuvent l'être ſuivant la diverſité des circonſtances. Les ſeules bougies emplaſtiques faites avec ſoin, & introduites méthodiquement par leur bout le plus fin, à côté de l'obſtacle, excitent un dégorgement, une eſpece de ſuppuration qui permet peu à peu d'introduire la bougie plus profondément, & de ſe ſervir ſucceſſivement & graduellement d'autres plus groſſes. On trouve ſouvent pluſieurs obſtacles à franchir en différens endroits de l'étendue du canal. Il eſt aſſez ordinaire qu'aux premieres tentatives, les malades ne pouvant ſupporter la bougie que pendant un quart-d'heure ou une demi-heure, ſa préſence cauſe des cuiſſons qu'il ne faut pas s'obſtiner à faire ſouffrir longtems, ſous le prétexte qu'il n'y a d'autre voie de guériſon que par l'uſage des bougies : les demi-bains, les cataplaſmes émolliens à la région du perinée, adouciſſent ces irritations accidentelles : & avec de la patience & de la prudence, les malades ſouffrent bientôt la préſence de la bougie ſans aucune incommodité, & la portent toute la nuit ; pluſieurs même peuvent uriner ſans la retirer du canal qu'elles ſemblent remplir parfaitement ; mais l'urine ſe fait jour entre la bougie & la membrane interne du canal, en déprimant le tiſſu ſpongieux de l'urètre ; & c'eſt certainement un ſigne qu'il n'y a aucun rétréciſſement incurable. Dans le cas même où la cure ne peut être radicale, l'uſage des bougies améliore l'état des choſes, & l'on a vu nombre de perſonnes dans l'obligation, pour conſerver la liberté du paſſage des urines, à plein canal, d'introduire tous les matins, ou de deux ou trois jours l'un, plus ou moins, une bougie dans l'urètre, où elle ne fait qu'entrer & ſortir. Cette déſobſtruction momentanée ſuffit ; & faute de cette attention, l'on verroit le jet de l'urine devenir plus fin d'un jour à l'autre. C'eſt ſur-tout dans ces cas où l'on retire de l'utilité de l'usage des sondes de plomb qui maintiennent le canal dilatable par l'impulsion de l'urine, comme la forme dans un soulier étroit. Quelques Praticiens se sont servis de cordes de boyaux, d'abord de très-fines, suivant le besoin. Elles se gonflent dans le canal, elles ouvrent la voie à de plus grosses, & elles agissent méchaniquement sur les rétrécissemens qui peuvent céder à cette dilatation graduée. Il y a encore des recherches à faire, & des observations pratiques à apprécier pour mettre ce point de l'Art dans l'évidence théorique nécessaire, afin d'être guidé dans la cure par des principes certains, appliquables *à priori* à la diversité des cas particuliers qui se présentent journellement. Il faut assujettir la bougie de façon qu'elle ne soit pas rejettée en de-çà de l'obstacle, ce qui rendroit sa présence inutile, & afin qu'elle ne soit pas attirée dans la vessie, comme on en a quelques exemples. Il est assez triste d'être exposé à souffrir une incision, pour la recherche d'un corps étranger dans la vessie, qui s'y feroit introduit par mal-adresse ou faute de précautions.

X.

Il y a peu à ajouter à ce que M. Aſtruc a dit ſur l'inſuffiſance du traitement par les fumigations. On peut auſſi conſulter ce qu'en dit l'Auteur du parallele des différentes méthodes de traiter la Maladie Vénérienne. Cette pratique a paru vouloir prendre quelque faveur depuis peu, du moins elle en a procuré à M. l'Allouette, Médecin de la Faculté de Paris, qui a eu récompenſe récemment pour ſes recherches & expériences concernant le traitement fumigatoire.

Il ſeroit difficile de prouver le mérite actuel de l'invention, ſur une pratique très-ancienne : j'ajouterai à l'hiſtoire que M. Aſtruc en a donnée, la deſcription des remedes & le jugement avantageux de leur effet, par Louis Guyon, ſieur de la Nauche, dont les obſervations, perdues dans un fatras de diſcours & de doctrine de mauvais alloi, méritent cependant d'être conſidérées.

« *Curation par parfum*. Il s'eſt trou-
» vé une autre façon de panſer la Vé-

» role, qui a été apportée d'Allemagne, » à savoir par des parfums, qui se » pratique en mettant le malade tout » nud sous un pavillon qui couvrira » une tine, dans laquelle il sera assis, » & dans icelle il y aura de la braise » dans une chaufferette, dans laquelle » on jettera des *trochisques de cinabre*, » telle quantité que le méthodique » Chirurgien verra être à faire ; & réi- » térera tous les matins ces parfums, » jusqu'à ce que le flux de bouche » soit bien sorti, ou autre crise. Il » faut savoir qu'on doit prendre aussi » bien le parfum, *par la tête*, que par » les autres parties, mais peu : c'est » pourquoi le malade tiendra sa tête » hors le pavillon durant les parfums, » *& la mettra dedans aussi par fois*, » tenant médiocrité : & après avoir » pris le parfum, il sera mis dans le » lit, couvert modestement ; enfin, le » traiter comme on a fait à l'onction. » Je vais mettre ici la description *de* » *trois façons de trochisques de cinabre*, » pour en user ainsi qu'on trouvera » être convenable ».

Prenez *mastic*, *gomme de lierre*, *de genievre*, *ladanum & hypocistis de chacun demi-once ; écorce d'encens, deux gros ;*

gros ; orpiment rouge ou citrin, trois gros ; cinabre, demi-once ; incorporés dans de la térébenthine, pour faire des trochisques.

Autre. Prenez *encens, storax calamite & cinabre, de chacun une once ; calamus aromaticus & zedoaire,* de *chacun trois gros ; oliban & sandarac, de chacun deux gros ; céruse, demi-once, mêlés avec de la térébenthine.*

Autre. Prenez *cinabre, deux onces ; ladanum, deux gros ; écorces séches de citron, demi-once ; sublimé, un gros ; mastic, encens, styrax, racine de dictamne, de chacun un gros & demi, avec suffisante quantité de térébenthine ;* soient faits trochisques de la pesanteur d'un gros & demi, desquels on usera selon l'Art. La premiere recette est pour les délicats & débiles : la seconde, plus efficace, ès personnes plus robustes que les précédentes : la troisiéme, pour ceux qui n'ont pu guérir par aucun des remedes précédens. « Ceux » qui ont des défluxions sur les pou- » mons, ou autrement de courte ha- » leine, ne doivent user de ces par- » fums ; & le Chirurgien advisera bien » la force & naturel de son malade, » d'autant que ces suffumigations don-

» nées mal-à-propos, causent quel-
» quefois des *convulsions*, *épilepsies*,
» *vertiginosités*, ce qu'a très-bien noté
» Dioscoride ».

L'Auteur assure que ces parfums ont exercé leur vertu avec de beaux effets, pour la destruction de vices extérieurs; mais qu'il a vu des guérisons radicales, lorsqu'on avoit la précaution d'user de purgations universelles avant, comme aussi d'évacuations.

Personne n'ignore la grande vogue, qu'on a donnée pendant plusieurs années aux dragées de Keyser : ce remede est tombé tout-à-fait dans l'oubli, depuis que l'Auteur est mort; & que des co-partageans n'ont plus eu de motifs pour prôner des pilules infideles & dangereuses. Voyez le parallele qui semble avoir été donné au public, principalement pour le mettre en état de prononcer sur ce remede.

L'usage interne du sublimé corrosif a peut-être été trop décrié dans cet Ouvrage : on peut en tirer quelque parti dans des Véroles invétérées, qui exigent une longue suite de l'usage du Mercure, dont il faut varier les formes, afin qu'il produise enfin l'effet desiré.

Il est certain que dans quelques-uns

des établissemens faits sous l'autorité du Gouvernement, pour tâcher d'extirper du peuple, la funeste maladie dont il est question, on a traité par le sublimé corrosif, combiné avec les frictions, un nombre de personnes, dont plusieurs sont mortes vraiment empoisonnées; que d'autres ont fini misérablement, quoique plus tard, avec une phthisie pulmonaire, très-suspecte d'être encore vérolique : & on ne peut se dissimuler qu'on n'ait mis plus de charlatanerie que de lumieres dans la conduite qu'on a tenue : je ne nomme ni ne veux désigner personne; mais pour faire réussir de pareils établissemens, il falloit prendre d'autres mesures que celles qu'on a prises. Le sublimé corrosif a des partisans. Feu M. Pibrac en a fort décrié l'usage dans un Mémoire inséré parmi ceux de l'Académie Royale de Chirurgie, tome quatriéme, in-4°. ou dixiéme de l'édition, in-12. Et pour n'induire personne en erreur, j'avertis que M. de Horne, ancien Médecin de l'Hôpital Militaire de Metz, qui pratique à Paris sous la qualité de Médecin de S. A. S. Monseigneur le Duc d'Orléans, a donné depuis, en faveur du ſublimé corroſif, une diſſertation dont pluſieurs gens de l'Art font grand cas. Mais qu'on ne perde jamais de vue les paroles fondamentales de Boerhaave ; *at prudenter à prudente*. Et qui pourra tracer la ligne de circonſpection qu'on ne pourroit franchir impunément !

X I.

Rien ne ſeroit plus affligeant pour l'humanité qu'une hiſtoire exacte des complots que l'avidité du gain a formés contre elle, depuis quelques années, par la vogue bruyante & le crédit paſſager qu'on a donné ſucceſſivement à différens remedes prétendus ſpécifiques contre la Maladie Vénérienne. Les empyriques ſe ſont multipliés d'une maniere inconcevable; ils ont cherché des protecteurs, & trouvé des dupes ; notre ſiecle ſeroit déshonoré par le ſimple expoſé du manége, des baſſes intrigues des Charlatans, & du vil & ſordide intérêt qui leur a aſſocié gens de tout état, même du ſein de l'Art. Ces ignorans, je ne parle que des empyriques, achetoient, quelques-uns, même aſſez cher, le droit d'attenter impunément à la vie des Citoyens, & de les mettre à contribution par la vente de remedes ou infideles ou dangereux. Qu'il feroit humiliant de réfléchir qu'on pourroit être défigné comme fauteur, protecteur, difons mieux, comme complice de gens fans principes, fans lumieres, à qui l'on a procuré le fatal pouvoir d'éluder le jufte châtiment que les Loix ont établi contre le meurtre & l'affaffinat! N'eft-il pas en effet démontré que les bons effets des remedes, connus pour être très-efficaces, dépendent toujours de la prudence & de l'habileté de ceux qui difcernent les cas où leur application eft néceffaire? & s'il eft avantageux de connoître des médicamens falutaires & fpécifiques; on peut dire que cet avantage confifte principalement dans la fcience de les placer à propos. Il faut convenir que l'oubli de la doctrine des premiers Maîtres, comme on l'a dit dans *le parallele*, avoit introduit des erreurs dans l'adminiftration d'un remede auffi utile & auffi doux que l'eft le Mercure. Tout le monde s'eft jugé capable de traiter la maladie que guérit ce médicament: croyant qu'il ne s'agiffoit que de l'employer tout fimplement en frictions ſur les parties extérieures, on frotta tous ceux qui ſe préſentoient; & des imitateurs peu inſtruits l'ont fait ſans méthode, ſans diſcrétion, par routine, procédant indiſtinctement avec tous, comme ils l'avoient vu faire à quelques-uns, ſans conſidération d'âge, de ſexe, ni de la nature du mal, ſi variable dans ſes degrés, & ſuſceptible de cauſer diverſes intempéries dans les humeurs, ſuivant les diſpoſitions individuelles de chaque malade; enfin on a employé le Mercure ſans égard aux complications de maux étrangers, qui devoient en preſcrire, ou en retarder, ou en modifier diverſement l'application. Tant de circonſtances à diſcerner preſcrivent au Chirurgien méthodique une direction différente du même remede dans un grand nombre de cas: les empyriques & tous les affronteurs qui ſe mêlent de traiter cette maladie, ignorent toutes ces modifications: mais ils ſont prônés dans les papiers publics avec des louanges qui impoſent. On reprimera, ſans doute, une licence ſi dangereuſe; puiſque la ſageſſe clairvoyante du Magiſtrat, qui ſurveille maintenant à la ſûreté des Habitans de Paris (*a*), vient de juger contraire au commerce, & de défendre pour la vente des marchandiſes, même les plus communes, les billets & affiches, qui annonçoient avec affectation des prix plus modiques chez tel & tel Marchand. La vie des hommes eſt d'une toute autre importance que l'intérêt des Marchands Merciers, Marchandes de Modes, &c. &c.

Parmi les remedes qu'on a autoriſés, pluſieurs ſont vantés uniquement par l'aſſurance menſongere qu'ils ne contiennent pas de Mercure. C'eſt le motif qu'on donne pour établir la préférence qu'on entend leur procurer. Mais des hommes déſintéreſſés, par le pur amour du bien public, ont dévoilé l'impoſture de quelques Charlatans à cet égard. La décoction des bois ſudorifiques peut produire en certains cas de bons effets, nous l'avons dit plus haut; elle eſt la baſe des remedes connus ſous le nom de tiſannes de *vinache*, de *calhac*; on ſuſpend dans la préparation de l'une, un nouet de Mercure doux; & un

(*a*) M. le Noir, Conſeiller d'Etat, Lieutenant Général de Police.

d'antimoine dans l'autre ; dans celle de *sels*, il y a une diſſolution de colle de poiſſon. Celle-ci eſt réputée pour purifier le ſang, & le dégager parfaitement de toutes les particules de Mercure que des traitemens précédens & inefficaces y auroient laiſſées.

L'ami d'un malade qui m'avoit conſulté pour la Vérole caractériſée par des ſymptômes non équivoques, exigea de lui qu'il ne feroit aucun remede avant que d'avoir reçu, ſur ſon état, l'avis d'un habile Médecin de Londres, en qui il avoit la plus grande confiance. Par ſa conſultation, ce Médecin croyoit que tous les ſymptômes diſparoîtroient après quinze jours d'une tiſane ſudorifique, & d'un vin médicamenteux, antimonial ; qu'enfin ſi cela ne ſuffiſoit pas, on auroit recours à une ſimple lotion d'eau végéto-minérale pour ſécher les ulcères chancreux.

Voici les recettes de ſes remedes, que je crois inſuffiſans & très-inefficaces, & la maniere de s'en ſervir. Le malade à qui ils étoient propoſés ayant préféré la voie la plus ſûre, j'avoue que je n'en ai pas fait l'épreuve.

Décoction.

Prenez *racine de salsepareille, trois onces; de bardane, deux onces; sommités de genevrier, demi-once;* écrasez & faites bouillir à feu lent, dans six livres d'eau de fontaine, jusqu'à la réduction de la moitié.

Le malade prendra quatre fois le jour, c'est-à-dire, le matin, une heure ou deux avant que de sortir du lit, à midi, à six du soir, & à l'heure du sommeil, un verre de quatre onces de cette tisane chaude. On augmentera peu à peu la dose de chaque prise, jusqu'à la doubler, en buvant deux livres de décoction par jour.

Vin.

Prenez *vin blanc*, (ou si l'on veut; du vin de viperes de la pharmacopée de Londres) *deux onces; syrop fait avec des citrons entiers, une once; tartre émétique, trois grains; mêlés dans un mortier de marbre.*

On mettra un gros de ce vin dans chaque verre de la décoction ci-dessus, en augmentant la dose peu à peu, suivant l'effet, avec l'attention de la diminuer si elle excitoit des nausées ou le vomissement.

Si au bout de quinze jours les chancres ne ſont pas guéris, on les lavera avec la liqueur qui ſuit :

Lotion.

Prenez *eau de fontaine, une livre ; ſucre de Saturne, un gros.*

Voilà un procédé curatoire antimonial & non mercuriel. La lotion eſt rafraîchiſſante & deſſiccative, & l'on ne doit en uſer qu'après avoir attaqué le vice du ſang. Les armes avec leſquelles on a prétendu le combattre, ſont bien foibles pour y avoir confiance : mais j'ai cru rendre ſervice à l'Art en publiant ces remedes, afin de prévenir ceux qui ſeroient peut-être tentés d'en faire un ſecret, & de ſe préſenter pour jouer ſous ce maſque un nouveau rôle ſur le théatre de la charlatanerie, plus funeſte que la maladie même.

Des faits anciens prouveront combien peu l'on doit compter ſur d'autres remedes que le Mercure en frictions. Le même Auteur, Louis Guyon, ſieur de la Nauche, d'après qui nous avons fait connoître les cures admirables, opérées en Amérique par l'uſage de la ſimple décoction de gayac, a conservé des faits instructifs en faveur du Mercure, & les a racontés d'une maniere si naïve, qu'on ne peut point n'être pas convaincu de la vérité qu'ils établissent. J'ai vu, dit-il, aucuns hauts Bourguignons, Espagnols & Portugais qui ont demeuré quelques années aux pays où naissent *esquine*, *salsepareille & sassafras*, qui m'ont assuré qu'ils n'en usent en ce pays que contre obstruction, rhumatismes, asthmes & autres maladies froides, & pour corroborer les parties internes, &c. & contre la Vérole, que *pour ôter les reliques* qui pourroient demeurer après les onctions.

« Un jeune Médecin, peu expé» rimenté, étant de retour de ses » études, trouva un de sa connois» sance, âgé de 18 ans ou environ, » qui avoit la vérole, lequel on avoit » délibéré de mettre entre les mains » d'un vieil Chirurgien qui ne savoit » ni lire ni écrire, mais avoit de » grandes expériences à guérir cette » contagion, & peu de gens se » voyoient, qu'il eut traités, qui ne » fussent bien guéris. Ce Médecin » éventé, pour montrer son grand » savoir, attaque ce Chirurgien en

» langue latine, de la curation de » cette Vérole; mais il lui dit qu'il » n'avoit autre raiſon que l'expérience. » Et après l'avoir baffoué, advertit les » pere & mere dudit malade, de l'i» gnorance du ſuſdit Chirurgien; le » prend en cure, aſſurant qu'il le ren» dra ſain ſans être frotté ni graiſſé » d'onguens puans, & autres médi» ſances de la cure ordinaire qu'on » pratiquoit envers la Vérole. Et pour » le faire court, fit faire diete ex» trême au jeune homme, de décoc» tion de racine d'eſquine, de ſaſſa» fras & de ſalſepareille, l'eſpace de » 50 jours, dont les puſtules qu'il » avoit autour du ſiége, au front, » aux cuiſſes ſe ſécherent. Mais le mal » ſe prit au nez & au palais, qui lui » rongea une partie du cartilage, & » fit tomber les os du nez: il eut le » palais troué, tellement que depuis » il a été renaud, & partie de ce » qu'il boit & mange lui ſort par le » nez, outre deux exoſtoſes ou nodo» ſités qui ſe ſont engendrées au milieu » des os des jambes qui ſont tournées » en ſuppuration. Enfin, le Médecin » inexpérimenté voyant ſon malade » mal guéri, s'abſenta. On le donna

» en cure, après, au susdit Chirurgien, qui l'oignit, le fit baver quelques jours; tous les accidens cesserent, comme les nodosités suppurées; l'ulcère du nez ni du palais ne persista à ronger : mais ce qui avoit été rongé & perdu, ne retourna plus; mais il parla du nez non pas tant comme il faisoit : au surplus, depuis, il vit sainement & sans douleur. Il y eut quatre autres jeunes hommes qui avoient pris cette vérole avec une même putain, & en même-tems, lesquels sans faire diete, mais ayant été frottés d'un même onguent vérolique, dans un mois furent tous guéris, & à présent sains & gaillards de leurs personnes, aucuns d'eux mariés, qui ont engendré des enfans bien sains.

» Et en cette même année un gentilhomme de nos quartiers prit la Vérole, étant amoureux d'une Demoiselle de bonne maison qui lui fut accordée en mariage; & pour n'infecter sa future épouse, il se met entre les mains d'un fameux Chirurgien, lequel lui fit faire une diete de gayac : dans la quinzaine, toutes les pustules qu'il avoit en plusieurs

» parties de ſon corps, notamment
» à la partie pudibonde, ſéchent; la
» douleur ceſſe de même, il ſe per-
» ſuade d'être guéri. Le Chirurgien
» le croit, lui permet de ſortir du pur-
» gatoire, à la charge d'avoir mon
» avis, s'il devoit être frotté d'on-
» guent : je le viſite, & reconnus ſon
» mal ſe devoir manifeſter en bref, ce
» qui le contriſta grandement; néan-
» moins comme il deſiroit de guérir,
» il va trouver un Médecin peu verſé
» en cette maladie, qui pour lui com-
» plaire, ou par ignorance, lui aſſure
» d'être guéri, pourvu qu'il prît un
» apozeme & une purgation qu'il lui
» ordonneroit, & que pour ce, il ne
» ſeroit obligé de garder ſa chambre
» qu'un jour. Il accepte la condition,
» moyennant quatre écus qu'il lui
» donne, exécute l'ordonnance du
» Médecin; après, va viſiter ſa fian-
» cée, les parens ſe veulent dédire
» du mariage; enfin, il fut accordé
» que ſi au dire des Médecins & Chi-
» rurgiens il fut jugé bien guéri, il
» épouſeroit. Il fut viſité, interrogé,
» fut jugé ſain & exempt de ce mal.
» Le mariage accompli, un mois après,
» les épaules lui font mal, le palais &

» la luette ſe commencent à ulcérer, » douleurs au milieu des os; la femme » perd le poil de ſes ſourcils & les » cheveux, ſa vulve ulcérée. Enfin, » ils furent mis entre les mains d'un » homme demeurant en un village, » qui avoit le bruit de guérir de ce » mal tous ceux qui ſe mettoient en- » tre ſes mains; de ſon métier il étoit » teinturier de draps, qui avoit appris » à guérir, parce qu'il avoit autrefois » eu cette vérole, & ne leur fit autre cé- » rémonie que de les frotter d'onguent » vif argenté; ils ſont bien guéris tous » deux, & ont un enfant bien ſain.

» L'année ſuivante, un Praticien, » fils de bonne maiſon champêtre, » nommé Cambrec, de la Paroiſſe » S. Brice, lequel m'ayant demandé » advis ſur le mal vérolé qu'il avoit, » & vouloit être traité loin de ſa mai- » ſon, afin qu'on ne ſût ſon incon- » vénient; car les vérolés ſont mal » vus de tous, chacun les fuit, on fait » grande difficulté de leur donner des » filles pour femmes; pour ce, je » l'adreſſai à un Chirurgien de bonne » Ville avec une ordonnance de le » traiter. Icelui voyant ce Cambrec » avoir la bourſe garnie de quelques

» ſoixante écus, outre le marché qu'il
» avoit fait avec lui par jour de le
» nourrir & fournir de médicamens,
» il lui perſuada qu'il avoit beſoin
» d'appeller deux Médecins de la Ville,
» ſes comperes, qui ſe donnoient des
» pratiques les uns aux autres, ſans
» qu'il en fût beſoin le plus ſouvent,
» mais pour le lucre. L'autre inſiſta
» qu'il ſe contentoit de l'ordonnance
» qu'il avoit apportée ; mais le Chi-
» rurgien lui perſuada que pour ſon
» grand bien, il étoit néceſſaire qu'il
» fût viſité deſdits Médecins : le
» croyant homme conſcientieux, en-
» fin il y conſentit. Tous s'accordant
» le confirmerent à faire une diete de
» ſaſſafras, fort tenue pendant vingt-
» cinq jours ; & avant l'expiration
» deſdits jours, les ulcères, douleurs
» & difficulté d'avaler, & l'inflamma-
» tion qu'il avoit aux yeux, ceſſerent.
» Le Chirurgien & les Médecins le
» croyant guéri, & lui auſſi, ils le
» congédierent, & fut renvoyé en ſa
» maiſon, où il ne fut un mois qu'il ſe
» trouva plus mal qu'auparavant. Il
» me vint trouver accompagné de ſa
» mere, je le mis entre les mains
» d'une femme, veuve d'un barbier

» champêtre, laquelle le frotta, & fit » baver par un onguent que j'ordonnai, » dans vingt jours il se trouva guéri.

» J'ai écrit ces histoires, afin que » ceux qui se mêlent de traiter les ma- » lades véroliques, y prennent garde, » n'abusent les malades, mais que » s'ils voyent être besoin de prépa- » rer les humeurs & les corps aux » évacuations accoutumées, ils fassent » faire des dietes courtes, comme de » sept à huit jours pour le plus, & en- » core lui faire manger des potages & » viandes bouillies, les matins, boire » du vin au lieu de seconde décoction, » ne les contraindre aux sueurs plus » haut que deux heures, ne leur don- » ner de purgations, qu'une au com- » mencement; & que la saignée ne » soit tant abondante, gardant mé- » diocrité en tout; comme aussi ne » leur faire endurer la faim, d'autant » que toutes les choses extrêmes ren- » dent le corps incapable d'évacuer » l'humeur vérolique qui se fait par » le bénéfice *du fugitif* (le Mercure, » par la bouche & par le ventre, » & cela presque d'ordinaire, & » lorsque cela n'arrive, cela pro- » vient de l'humeur vérolique recuit » & congélé, duquel la ténuité & hu-

» midité insinuée ne se peut broyer » pour être évacuée, pour la grande » dessiccation que la diete a faite, & » à cause de ce, souvent la maladie » se rend incurable; & lorsque cela » arrivera, pour guérir le malade & » corriger la faute précédente, il faudra ordonner au malade une maniere de vivre humectante, quelque » espace de tems, puis appliquer les » onguens, pour faire évacuer les » humeurs véroliques ».

XII.

On lit dans le cinquiéme tome des Commentaires de M. Van-Swieten, sur les Aphorismes de Boerhaave, ce que ces grands maîtres en Médecine ont pensé sur la nature & le traitement des Maladies Vénériennes : on se propose d'en publier incessamment la traduction, pour ajouter, avec ce qui concerne la lithotomie, aux sept vol. in-12 qu'on a déja donnés sur les matieres relatives à la Chirurgie. J'ai cru rendre service aux Eleves, en donnant ici par anticipation, le texte seul de Boerhaave : c'est leur offrir un sujet d'instruction qui leur sera très-profitable, s'ils veulent se donner la peine d'apprendre ces sentences aphoristiques, de les méditer, & de commencer par les commenter eux-mêmes d'après la doctrine de M. Aftruc, & les vues d'addition & de réforme qu'ils auront trouvées dans ce traité : ils corrigeront ensuite & perfectionneront ce commentaire par les connoiſſances qu'ils puiſeront dans d'autres ouvrages écrits ſur cette matiere, en s'appliquant aux choſes de fait, & rejettant toute doctrine hypothétique & arbitraire. Le travail que je leur propoſe les garantira des inconvéniens d'une étude ſuperficielle, telle qu'elle réſulte des ſimples lectures dont on ſe contente trop ordinairement : ils connoîtront, par ce moyen, la conformité ou la diſparité des opinions des différens maîtres de l'Art ſur les objets qu'il importe le plus d'approfondir. Je ſuis perſuadé que les bons eſprits s'appercevront bientôt du fruit de l'exercice que je leur conſeille, & qu'ils uſeront enſuite de cette méthode ſur d'autres matieres. Leur émulation en ſera excitée, & leur fera faire de nouveaux pas dans la carriere. Ces progrès ſeront auſſi ſatisfaiſans pour eux qu'utiles au public intéreſſé à l'avancement d'un Art qui a la conſervation des citoyens pour objet.

LUES VENEREA.

§. 1440. *Post annum 1493, in regno Neapolitano, mox Gallico exercitu, dein per totam Europam, Lues Venerea orta adhùc durat.*

§. 1441. *Quæ generatione, lactatione, contrectatione, salivâ, sudore, liquido genitali, exhalatione, contagio est.*

§. 1442. *Et quâ parte contrahitur, primò se manifestare solet.*

§. 1443. *Neque à non infecto, vel non infectâ eodem hoc morbo, unquàm orta deprehensa est.*

§. 1444. *Pars infecta (1442) diverso quidem tempore, pro varietate loci infecti, materiæ contagiosæ, gradu caloris excitantis, temperiei diversi-*

MALADIE VÉNÉRIENNE.

ON n'a connu le Mal Vénérien qu'après l'an 1493, au Royaume de Naples, d'abord dans l'armée Françoise, d'où il s'est répandu dans toute l'Europe, & il y subsiste encore.

Cette Maladie est contagieuse & se gagne par l'acte de la génération, l'allaitement, les attouchemens, par la salive, la sueur, l'humeur prolifique, & la transpiration.

Ordinairement, elle se manifeste d'abord à la partie par laquelle on l'a contractée.

Il n'y a point d'exemple de ce Mal, qu'il n'ait été communiqué par un homme ou par une femme qui en étoient infectés.

Les premiers signes se montrent plus ou moins promptement sur la partie infectée (1442), suivant sa nature particuliere, celle de la ma-

tate, pruritu, calore, leni inflammatione, pustulâ subalbâ, squamosâ, erodente, mucosâ, insanabili vulgatis remediis, cognoscitur primò.

§. 1445. *Hinc, crescendo, vicina primò, & plerùmque externa, inficit similibus pustulis ulcerosis, dehinc interna, labia, gingivas, palatum, linguam, fauces, nasum, cerebrum, pulmones, hepar, lienem, uterum, &c.*

§. 1446. *Quæ stillant saniem mucosam, lentam, subviridem, carnem erodentem, in latum magis quàm profundum proserpendo.*

§. 1447. *Hinc in veretro externo, cancri; in interno, gonorrhæa; in vaginâ, fluor dictus albus.*

§. 1448. *Tùm glandulæ inguinales tumentes utroque in sexu, bubones venerei, communicato per lymphatica resorbentia contagio.*

tiere contagieuſe & ſon degré de chaleur & de malignité, par un prurit, un ſentiment de chaleur, une légere inflammation, une puſtule blanchâtre, écailleuſe, rongeante, muqueuſe, qui réſiſte aux remedes ordinaires.

Dans ſes progrès le mal ſe communique d'abord aux parties voiſines, & le plus ſouvent aux extérieures, où il ſurvient des puſtules ulcéreuſes : il attaque enſuite les parties internes, les levres, les gencives, le palais, la langue, le goſier, le nez, le cerveau, les poumons, le foie, la rate, la matrice, &c.

Ces puſtules donnent une ſanie épaiſſe, verdâtre, corroſive, & s'étendent plus en ſuperficie qu'en profondeur.

Elles forment à l'extérieur de la verge, des chancres; la gonorrhée, dans l'intérieur; & dans le vagin, ce qu'on nomme fleurs blanches.

Les vaiſſeaux lymphatiques ayant abſorbé le virus, les glandes des aînes ſe tuméfient, & produiſent des bubons vénériens, ſymptôme commun aux deux ſexes.

§. 1449. *Et in viris membri inflammatio ingens, brevi in gangrænam soluta.*

§. 1450. *Tùm testes tumidi, dolentes, sæpè in ulcerationem abeuntes, inflammatorio tumore ad vesiculas seminales orto.*

§. 1451. *Ut & carunculæ, stranguriæ, erosio urethræ, prostatarum, colli vesicæ, vasorum seminalium; similia in mulieribus.*

§. 1452. *Hinc fertur in membra, cum dolore nocturno medios artus occupante, & flexurarum rigiditate.*

§. 1453. *Unde in cartilaginibus, nasi maximè, & palato, erosio.*

§. 1454. *Mox, media ossa occupans, cariem producit; præcipuè in cranio.*

§. 1455. *Tùmque superpositæ partes*

Aux

Aux hommes, la verge eſt ſujette à une inflammation exceſſive qui ſe termine promptement par gangrène.

Le gonflement inflammatoire des véſicules ſéminales produit la tuméfaction & la douleur des teſticules, d'où ſuit ſouvent leur ulcération.

Les femmes ne ſont pas moins ſujettes que les hommes aux accidens que cauſent à ceux-ci les carnoſités, la ſtrangurie, l'éroſion du canal de l'urètre, de la proſtate, du col de la veſſie & des vaiſſeaux ſpermatiques.

Le vice eſt porté dans les membres au milieu deſquels on ſent des douleurs pendant la nuit; & dont les articulations deviennent roides.

Il ronge les cartilages, particuliérement ceux du nez, & le palais.

Lorſqu'il a fixé ſon ſiége dans la ſubſtance intérieure des os, il produit la carie, ſur-tout au crâne.

Il ſe forme alors des abſcès de mau-

in apostemata assurgunt pessima.

§. 1456. *Quin & in tophos duros elevat dolentes obscurè, sensim acutiùs, tùmque & superposita corrumpentes.*

§. 1457. *Undè facilè constat de signis, quibus morbus hicce cognoscitur.*

§. 1458. *Gonorrhæa curatur, balneo, fotu, injectione, purgatione mercuriali sæpè repetitâ, emulsionibus balsamicis, abstinentiâ ab omni cibo, potuque lauto & ad venerem stimulante, victu contrà potuque tenui.*

§. 1459. *Persistendum in curatione, donec nihil ampliùs insoliti ex pene exstillet, vel in urinâ se manifestet.*

§. 1460. *Inflatio membri virilis tollitur cataplasmate anodyno, discutiente, emolliente, fotu simili, venæ sectione largâ, & dictis* (1458).

vais caractere entre ces os & les parties qui les recouvrent.

Il s'éleve aussi des tumeurs dures, nommées tophes, accompagnées d'abord de douleurs sourdes, qui devenant plus vives, ulcèrent de même les parties sous lesquelles elles sont.

D'après ces descriptions, il est facile d'établir les signes diagnostics de cette maladie.

Le traitement de la gonorrhée s'opére par des bains, des fomentations, des injections, des purgatifs mercuriels souvent répétés, des émulsions, des balsamiques; en s'abstenant de tous alimens & boissons capables d'échauffer, & observant au contraire un régime doux & rafraîchissant.

Il faut persévérer dans l'usage de ces moyens, jusqu'à ce qu'il n'y ait plus aucun écoulement, & que les urines soient nettes.

L'enflure du membre viril exige, outre ce qui est dit (1458), amples saignées, & l'application des cataplasmes anodyns, résolutifs & émolliens, & de fomentations de mêmes vertus.

§. 1461. *Bubo recens venereus tollitur, dissipando per emplastra singularia; suppurando, si hæc non prosunt: & aperta depurando.*

§. 1462 *Testis tùmidus fovendus similibus* (1460) : *si urget, educendus sanguis ex brachio; emplastro quoque scroto applicato levandus, donec redierit in statum planè naturalem.*

§. 1463. *Pustulæ, & cancri dicti mercurialibus erodendi ad vivum usquè, tùm sensim lenioribus sanantur iisdem.*

§. 1464. *Semper autem utendum iisdem ferè internis, ac* (1458) *præscripsi.*

§. 1465. *In mulieribus, fluor venereus curatur iisdem* (1458).

On guérit le bubon vénérien récent, par réſolution, au moyen d'emplâtres particuliers : s'ils ſont ſans effet, on excite la ſuppuration ; & l'on uſe de mondificatifs après l'ouverture.

On fait, ſur le teſticule gonflé, les fomentations (1460) : ſi le cas l'exige, on a recours à la ſaignée du bras ; on couvre le ſcrotum d'un emplâtre convenable, juſqu'à ce que le teſticule ſoit à peu près revenu à ſon état naturel.

Les puſtules & les chancres doivent être cautériſés juſqu'au vif par des remedes mercuriaux ; on les guérit enſuite par ces mêmes remedes rendus plus doux par degrés (*a*).

Mais il faut toujours faire uſage de preſque tous les remedes internes preſcrits (1458).

La gonorrhée vénérienne des femmes exige le même traitement.

(*a*) Boerhaave a déclamé avec raiſon dans la préface de l'*Aphrodiſiacus Luiſini*, contre cette pratique déteſtable.

§. 1466. *Sed præcipuè fotibus detergentibus validis, & mercurialibus.*

§. 1467. *Ubi verò pustulæ ubique dispersæ, dolores artuum, nocturni labores, bubones magni, torturæ ossium, sæpè tolerata gonorrhæa, docent adesse luem, salivatio mercurialis requiritur.*

§. 1468. *Quæ ut fiat, aliquot diebus priùs impleatur æger ptisanâ.*

§. 1469. *Tùm utatur quolibet bihorio dosi aptâ mercurii dulcis.*

§. 1470. *Simul ac anima fœtere, gingivæ dolere, dentes erigi videntur, attendendum, an pergere, consistere, vel inhibere deceat.*

§. 1471. *Si exspuitur ad tres libras vel quatuor, quolibet nycthemero, sufficit.*

Mais principalement par les fomentations déterſives les plus fortes, & par des remedes mercuriels.

Si les puſtules en différentes parties, les douleurs des membres, l'inſomnie fatigante, des bubons volumineux, la douleur dans les os, & beaucoup de chaudes-piſſes ſucceſſives, ne laiſſent aucun doute ſur la Vérole, il faut la traiter par la ſalivation.

On y prépare le malade, pendant quelques jours, par une très-abondante boiſſon de tiſanne.

Enſuite il prendra une doſe convenable de mercure doux, de deux en deux heures.

Auſſi-tôt que l'haleine devient mauvaiſe, que les gencives ſont douloureuſes, & que les dents ſemblent s'allonger, il faut voir ſi l'on doit continuer, ſuſpendre, ou détourner l'effet du remede.

L'excrétion de trois ou quatre livres de ſalive en vingt-quatre heures eſt ſuffiſante.

§. 1472. *Si minor, excitandus fluxus erit, stimulo eodem.*

§. 1473. *Si major quàm vires ferre queant, sistendus erit leni clysmate, vel purgante, vel sudorifero.*

§. 1474. *Si ruit vis mercurii ad alvum, opus erit opiato, & diaphoretico.*

§. 1475. *Ubi os, gingivæ, fauces nimis tument dolentve, utendum molli, blando, liquido gargarismate, vel collutione, vel* (1473).

§. 1476. *Pergendum donec omnia syptomata evanuerint, vulgò per triginta sex dies.*

§. 1477. *Tùm subindè lenì dosi mercuriali utendum, per alios triginta sex dies, ut lenissimæ sputationis maneat vestigium.*

Si le Malade en rend moins, on excitera le flux par la continuation du remede.

Si une évacuation trop abondante épuisoit les forces du malade, on auroit recours, pour la modérer, à un lavement doux, à un purgatif, ou à un sudorifique.

Si l'action du Mercure se portoit avec excès sur le ventre, on tempéreroit les déjections avec des remedes tirés de l'opium & par des diaphorétiques.

On remédie au gonflement & à la douleur de la bouche, des gencives & de la gorge, par le moyen d'un gargarisme adoucissant, & s'il le faut, par les remedes décrits (1473).

Le traitement doit être continué jusqu'à la dissipation de tous les symptômes, ce qui a lieu ordinairement en 36 jours.

On se servira ensuite pendant l'espace de trente-six autres jours d'une dose plus petite de Mercure doux, afin d'entretenir un léger crachotement.

§. 1478. *Neque ullum aliud remedium tùm ad ſanitatem requiritur.*

§. 1479. *Tophi minuuntur emplaſtris* (1461) *vel aperturâ factâ, oſſe abraſo.*

FINIS.

Le parfait recouvrement de la ſanté n'exige aucun autre remede.

On diſſipe les tophes, par les emplâtres (1461), ou l'on a recours aux moyens de la Chirurgie opératoire.

FIN.

TABLE

Des Auteurs cités dans le second Tome.

A

B

E

F

G

H

J

K

L

M

N

O

P

Q

R

S

T

W

Z

Fin de la Table des Auteurs cités dans le second Tome.

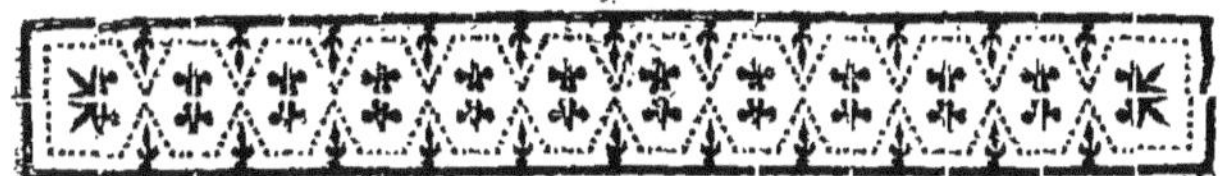

TABLE DES MATIERES

Contenues dans le second Tome.

A

B

C

C.

F

G

H

I

K

L

M

O

R

S

T

V

Fin de la Table des Matieres contenues dans le second Tome.

APPROBATION.

J'AI lu, par l'ordre de Monseigneur le Garde des Sceaux, *les Œuvres de M. Astruc, en latin & en françois*, pour une nouvelle édition; & je n'ai rien trouvé qui puisse en empêcher la réimpression. A Paris, ce 1 Juillet 1776.

Signé, MACQUER.

PRIVILEGE DU ROI.

LOUIS, par la grace de Dieu, Roi de France & de Navarre : A nos amés & féaux Conseillers, les Gens tenans nos Cours de Parlement, Maîtres des Requêtes ordinaires de notre Hôtel, Grand-Conseil, Prévôt de Paris, Baillifs, Sénéchaux, leurs Lieutenans Civils, & autres nos Justiciers qu'il appartiendra; SALUT. Notre amé le sieur CAVELIER, Libraire, Nous a fait exposer qu'il desireroit faire imprimer & donner au Public plusieurs Ouvrages, ayant pour titre *Histoire naturelle, chimique & Médicinale des corps des trois regnes de la Nature, &c. Œuvres de M. Astruc, en latin & en françois; Principes de Chirurgie par M. la Faye; Anatomie chirurgicale de Palfin; Traité des Maladies des Os, par M. Petit*, s'il Nous plaisoit lui accorder nos Lettres de Privilege pour ce nécessaires. A CES CAUSES, voulant favorablement traiter l'Exposant, Nous lui avons permis & permettons par ces Présentes, de faire imprimer lesdits Ouvrages autant de fois que bon lui semblera, & de les vendre, faire vendre & débiter par tout notre Royaume, pendant le tems de six années consécutives, à compter du jour de la date des Présentes : Faisons défenses à tous Imprimeurs, Libraires, & autres personnes, de quelque qualité & condition qu'elles soient, d'en introduire d'impression étrangere dans aucun lieu de notre obéissance; comme aussi d'imprimer, ou faire imprimer, vendre, faire vendre, débiter, ni contrefaire lesdits Ouvrages, ni d'en faire aucuns extraits, sous quelque prétexte que ce puisse être, sans la permission expresse & par écrit dudit Exposant, ou de ceux qui auront droit de lui, à peine de confiscation des exemplaires contrefaits, de trois mille livres d'amende contre chacun des contrevenans, dont un tiers à Nous, un tiers à l'Hôtel-Dieu de Paris, & l'autre tiers audit Exposant ou à celui qui aura droit de lui, & de tous dépens, dommages & intérêts; à la charge que ces Présentes seront enregistrées tout au long sur le Registre de la Communauté des Imprimeurs & Libraires de Paris, dans trois mois de la date d'icelles;

que l'Impreſſion deſdits Ouvrages ſera faite dans notre Royaume, & non ailleurs, en bon papier & beaux caractères, conformément aux Réglemens de la Librairie, & notamment à celui du 10 Avril 1725, à peine de déchéance du préſent Privilége; qu'avant de l'expoſer en vente, le Manuſcrit qui aura ſervi de copie à l'Impreſſion deſdits Ouvrages, ſera remis dans le même état où l'Approbation y aura été donnée, ès mains de notre très-cher & féal Chevalier, Garde des Sceaux de France, le ſieur HUE DE MIROMÉNIL; qu'il en ſera enſuite remis deux exemplaires dans notre Bibliothéque publique, un dans celle de notre Château du Louvre, un dans celle de notre très-cher & féal Chevalier, Chancelier de France, le ſieur DE MAUPEOU, & un dans celle dudit ſieur HUE DE MIROMÉNIL; le tout à peine de nullité des Préſentes: du contenu deſquelles vous mandons & enjoignons de faire jouir ledit Expoſant & ſes Ayans-cauſes, pleinement & paiſiblement, ſans ſouffrir qu'il leur ſoit fait aucun trouble ou empêchement; Voulons que la copie des Préſentes, qui ſera imprimée tout au long, au commencement ou à la fin deſdits Ouvrages, ſoit tenue pour duement ſignifiée, & qu'aux copies collationnées par l'un de nos amés & féaux Conſeillers-Secrétaires, foi ſoit ajoutée comme à l'original. Commandons au premier notre Huiſſier ou Sergent ſur ce requis, de faire, pour l'exécution d'icelles, tous actes requis & néceſſaires, ſans demander autre permiſſion, & nonobſtant clameur de Haro, Charte Normande, & Lettres à ce contraires; CAR tel eſt notre plaiſir. DONNÉ à Verſailles, le trentiéme jour du mois de Juillet l'an de grace mil ſept cent ſoixante-ſeize, & de notre regne le troiſiéme. Par le Roi en ſon Conſeil.

Signé, LE BEGUE.

Regiſtré ſur le Regiſtre XX de la Chambre Royale & Syndicale des Libraires & Imprimeurs de Paris, N°. 424. fol. 193, conformément au Réglement de 1723. A Paris, ce 12 Août 1776.

Signé, LAMBERT, *Adjoint*.

De l'Imprimerie de CHARDON. 1777.

www.ingramcontent.com/pod-product-compliance
Lightning Source LLC
LaVergne TN
LVHW010118230826
846091LV00001BA/75

* 9 7 8 2 0 1 3 0 9 8 6 3 2 *